口腔常见病诊疗

主　编　张　文　张　娜　吕　荟
副主编　张艳慧　高兴平　陈　霞　徐鲁勇　王茜茜
编　委（按姓氏笔画排序）
　　　　丁　霞　王茜茜　汉　斌　匡　正　吕　荟　肖玉霞
　　　　时伯红　吴　丹　宋建忠　张　文　张　娜　张　健
　　　　张艳慧　陈　霞　徐鲁勇　高兴平　董立新

科学出版社

北　京

内 容 简 介

本书包括了牙体牙髓病学、牙周病学、儿童口腔医学、口腔黏膜病学、口腔颌面外科学等多个口腔医学的分支学科的内容。理论联系实际，重点突出，强调实用，许多诊疗方法是编者们多年从事临床实践的经验总结。

本书可供广大基层医院医生，各大医院的住院、进修、实习医生及医学院校师生参考使用。

图书在版编目（CIP）数据

口腔常见病诊疗 / 张文等主编. —北京：科学出版社，2021.10
ISBN 978-7-03-066071-8

Ⅰ. ①口… Ⅱ. ①张… Ⅲ. ①口腔疾病–诊疗 Ⅳ. ①R78

中国版本图书馆 CIP 数据核字（2020）第 172071 号

责任编辑：王锞韫 朱 华 / 责任校对：宁辉彩
责任印制：李 彤 / 封面设计：陈 敬

科 学 出 版 社 出版
北京东黄城根北街 16 号
邮政编码：100717
http://www.sciencep.com
北京捷迅佳彩印刷有限公司 印刷
科学出版社发行 各地新华书店经销
*
2021 年 10 月第 一 版 开本：787×1092 1/16
2021 年 10 月第一次印刷 印张：10 1/2
字数：310 000
定价：139.00 元
（如有印装质量问题，我社负责调换）

前　言

自 1993 年，卫生部印发《关于实施临床住院医师规范化培训试行办法的通知》，临床教学医院逐步开展不同规模、不同水平的住院医师规范化培训的前期探索。2014 年，《住院医师规范化培训基地认定标准（试行）》和《住院医师规范化培训内容与标准（试行）》（国卫办科教发〔2014〕48 号），2017 年 10 月"国卫办科教函〔2017〕998 号"《关于公布第二批住院医师规范化培训基地名录的通知》认定我院（即山东省日照市人民医院）为国家级住院医师规范化培训基地。

住院医师规范化培训是医学生毕业后教育的重要组成部分，对于培训临床高层次医师，提高医疗质量极为重要。

本书由从事口腔疾病临床、教学和科研工作，有丰富临床经验的专家共同编写完成。本书不单局限于疾病机制的探讨，而且注重住院医师临床思维的培养，有利于其迅速把握口腔常见疾病诊治的关键点，高效掌握并解决临床实践中遇到的具体问题。

本书包括了牙体牙髓病学、牙周病学、儿童口腔医学、口腔黏膜病学、口腔颌面外科学等多个口腔医学的分支学科的内容。理论联系实际，重点突出，新颖实用，许多诊疗方法是编者们多年从事临床实践的经验总结。可供广大基层医院医生，各大医院的住院、进修、实习医生及医学院校师生参考使用。

由于编写人员水平和经验有限，书中恐有不妥之处，恳请使用本书的读者和口腔科的同道们批评指正，以便再版时完善。

《口腔常见病诊疗》编写组

2020 年 6 月

前　　言

目 录

第一篇 口腔内科部分

第二篇 口腔颌面外科部分

第一篇　口腔内科部分

第一章　牙体组织病

第一节　龋　病

龋病是在以细菌为主的多种因素影响下，牙体硬组织发生慢性进行性破坏的一种疾病。

一、浅　龋

【概述】　龋病损害仅限于牙表层时称浅龋（牙釉质龋或牙骨质龋）。

【诊断】

1. 病因　细菌、食物、宿主、时间四联因素。

2. 临床表现　病变局限于牙釉质或牙骨质，牙面出现白垩色斑。探诊检查时有粗糙感，牙釉质或牙骨质剥落则形成浅洞，无自觉症状。冷热诊或其他牙髓活力测试时，牙齿反应一般同正常牙。

3. 辅助检查

（1）X 线检查：常用咬合翼片和根尖片，以确定不易探查到的龋损，如邻面龋和隐匿龋。

（2）光照检查：观察牙齿透光性有无改变。

（3）电导法检查：根据牙齿导电性的改变，确定发生在牙咬合面的病损深度。

4. 诊断要点

（1）点隙裂沟龋：龋损区变黑，白垩色斑，探诊检查可钩住探针，无自觉症状。

（2）光滑面龋：白垩色斑点或黄褐色斑点，邻面龋则须用 X 线辅助诊断。

5. 鉴别诊断

（1）牙釉质钙化不全：白垩色斑表面光滑，钙化不全发生在牙面的任何部位。

（2）牙釉质发育不全：探诊时损害局部坚硬、光滑，对称的同名牙也受累发生，常累及整个牙冠或牙尖周围，浅龋则只累及牙齿的一个或两个面。

（3）氟斑症：白垩色至深褐色不等，同一口腔患牙对称分布，质地硬，整个牙冠均可受累，有地区流行病史。

【治疗】

1. 治疗原则　终止病变发展，恢复牙齿原有形态和功能，保持牙髓的生理活力。对长期保留的牙齿，浅龋必须充填治疗。

2. 治疗方案　去腐、备洞、消毒、充填。

【预防】

1. 增强宿主抗龋能力。

2. 消灭致龋细菌及控制菌斑。

3. 限制食糖或食用糖代用品。

二、中　龋

【概述】　龋损进展到牙本质浅层称中龋（又称牙本质龋）。

【诊断】

1. 病因 同浅龋。

2. 临床表现 龋坏累及牙本质浅层，有明显的龋洞形成，洞内有着色的软化牙本质，还有食物残渣、细菌等。邻面或窝沟处的龋，可见相应部位（如边缘嵴和窝沟边缘）釉质呈墨浸样变。牙本质呈黄色或深褐色。对冷、热、甜、酸等刺激出现激发性敏感，去除刺激后疼痛立即消失。

3. 辅助检查 X线检查拍咬合翼片可见釉质和牙本质浅层透影增加。

【治疗】 去龋、备洞、消毒、垫底、充填。

【预防】 同浅龋。

三、深　　龋

【概述】 龋病进展到牙本质中层以下时称深龋。

【诊断】

1. 病因 同浅龋。

2. 临床表现 病变发展到牙本质中层以下，龋洞较深，洞底接近牙髓腔，探诊敏感，但去净腐质后不露髓。温度、化学刺激以及食物嵌入洞内均可引起明显一过性疼痛，无自发痛。

3. 辅助检查 X线检查拍咬合翼片可反映龋损的范围，但一般小于实际病损范围。还可进行牙髓活力测试。

4. 诊断要点

（1）明显龋洞形成，对刺激可引起明显疼痛，无自发痛。

（2）应注意隐匿性龋，通过X线检查可见牙体缺损暗影。

5. 鉴别诊断

（1）牙髓充血：常规冷测敏感，刺激去除后可有短暂的疼痛。

（2）牙髓炎：自发痛史或刺激去除后疼痛仍持续一段时间。

（3）死髓牙：有自发痛史，探诊无反应，电活力测试无反应。

【治疗】

1. 治疗原则 同浅龋。

2. 治疗方案 去腐、备洞、消毒、双层垫底充填，对于可疑有牙髓炎症状或意外穿髓时应做安抚治疗，观察1～2个月后无牙髓炎发生再做充填术。

【预防】 同浅龋。

第二节　牙体硬组织非龋性疾病

一、牙本质过敏症

【概述】 牙本质过敏症是指牙齿受到外界刺激，如温度、化学物质或机械作用等所引起的酸痛症状，特点为发作迅速、疼痛尖锐、时间短暂。

【诊断】

1. 病因

（1）凡能使牙釉质完整性受到破坏、牙本质暴露的各种牙体疾病，如龋病、牙体硬组织疾病、牙周组织疾病等。

（2）全身因素：如妇女月经期、妊娠期、神经衰弱、头颈部放射治疗等。

2. 临床表现

（1）主要表现为对冷、热、酸、甜和机械刺激产生激发痛，刺激去除后，激发痛立即消失，无自发痛。疼痛时间短暂。

（2）症状严重者，患者刷牙、漱口、进食均感疼痛。

3. 诊断要点 患者多能指出患牙，多能查到牙本质暴露区，过敏点多位于牙釉质与牙骨质交界处。探诊酸痛，温度刺激敏感。

【治疗】

1. 治疗原则 脱敏治疗，消除症状。

2. 治疗方案 常用的治疗方案包括：

（1）氟化钠类药物脱敏法：清洗牙面，擦干后用75%氟化钠甘油反复涂擦敏感区1～2 min。每周1次，连续4次为1个疗程。

（2）酚类药物脱敏法：清洗牙面，擦干后将略大于敏感点的浸满麝香草酚乙醇溶液或碘酚等酚类药物的棉球，于敏感点表面涂擦0.5 min，然后用烧红的充填器（专用）工作端熨烫棉球，直至烟雾完全消失。嘱患者在此期间屏住呼吸。本法可反复使用至症状缓解或消失。

（3）还原银脱敏法：清洗牙面，擦干后用浸有10%氨硝酸银（还原剂为丁香油酚）或10%硝酸银（还原剂为2%碘酊）的棉球涂擦敏感区1～2 min，擦干多余药液，然后再以浸有还原剂的棉球涂擦0.5 min还原，可见有还原银形成。如有效，本法可反复使用。

（4）氯化锶脱敏法：清洗牙面，擦干后用75%氯化锶甘油或25%氯化锶液涂擦局部敏感区域。

（5）激光脱敏法：适用于发生于咬合面和牙颈部的点状敏感点。

（6）症状严重时，视情况做充填术，冠修复，牙髓治疗。

二、楔 状 缺 损

【概述】 楔状缺损是牙体唇、颊侧颈部硬组织发生缓慢消耗所致的缺损。

【诊断】

1. 病因

（1）牙颈部结构异常。

（2）刷牙的磨损。

（3）酸的作用。

（4）牙体组织的疲劳。

2. 临床表现

（1）缺损的颜色多为牙齿硬组织的本色。

（2）典型的楔状缺损由两个平面相交而成。

（3）缺损表面光滑、质硬而发亮，边缘整齐。

（4）多发生在 $\dfrac{543\,|\,345}{543\,|\,345}$ 和前牙区。

（5）缺损常见于多个牙，一般有牙龈退缩。

（6）随年龄增大，缺损程度愈发严重。

（7）可有过敏症状，个别损害深达牙髓时可引起牙髓炎。

【治疗】

1. 改正刷牙方法，避免横刷，并选用较软的牙刷和磨料较细的牙膏。

2. 缺损少、无敏感症状者，不需要特殊处理；缺损大者充填治疗，洞深或有敏感症状者充填前应先垫底。

3. 有敏感症状者作脱敏治疗。

4. 有牙髓症状或根尖周病时，作牙髓治疗或根管治疗术。

三、酸 蚀 症

【概述】 酸雾或酸酐作用于牙而造成的牙硬组织损害称为酸蚀症，是制酸工人和常接触酸人员的一种职业病。

【诊断】

1. 病因　酸雾或酸酐作用于牙齿可造成牙齿硬组织损害，最常见的酸为盐酸、硝酸、硫酸。

2. 临床表现

（1）早期牙本质过敏症状。

（2）由于酸雾刺激牙齿感受器，工作时患者常有"钻牙根"感觉。

（3）牙齿硬组织表面破坏。只限于前牙者，在牙齿唇面近切缘处形成刀削状光滑斜面，无凹陷和颜色改变。

（4）严重时牙髓外露，感染坏死，甚至残根。

（5）全身症状。

【治疗】

1. 局部用药物脱敏处理。

2. 缺损严重时可采用充填法、修复法处理。

3. 牙髓病变者，行牙髓治疗。

【预防】　改善劳动条件，消除和减少空气中的酸雾。戴口罩，定时用2%碳酸氢钠溶液漱口，避免用口呼吸。

四、牙 隐 裂

【概述】　牙隐裂是指牙冠表面非生理性细微裂纹，常不易被发现。牙隐裂的裂纹可深入达牙本质，有时可引起牙髓感染。

【诊断】

1. 病因

（1）牙结构的薄弱环节是牙隐裂发生的内在条件。

（2）牙尖斜面（承受𬌗力部位）是牙隐裂发生的易感因素。

（3）创伤性𬌗力是重要的致裂因素。

（4）外伤和修复手术也是形成牙隐裂的因素之一。

2. 临床表现

（1）细微表浅牙隐裂常无明显症状，较深者对冷热刺激敏感。

（2）较深牙隐裂可有各种疼痛症状，或有咬合不适感。

（3）咀嚼食物时出现锐痛。

（4）疼痛不局限一牙而是表现为一个区域不适。

（5）有的表现为长期钝痛，咬合不适。

（6）深达牙本质深层的牙隐裂多有慢性牙髓炎症状。

（7）牙隐裂位置与𬌗面窝沟的位置重叠并向一侧或两侧边缘嵴延伸。

（8）染色可见裂纹处着色。

【治疗】

1. 调𬌗，排除𬌗干扰，降低牙尖斜度以减小劈裂力量。

2. 均衡全口𬌗力负担，治疗和（或）拔除全口其他患牙，修复缺失牙。

3. 隐裂牙的处理

（1）隐裂仅达釉牙本质界，着色浅而无继发龋损者，用酸蚀法和釉质黏结剂光固化处理。

（2）有继发龋或裂纹着色深，已达牙本质浅层、中层者，沿裂纹备洞，氢氧化钙糊剂覆盖，玻璃离子黏固剂暂封，2周后无症状则换光固化复合树脂。

（3）较深的裂纹或已有牙髓病变者，牙髓治疗，同时大量调整牙尖斜面，彻底去除患牙承受的致裂力量，治疗后及时全冠修复。

五、牙 根 纵 裂

【概述】　牙根纵裂是指发生于牙根的从根管延伸到牙周膜的纵向折裂,可从牙根尖 1/3 段延伸至根中 1/3 段,甚至根颈 1/3 段,但不涉及牙冠。

【诊断】

1. 病因

(1)慢性持续性的创伤𬌗力。

(2)牙根发育缺陷。

(3)牙周组织局部的慢性炎症。

2. 临床表现

(1)中老年人磨牙牙冠完整,无牙体疾患,未经治疗的牙齿出现牙髓炎或根尖周炎症状。

(2)患牙有长期咬合不适,咀嚼疼痛或有反复肿胀病史。

(3)患牙相应冠部叩诊浊音,叩诊痛,根裂相应牙龈红肿、扪痛,可有不同程度松动。

(4)可探到深而细窄牙周袋,可并发牙周脓肿、疼痛,晚期可由牙周袋探到已折断的游离断根和断端。

(5)X 线片:裂根根管影像呈直线状增宽,或根尖部根管影像增宽。晚期可见颈部根折的断片,并有移位或横行折断线;邻近牙周组织破坏;应注意对侧同名牙的 X 线检查。

(6)患牙多有𬌗力负担过重,如多个磨牙未经治疗或缺失牙较多。

【治疗】

1. 多根牙做牙髓牙周治疗后,行截根术或牙半切除术,保留无病变牙根。

2. 单根患牙松动明显应拔除。

3. 治疗其他患牙,修复缺失牙以减轻𬌗力负担。

六、磨 牙 症

【概述】　睡眠时有习惯性磨牙或白昼也有无意识磨牙习惯者,称为磨牙症,是咀嚼系统的一种功能异常运动。

【诊断】

1. 病因

(1)心理因素:情绪紧张是最常见的发病因素。

(2)局部𬌗因素:正中关系与正中𬌗之间的早接触是最常见的始动因素,平衡侧接触为另一始动因素。

(3)全身因素:与寄生虫、血压改变、遗传因素、缺钙、胃肠功能紊乱等有关。

(4)职业:运动员及要求精确性很高的工作等有发生磨牙症的倾向。

2. 临床表现

(1)睡眠时患者作典型的磨牙或紧咬牙动作,并可伴有"嘎嘎"响声。

(2)醒着时下意识地做磨牙或紧咬牙动作。

(3)顽固性磨牙症可引起𬌗面严重磨损,牙冠变短。

(4)咀嚼肌疼痛、疲劳感,颞颌关节功能障碍。

(5)严重磨损可引起各种继发病变发生,如牙本质过敏症、牙髓病、根尖周病、牙折等,亦可引起𬌗创伤出现牙松动、食物嵌塞。

【治疗】

1. 去除致病因素　消除心理因素和局部因素,进行放松肌肉的锻炼。

2. 对顽固性病例应制作𬌗垫。

3. 戴𬌗垫显效后,检查咬合,分次调磨。

4. 肌点反馈治疗 对磨牙症患者分两期训练,第一期通过肌电生物反馈仪,松弛肌肉。第二期用听觉反馈,在一级睡眠期间可告诫磨牙症的发生。

5. 治疗因过度磨损所引起的各种并发症。

七、四环素牙

【概述】 在牙的发育期,若服用了四环素类药物,该类药物能被结合至牙组织内,使牙着色,亦可影响牙的发育,被四环素类药物着色的牙齿称四环素牙。

【诊断】

1. 病因 牙齿发育矿化期间应用了四环素类药物如四环素、金霉素、地美环素、土霉素等。

2. 临床表现

(1)可发生于乳牙与恒牙,乳牙着色比恒牙明显。

(2)四环素牙呈黄色、棕黄色、棕色或棕灰色。

(3)色素分布均匀。

(4)有的与牙釉质发育不全者同时发生。

(5)无症状。

3. 诊断要点

(1)典型的临床表现。

(2)四环素类药物服用史。

4. 鉴别诊断

(1)斑釉症:患者有高氟区生活史,斑片散布牙面;而四环素牙斑片均匀分布于牙冠。

(2)牙釉质发育不全:见相关内容。

【治疗】

1. 轻、中度可用脱色法处理 清洁牙面后,用凡士林保护龈缘,将浸过30%过氧化氢液的吸药纸片贴敷于前牙唇面,与龈缘应留有少许距离,红外线或白炽灯照射 10 min;疗程共 5～8 次。

2. 重度可用复合树脂覆盖牙面或贴面法 只磨去唇侧釉质 0.1 mm 或不磨牙,酸蚀患牙,清洗干燥后涂黏结剂于牙面,用复合树脂覆盖、雕刻成型,光照固化后抛光。

3. 重度可用烤瓷冠修复等。

【预防】 妊娠和哺乳的妇女及 8 岁以下的小儿不宜服用四环素类药。

八、畸形中央尖

【概述】 牙发育期间形态异常分化出现的畸形小尖,称畸形中央尖。

【诊断】

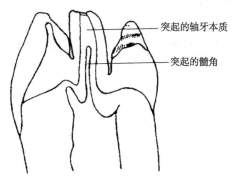

图 1-1 畸形中央尖示意图

突起的轴牙本质

突起的髓角

1. 病因 牙齿在胚胎发育中发生异常。

2. 临床表现

(1)多见于下颌前磨牙,特别是下颌第二前磨牙,偶见于上颌前磨牙,常对称出现。

(2)多位于咬合面的中央窝,呈圆锥状突起,形态可呈圆锥形、圆柱形或半球形等,高度 1～3 mm。中央尖磨损后,表现为圆形或椭圆形黑环(图 1-1)。

(3)中央尖折断或磨损后可有牙髓症状及根尖病症状。

3. 辅助检查 X 线检查。

4. 诊断要点 根据临床表现及 X 线检查诊断。

（1）年轻患者，主诉牙髓炎症状，无龋病及牙周损害。

（2）检查可发现畸形中央尖或折断后的特定形态，常对称。

（3）X 线检查有时可见异常突起之髓角，如牙髓感染坏死，常伴根尖呈喇叭口形。

【治疗】

1. 牙齿刚萌出时发现畸形中央尖，在麻醉及严格消毒下多次磨改或盖髓治疗。

2. 对圆而钝无妨碍的中央尖可不作处理。

3. 发生可复性牙髓炎，而根尖孔尚未形成的牙齿，可进行活髓切断术。

4. 已坏死牙髓行根管治疗。

5. 牙根过短或明显松动，经根管治疗后无明显效果者，可拔除患牙。

九、牙 内 陷

【概述】 牙内陷是牙齿发育期间，成釉器形态异常分化，舌侧过度卷叠或局部过度增殖深入牙乳头中，形成的一系列内陷畸形。

【诊断】

1. 病因 本病为牙齿的先天发育性疾病。

2. 临床表现 多见于上颌侧切牙，常为双侧性，与遗传有关。

（1）畸形舌侧窝：表现为舌侧窝呈囊状深陷，有的形成窝的沟裂，严重者可达根尖部。

（2）畸形舌侧尖：除舌侧窝有内陷外，还伴有舌隆突呈畸形的突起。

（3）牙中牙：牙呈圆锥状，较固有形态大，X 线片示其深入凹陷部好似包含在牙中的一个小牙。

（4）可发生牙髓症状。

3. 辅助检查 牙髓活力测试、X 线检查。

【治疗】

1. 小的畸形舌侧窝，可用银汞或复合树脂充填。

2. 早期牙内陷应按深龋处理，将空腔内软化组织去净，形成洞形，行间接盖髓术。

3. 若露髓，将内陷处钻开，根据牙髓状态和牙根发育情况作进一步处理（见畸形中央尖）。

4. 牙外形有明显异常，必要时可拔除患牙以后正畸或修复处理。

十、过小牙、锥形牙、过大牙

【诊断】

1. 病因 牙齿形态发育异常。

2. 临床表现

（1）常见于上颌侧切牙、第三磨牙和额外牙。

（2）过小牙、额外牙常呈圆锥形。

（3）无临床症状。

3. 辅助检查 X 线检查。

【治疗】

1. 前牙区过小牙影响美观，若有足够大小的根，可用复合树脂等材料重造牙冠，改善外观。

2. 小牙根、大牙冠常需拔除，然后用修复方法闭合间隙。

十一、额外牙、先天性缺额牙

【诊断】

1. 病因 先天性牙齿发育异常。

2. 临床表现

（1）额外牙：为正常牙数之外多生的牙。可发生于上颌第三磨牙远中侧，下颌前磨牙区或上颌侧切牙区等颌骨任何部位，以上颌两中切牙之间最常见，体积小，牙冠呈圆锥形，根短。

（2）缺额牙：为根本未曾发生牙的牙。个别缺牙多见于恒牙列，多为对称性，最常见为第三磨牙缺失，其次是上颌侧切牙和下颌第二前磨牙。

（3）全口多数牙缺额或全口缺额牙称无牙畸形，常为全身性发育畸形的部分表现，可有遗传史。

3. 辅助检查 X 线检查。

【治疗】

1. 额外牙大多需要拔除。

2. 缺额牙根据临床表现须用正畸或修复法进行修复。

十二、釉质发育不全症

【概述】 釉质发育不全症是指在牙发育期间，由于全身疾患、营养障碍或严重的乳牙根尖感染所导致的釉质结构异常。有釉质发育不全和釉质钙化不全。

【诊断】

1. 病因

（1）严重的营养障碍。

（2）内分泌失调。

（3）婴儿和母体的疾病。

（4）局部因素：乳牙根尖周感染严重导致继承恒牙釉质发育不全，前磨牙居多，又称特纳牙。

2. 临床表现

（1）轻症：釉质仅有色泽和透明度的改变，形成白垩状釉质，一般无自觉症状。

（2）重症：釉质表面形成带状或窝状凹陷。凹陷常有棕色着色，严重者牙面形成蜂窝状。

（3）前牙切缘变薄，后牙牙尖缺损或消失。

（4）累及同一时期形成的牙齿，呈对称性。

（5）$\dfrac{631\ |\ 136}{6321\ |\ 1236}$ 近切缘和牙尖处是最常受累的牙齿部位。

3. 诊断要点

（1）本病发生在同一时期形成和萌出的牙齿。

（2）探诊时，缺陷处光滑、质地坚硬。

4. 鉴别诊断 本病需与龋病相鉴别：龋病表面失去光泽，呈灰黑色，探诊时有粗糙感，质软。

【治疗】

1. 局部易患龋部位防龋处理。

2. 缺损部位可用复合树脂充填术修复或用烤瓷冠修复。

【预防】 预防本病主要依靠妇幼保健工作。

十三、遗传性牙本质发育不全

【概述】 本病具有遗传性，牙外观有一种特殊的半透明乳光色，又称遗传性乳光牙本质。

【诊断】

1. 病因 本病为常染色体显性遗传病，不分性别，乳、恒牙均可受累，偶见隔代遗传，符合常染色体显性遗传规律。

2. 临床表现

（1）牙冠呈微黄色半透明，光照下呈现乳光。

（2）釉质剥脱，牙本质磨损，重者磨损至龈缘，可并发牙髓炎或根尖周炎，也可继发颞颌关节功能紊乱等疾病。

（3）X 线片显示牙根短，牙髓腔大部分狭窄或完全闭锁。

（4）乳、恒牙均可受损，临床上牙齿一般无明显自觉症状。

（5）有家族遗传史。

【治疗】

1. 牙冠尚存时，可采用全冠、甲冠修复牙冠形态。

2. 并发牙髓炎或根尖周炎者需进行牙髓治疗。

3. 重度磨损者可用覆盖义齿修复。

4. 继发颞颌关节功能紊乱者应进行相应治疗。

十四、斑 釉 症

【概述】　斑釉症是慢性氟中毒的表现，在牙表现为釉质发育不全症，又称氟斑牙。

【诊断】

1. 病因　人体在牙齿发育阶段摄入过量的氟化物，使牙釉质的发育和矿化过程受损。

2. 临床表现

（1）多见于恒牙，乳牙少有发生。

（2）釉质表面有因矿化异常所形成的白垩色横线，重者呈斑块状，甚至整个牙釉质表面呈白色无光泽。

（3）釉质呈黄褐色，甚至黑褐色斑块。

（4）严重的斑釉症，釉质形成窝状实质性缺损。

（5）累及同一时期发育的多个牙齿，呈对称性。

（6）对摩擦的耐受性差，对酸的腐蚀抵抗力强。

（7）可伴全身症状。

3. 诊断要点　典型临床表现，牙齿发育期间生活在高氟区。

【治疗】

1. 着色无明显缺损者，用脱色漂白法处理。

2. 有缺损者，用酸蚀复合树脂修复法。

3. 重度氟牙症可用贴面或烤瓷冠修复法等。

【预防】　选择新的含氟量适宜的水源或分别应用活性矾土或活性炭去除水源中过量氟。

第三节　牙 外 伤

一、牙 震 荡

【概述】　牙震荡是指因轻微外力撞击牙，导致牙周膜轻度损伤，常不伴牙体组织的缺损。

【诊断】

1. 临床表现

（1）患牙有伸长不适感，常有叩痛及轻微松动。

（2）龈缘可有少量出血。

（3）牙髓在受伤后常活力测试阴性，数周或数月后恢复，若仍无反应，说明牙髓可能已坏死。

2. 诊断要点

（1）外伤史。

（2）临床表现。

（3）X 线片排除牙脱位、牙折及牙槽突骨折。

【治疗】

1. 患牙休息 1～2 周，降低咬合；必要时作松牙固定。

2. 伤后 1、3、6、12 个月定期复查，观察 1 年后如牙冠不变色，牙髓活力测试正常，可不进行处理。若发现有牙髓坏死时，应及时作根管治疗。年轻恒牙的牙髓活力可在受伤后 1 年才丧失。

二、牙　脱　位

【概述】　牙受外力作用而脱离牙槽窝者称为牙脱位。

【诊断】

1. 病因　本病因外伤碰撞所致。也有因医源性用力不当造成者，如拔牙时防护不当引起邻牙脱位。

2. 临床表现

（1）牙轻度偏离移位称不全脱位，牙完全离体者称为全脱位。

（2）牙部分脱出常有疼痛、松动和伸长，同时出现咬合障碍。

（3）牙嵌入脱位者，临床牙冠变短，切缘或𬌗面低于正常。

（4）完全脱位者，可见牙完全离体或仅有少许软组织相连。

（5）常伴有牙龈撕裂和牙槽突骨折。

（6）随时间推移常可发生各种并发症，如牙髓坏死、髓腔变窄、牙根外吸收以及边缘性牙槽突吸收。

3. 诊断要点

（1）外伤史。

（2）临床检查可发现各种移位表现。

（3）X 线检查。

【治疗】

1. 治疗原则　保存患牙。

2. 治疗方案

（1）部分脱位牙：应在局麻下复位，结扎固定 4 周。术后 3、6 和 12 个月复查，发现牙髓坏死及时作根管治疗。

（2）嵌入性脱位牙：复位后 2 周应作根管治疗。对嵌入性脱位的年轻恒牙，任其自然萌出。

（3）完全脱位牙：应在 0.5 h 内作再植术，如脱位牙已污染，应就地用生理盐水或无菌水冲洗，然后放入原位。如不能立即复位，可将患牙置于患者舌下或口腔前庭处，也可放在盛有牛奶、生理盐水或自来水的杯子里，切忌干藏。术后 3~4 周应作根管治疗。如果脱位超过 2 h 就诊，应在体外完成根管治疗术后再行植入。

（4）年轻恒牙完全脱位：如就诊迅速或自行复位者，不要轻易拔髓，应定期观察。

三、牙　折

【概述】　牙折是指由于粗暴外力直接撞击或牙在咀嚼时咬到硬物所致的牙体组织折裂。

【诊断】

1. 临床表现

（1）冠折：折裂常限于冠部，可波及亦可不波及牙髓。

（2）根折：折裂限于牙根，波及牙髓。

（3）冠根联合折：常波及牙髓（图 1-2）。

（4）根据牙折程度，牙髓可出现暂时性活力丧失，对温度、电刺激不敏感，如有牙髓感染可伴有牙髓炎症状，如自发痛等。

（5）患牙常有叩痛、松动，牙龈可有撕裂、出血。

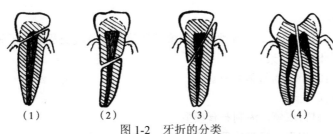

图 1-2　牙折的分类

（1）冠折；（2）根折；（3）冠根联合斜折；（4）冠根联合纵折

2. 诊断要点

（1）外伤史。

（2）临床表现。

（3）X 线片有助于诊断牙折，但由于牙折线的走向和 X 线投照角度的变化，X 线片不能显示全部病例。

【治疗】

1. 治疗原则　应尽量保留患牙，恢复牙体外形与功能。对于在治疗过程中保留活髓的患牙，追踪观察牙髓状况的变化。不能保存活髓的，应先行根管治疗。

2. 治疗方案

（1）冠折：可根据缺损情况进行复合树脂修复术。

（2）根折：高位根折应尽早固定患牙，促进自然愈合。近颈缘的根折酌情作根管治疗后修复。

（3）冠根联合折：对于可作根管治疗，又具备桩核冠修复适应证的冠根联合折，可以保留。对于不能保留的冠根联合折可拔除。

第四节　牙体疾病治疗技术

一、着色牙漂白技术

【概述】　着色牙的漂白治疗主要用于牙冠比较完整的轻、中度氟斑牙，四环素牙，变色无髓牙。漂白治疗的方法主要分为外漂白和内漂白两种。

【漂白剂】　30%过氧化氢，过氧化脲，过硼酸钠等。

【方法】

1. 诊室内漂白术

（1）适应证：完整的氟斑牙，轻、中度四环素牙，外染色牙和其他原因引起的轻、中度变色牙，且主要为活髓牙。对重度四环素牙疗效较差。

（2）漂白剂：30%过氧化氢，过氧化脲。

（3）方法及步骤

1）治疗前用凡士林涂布牙龈及软组织表面以保护牙龈和软组织。

2）治疗前去除牙表面附着的菌斑和色素，用小刷子蘸不含氟的漂白粉清洁牙面，冲洗后隔湿，上橡皮障。

3）在牙表面放置含过氧化氢漂白液的纱布或凝胶。

4）使用漂白灯或激光、红外线等加热装置照射，注意温度不要过高，以免引起组织损伤。

5）治疗结束后，冲洗牙面，移去橡皮障及凡士林。

6）询问患者是否有牙敏感症状或其他不适，给予适当处理。

7）治疗时间为每周 1 次，每次 30～45 min，根据治疗效果持续进行 2～6 次。

2. 家庭漂白术

（1）适应证：外源性着色、内源性着色、增龄所致的颜色改变及氟斑牙适用。但对四环素牙，尤其是中、重度四环素牙效果较差。

（2）漂白剂：10%～15%过氧化脲。

（3）方法及步骤

1）藻酸盐印模材料取模，灌制石膏模型。

2）在石膏模型上加工、修整托盘，托盘达龈下 0.5 mm 处。

3）经医生指导，在托盘内加入漂白凝胶，戴上后去除多余漂白剂。

4）治疗期间勿饮水及漱口，睡觉前戴入，第二天早晨取出，再用清水漱口。若在白天使用，平均每 1.5～2 h 更换 1 次漂白剂，但每天使用不超过 12 h。

5）2～6 周 1 个疗程。

6）若有问题及不良反应出现，及时向医生汇报。

7）与诊室内漂白术联合应用效果更好。

3. 无髓牙漂白术

无髓牙漂白术又称内漂白术，主要是将漂白剂置于打开的髓腔内进行漂白的一种治疗方法。

（1）适应证：完成根管治疗术后的着色前牙。

（2）漂白剂：30%过氧化氢、过氧化脲等。

（3）方法及步骤

1）去除根管充填材料至根管口下 2～3 mm 处。

2）冲洗、隔湿和吹干窝洞，在相当于根管口处用磷酸锌水门汀或玻璃离子水门汀垫底（1～2 mm 厚）。

3）用浸有 2%氯胺-T 的棉球擦洗窝洞壁，冲洗干净，然后置一浸满 30%过氧化氢的棉球于窝洞内，用加热充填器置表面加热，唇侧釉质表面可用加热牙胶表面加热，待 2～3 min 后用氧化锌丁香油糊剂严密封闭。

按牙齿颜色改善情况，可重复换 30%过氧化氢棉球 3～5 次，每次间隔 3～7 天。

4）最后做永久充填（浅色材料为宜）。

二、早期龋的防治

【概述】 早期龋指发生在牙冠部牙釉质或牙根部牙骨质表面的早期龋损，仅表现为牙齿色泽的改变，但无明显的实质性龋损，没有形成龋洞。经过适当的处理，病损可以停止发展甚至恢复，而不需要使用传统的备洞充填方法。早期龋的处理，首要的是要求患者实施有效的龋齿预防措施，其次要采取适当的处理，两者缺一不可。

【方法】

1. 窝沟封闭

（1）窝沟封闭剂

1）化学固化型树脂类：憎水性，一般为两组分液体。有无色和有色两种。无色透明，利于观察封闭窝沟内的变化情况，有助于发现问题并及时处理。封闭剂带有颜色（多为白色），有利于观察其在局部的存留情况，同时由于加入了一定量的填料，耐磨性增加。

2）光固化型树脂类：憎水性，一般为单组分液体。也有无色和有色两种。优点是固化时间可控，有利于材料充分渗透到欲封闭的点隙裂沟中，封闭效果好。但需要光固化设备。

3）玻璃离子水门汀类：与牙齿矿物可形成化学性的结合。两组分，液体和粉。有直接化学固化和光敏固化两种。后者加入了树脂，具备玻璃离子水门汀和树脂两种与牙齿的结合形式。目前的玻璃离子水门汀材料的耐磨性和抗弯曲能力尚不及树脂类材料。

（2）适应证：用于预防窝沟的龋齿，特别是萌出不久的牙齿以及沟裂深、窄、陡的牙齿，一般认为，在牙齿萌出后的前 4～5 年内越早做越好。

（3）操作步骤

1）清洗牙面：用机用小毛刷或牙刷蘸不含氟的抛光膏或牙膏清洗牙面和窝沟，目的是去除表面和窝沟内的牙垢、菌斑和有机物。氟易与牙齿矿物形成氟化钙影响后面的酸蚀效果，故不用。

2）术野隔湿：理想条件下应使用橡皮障，也可用棉卷。对唾液分泌多者，可在术前 30 min 酌情口服阿托品片剂，减少唾液分泌。隔湿的效果决定封闭效果。

3）酸蚀：使用树脂类封闭剂，必须用 35%磷酸液（或凝胶）对要封闭的部位进行酸蚀 1 min，由于乳牙釉质表层多为无釉柱层并含有较多有机质，对乳牙的酸蚀时间可略延长。酸蚀的范围应包括窝沟两侧各 1.5 mm 的牙面。

4）冲洗吹干：酸蚀后的表面要用清水彻底冲洗，不能遗留酸，然后，以气枪吹干。冲洗吹干后的牙表面必须重新隔湿，不得再受唾液的污染。

5）放置封闭剂：化学固化类的封闭剂需将两组分的液体混合，以小毛刷、细管或小海绵将封闭剂直接涂于欲封闭的窝沟中，待其固化，一般需要 1～2 min。光固化类材料可直接以上法涂于窝沟，然后遵照材料说明书的要求进行光照。玻璃离子水门汀类材料可调合成浓乳状，以探针导入窝沟，依据材料说明书的要求，让其自然凝固或光敏固化。初凝的离子水门汀表面涂以凡士林软膏，可以防止进一步固化过程中丧失或吸收过多的水分。

6）调整咬合：材料固化后，适当调整影响咬合的部分。

（4）注意事项

1）牙表面处理是窝沟封闭的必要步骤，没有清洁完全或清洁不到位，会妨碍封闭剂的固位和防龋效果。

2）放置封闭剂的关键步骤是术野的绝对干燥，在材料固化以前，绝对不可受唾液或其他水分的污染。万一酸蚀后遭到污染，需重新酸蚀 10 s 以上。

3）严格掌握适应证，注意对窝沟状态的正确判断，不可将已有浅龋的窝沟不行其他处理而进行单纯的封闭，一般来说，这样做无法阻止洞底病损的发展。

4）窝沟封闭过的牙齿最初 3 年，尤其对于诊断为可疑龋和早期龋的病例，应每年复查 1 次，以便发现龋齿及时修复。

2. 局部涂氟

（1）氟化物种类

1）氟溶液：如 2%氟化钠溶液，1.23%酸性氟磷酸钠溶液，4%氟化亚锡溶液。

2）氟凝胶：如 1.23%酸性氟磷酸钠纤维素凝胶，4%氟化亚锡纤维素凝胶。

3）含氟涂料：以环氧树脂为基质的含氟涂料，可以在牙面上停留 24 h 以上，增加牙齿吸收氟的量。

4）氟化钠甘油糊剂：如 75%氟化钠甘油。

（2）适应证：牙齿初萌，牙齿矿化不良，早期龋，多发龋患者和对龋敏感的个体。对儿童患者应在初诊时常规进行牙面涂氟处理。

（3）使用要点

1）使用前，必须清洁牙面。

2）使用时，必须隔湿。

3）氟溶液、氟凝胶、氟化钠甘油糊剂的使用不应少于 1 min。

4）使用后不应让患者立即漱口，应保证氟与牙面尽可能长时间接触。

（4）注意要点

1）涂氟过程中要注意隔湿，注意将多余的药液吸收，注意不得让患者咽下。

2）涂氟治疗至少应在 1 个月内重复 4 次。

3）可以与自用低浓度氟化物（氟化物牙膏、氟漱口液）同时进行。

4）涂氟所用品均为高浓度氟化物，必须由专业人员施行。

三、银汞合金充填术

【适应证】

1. 后牙因龋或非龋性牙体疾病所致的牙体组织缺损，按备洞原则可制成规定形状者。

2. 后牙牙髓病、根尖周病经完善牙髓治疗后的牙体组织缺损（隐裂所致者除外）。

3. 根管倒充填术、髓腔壁穿孔（牙槽嵴水平以上）修补术。

4. 制作桩核冠的桩核（银汞核）。

5. 上颌前牙腭面窝沟龋损。

【方法】

1. 操作步骤

（1）寻开口，扩大洞口。

（2）去净腐质，以颜色、硬度为标准，必要时配合龋蚀检知液染色观察。

（3）按窝洞的制备原则备洞，兼顾抗力形和固位形。

（4）检查、清洗窝沟，调磨对𬌗牙或邻牙高陡的牙尖斜面、嵴或边缘嵴。

（5）隔湿、干燥备洞，复面洞装置成型片或楔子。

（6）中深度洞须用对牙髓无刺激的材料垫底或用洞衬剂衬底。

（7）充填银汞合金及修整充填体。

（8）充填体磨光（充填 24 h 后进行）。

2. 窝沟的设计及制备原则

（1）生物学原则

1）彻底清创：去净病变组织，以颜色、硬度为标准，必要时配合龋蚀检知液染色观察。年轻恒牙近髓深龋洞去腐时，如预计可能露髓则采取两次去腐法。

2）保护牙髓：熟练掌握牙髓腔解剖形态及其增龄性变化，备洞时注意避让髓角；切割器械应锋利，高速涡轮应有冷却装置，慢速手机裂钻钻磨时应保持术区干燥，切割牙齿时应采用间断磨除法；中深度龋损应注意垫底。

3）尽量保存健康牙体组织。

4）保护患者身心健康：牙体手术过程会造成疼痛反应，术前应作必要的解释工作，缓解患者的紧张情绪，必要时可进行局部麻醉。对年老体弱者应注意全身变化，预防血压升高和心脏病的发作。

（2）力学原则

1）抗力形：是使充填体和余留牙体组织能够承受咬合力而不会破裂的特定形状。抗力形的设计应使应力均匀地分布于充填体和余留牙体组织上，尽量减少应力的集中。设计原则如下：

a. 洞缘外形线圆缓，转折处勿形成锐角，洞缘线应避开咬合接触区，尽量保留尖、嵴等抗力强大的部位。

b. 窝洞的深度应达到釉牙本质界下 0.2～0.5 mm，以使充填体获得足够的厚度（≥1.5 mm）。

c. 窝洞洞形应底平、壁直、点线角清晰而圆钝，以使内应力均匀分布，避免洞底及点线角处应力集中，致牙体折裂。

d. 鸠尾洞形的峡部宽度不宜过窄，并且不能使峡部与轴髓线角处于垂直连线上，以免造成充填体自峡部折断。

e. 备洞时应去除无基釉，并避免在制洞过程中产生新的无基釉；脆弱的尖嵴适当降低。

2）固位形：是使充填体能保留于洞内，承受咬合力后不移位、不脱落的特定形状。常用的固位形式主要有以下几种：

a. 侧壁固位：盒状洞形的侧壁应相互平行并具一定深度，使洞壁和充填体之间产生摩擦固位力。

b. 倒凹固位：在侧壁髓线角区平洞底向侧壁做出的凹入小区，一般应位于厚实坚固的牙尖下方，因牙尖下方正是髓角所在，制作时注意避让。

c. 梯形固位：是复面洞的邻面部分所采用的固位形，龈侧大于𬌗侧。

d. 鸠尾固位：是复面洞的一种固位形，鸠尾峡部宽度一般为颊舌牙尖间距的 1/4～1/3，并注意整个鸠尾的比例协调性，峡部的位置应在轴髓线角的靠中线侧。

e. 辅助固位：固位沟、固位槽、固位钉。

3. 各类窝洞的制备方法

（1）Ⅰ类洞：多为单面洞，以最具代表性的磨牙𬌗面洞为例。

1）扩大洞口：用涡轮裂钻自龋损部位钻入洞内，然后向侧方钻磨去除无基釉将洞口扩大。

2）去净腐质：棉球擦干窝洞，用适当大小的球钻小心除尽腐质。

3）制备洞形：根据龋损范围用涡轮裂钻制备成底平、壁直的盒状洞形。窝洞范围应包括与龋损相邻的深窝沟，窝洞深度达到釉牙本质界下 0.2～0.5 mm，洞深超过此限之处，应用垫底方法将洞底作平，保护牙髓。

4）修整洞形：用慢速手机裂钻对窝洞进行修整，使窝洞外形线圆缓流畅；牙尖部位的侧壁略内倾，窝沟部位的侧壁略外敞，以与釉柱方向保持一致；洞缘角呈直角，切勿形成小斜面；点线角用小球钻修成钝角；大而浅的窝洞在牙尖的下方用倒锥钻制备倒凹固位形。

5）其他Ⅰ类洞形制备要点

a. 𬌗面窝沟发生两个以上龋损时，在去净腐质后，若龋损之间距离≥1 mm，则分别制洞，以最大限度地保存牙体组织，否则将龋损合并成一个窝洞。

b. 上磨牙腭沟或下磨牙颊沟的龋损，如未累及𬌗面，则按单面洞制备。此部位承受咀嚼压力较小，制洞时主要考虑固位形，制备成盒状洞形，如制作倒凹固位形，倒凹作在𬌗壁或龈壁上。

c. 颊舌面龋损累及𬌗面或𬌗面龋损在去净腐质后距边缘嵴＜1 mm 时，则须制成复面洞，制洞方法与Ⅱ类复面洞类似。

（2）Ⅱ类洞：大多须制备成复面洞，以邻𬌗复面洞为例。

1）寻开口，扩大洞口：用涡轮裂钻从𬌗面边缘嵴处钻入邻面，然后向颊舌方向扩展，去除无基釉、将洞口扩大。

2）去净腐质：同Ⅰ类洞。

3）制备洞形

a. 邻面洞制备：用涡轮裂钻向颊舌方向扩展洞形，邻面窝洞应包括所有龋损并将颊舌壁扩展至外展隙（自洁区）。颊舌壁略外敞，外形呈向𬌗面略聚拢的梯形；龈壁位置视龋损涉及深度而定，首选龈上，其次齐龈，不得已时放在龈下，龈壁平直，宽度为 1.0～1.5 mm。

b. 𬌗面洞制备：用涡轮裂钻自邻面在釉牙本质界下 0.5 mm 处向𬌗面扩展，制备鸠尾固位形。𬌗面鸠尾榫作在窝沟处，鸠尾峡位于颊舌牙尖之间，在轴髓线角的靠中线侧。鸠尾峡部宽度一般为颊舌牙尖距离的 1/4～1/3，与鸠尾形最宽部的比例为 1∶2 或 2∶3。

4）修整洞形：用慢速手机裂钻修整轴壁，使其与牙邻面弧度一致；用边缘修整器或倒锥钻去除龈壁无基釉，使洞缘的釉质壁向颈部倾斜，以与釉柱保持一致。用边缘修整器或倒锥钻或裂钻修整轴髓线角，使其圆钝。其他部位的修整同Ⅰ类洞。

5）Ⅱ类单面洞形制备要点：接触点已破坏的邻面龋损必须制备成复面洞，只有在下列情况下才制备单面洞：

a. 与患牙龋坏部位相邻的牙齿缺失且龋坏去净腐质后距𬌗面边缘嵴＞1 mm，有足够的操作空间制备单面洞。窝洞的颊舌壁略外敞，𬌗壁和龈壁制作倒凹固位形。

b. 患牙与相邻的牙齿有接触，邻面接触点尚未被破坏，根据龋坏部位选择入口，如龋洞偏颊，则用裂钻从颊侧邻面磨一水平方向的沟通向龋洞，使龋洞敞开。球钻去净腐质后用裂钻制备舌、𬌗、龈壁，用倒锥钻在𬌗、龈壁上制作倒凹固位形并形成洞口的颊壁。

（3）Ⅲ类洞：现虽基本不采用银汞合金充填，但制洞方法对非黏结性牙色材料的充填修复仍适用，即使黏结性修复，有时为了弥补黏结面积的不足，增加固位力，也应制备必要的机械固位形，制洞方法参考本法。Ⅲ类洞一般制成复面洞。

1）寻开口、扩大洞口：用涡轮裂钻从舌侧邻面边缘嵴处钻入龋洞，然后向牙颈部和切缘方向扩展，充分暴露龋洞。

2）去净腐质：球钻去净腐质，着色牙本质应一并去除。

3）制备洞形：根据邻面窝洞的大小，在舌面制备与其相适应的鸠尾固位形。鸠尾深度为 1.0～1.5 mm，位于舌窝处，不要损伤舌隆突、切缘及另一侧边缘嵴。在舌面洞底与邻面洞底相连接处制成阶梯，阶梯处线角应圆钝。

（4）Ⅴ类洞：此类洞因不直接承受咀嚼压力，对抗力要求不高且涉及美观问题，近来多用牙色材料充填。银汞合金充填多用于活动义齿基牙或不影响美观的后牙的颈部龋损。

1）龈壁：视龋损范围而定，与龈缘弧度一致。

2）𬌗（切）壁：根据龋损范围而定，一般为平行于切端或𬌗面的直线，有时因洞形较大需避让颊沟而制成与龈缘弧度一致的弯曲外形，使窝洞外形呈半圆形或肾形。

3）近远中壁：依龋损范围而定，不必扩展，垂直于洞底并向外略敞开。

4）洞底：呈与牙面平行的凸形，洞深 1.0～1.5 mm（釉牙本质界下 0.2～0.5 mm）。

5）操作要点：用倒锥钻或裂钻制作洞侧壁，制备过程中应使钻针始终与牙面保持垂直，深度一致，制作洞侧壁的同时用钻针的端面形成洞底凸度（图 1-3）。

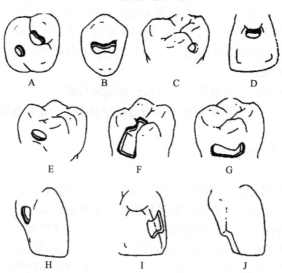

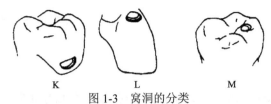

图 1-3 窝洞的分类

A～D.Ⅰ类洞；E～G.Ⅱ类洞；H、I.Ⅲ类洞；J.Ⅳ类洞；K、L.Ⅴ类洞；M.Ⅵ类洞

4. 常用垫底材料的垫底方法

（1）目的：用绝缘且对牙髓无刺激性的材料铺垫于洞底，隔绝充填材料的理化刺激，保护牙髓，修平洞底使窝洞符合生物学和力学原则。

（2）适应证：洞深超过标准窝洞深度和洞底不平整的活髓牙；经过完善牙髓治疗后的无髓牙，在永久性修复材料充填前，通过垫底使窝洞达到标准要求。

（3）单层垫底：洞深超过窝洞标准深度，但未近髓时采用。聚羧酸盐黏固剂因刺激性小，为首选垫底材料。磷酸锌黏固剂因刺激性较大，一般用于无髓牙的垫底。

（4）双层垫底：近髓深洞，先用氢氧化钙垫底剂或氧化锌丁香油酚黏固剂覆盖近髓洞底，再用聚羧酸盐黏固剂或磷酸锌黏固剂垫至标准深度。

（5）操作要点

1）垫底部位为𬌗面洞的髓壁和邻面洞的轴壁，与银汞合金充填体相接触的周围各壁（侧壁和龈壁）切勿覆盖垫底材料，以防止继发龋的发生。

2）双层垫底的内层材料抗压强度低，不宜过厚。外层材料稠度要适当，以免影响强度。

3）垫底时窝洞保持干燥，垫底材料硬固后方可充填永久性充填材料，以免将垫底材料推移。

4）检查垫底完成后的窝洞是否符合抗力及固位要求。

5. 银汞合金的充填及刻形

（1）充填前准备

1）检查、清洗窝洞，调磨对𬌗牙或邻牙高陡的牙尖斜面、嵴或边缘嵴。

2）术区隔湿：一般用棉卷，有条件可用橡皮障。洁净空气干燥窝洞。

3）复面洞装置成型片或楔子：选择合适的成型片，紧固于患牙上，使龈壁位于成型片之内，并与邻牙相接触。楔子的选择在大小、锥度上一定要适合，既能压紧成型片，又不至于改变牙齿邻面的固有形态。

（2）充填

1）充填的时机：银汞合金调制完成后，挤出余汞，使之表面光亮、有握雪感后即刻充填，超过 3 或 4 min 仍未应用，则弃之重调。

2）充填的方法：用银汞合金输送器将银汞合金少量、多次送入窝洞内，先用小头充填器，后用大头充填器，以捻压方式先将银汞合金填入倒凹和点、线角处压紧，复面洞先充填邻面。一层压好后，将挤压出的余汞取出，再送入银汞合金压第二层，逐层填压至略超填。

（3）压光：用磨光器自中央窝部开始向侧方挤压，将超填的银汞合金进一步压实。

（4）刻形

1）初步刻形：用雕刻器去除洞缘外和洞表面的多余银汞合金，初步成形；装置成型片的邻𬌗面洞先用探针沿成型片将银汞合金按邻牙边缘嵴高度刮除，然后取出楔子，将成型片颊舌向拉松后沿邻面弧度紧贴邻牙𬌗向拉出。

2）𬌗面刻形：初步刻形后，让患者轻轻咬合，根据印迹雕刻𬌗面外形。将雕刻器刃部以与洞缘垂直相交的方式置于修复体和牙齿的交界处，依患牙的解剖形态进行雕刻，恢复𬌗面的窝沟和尖嵴。

3）邻面刻形：用探针检查修整邻面，发现悬突及时去除并恢复邻面的正常凸度。

（5）磨光：充填 24 h 后，选用形态适合的磨光钻，将充填体各部进行磨光。最后用磨光橡皮杯蘸浮石粉磨光表面。

【注意事项】

1. 适应证的选择

（1）后牙牙体组织缺损大多数使用银汞合金充填，但如后牙牙尖、边缘嵴缺损或𬌗力过大者，应考虑作嵌体修复。

（2）无髓牙大面积银汞合金充填后需作全冠修复时，如预计全冠牙体预备后，与冠边缘接触的牙体组织过薄（<1 mm），应考虑桩核冠修复。

（3）牙隐裂或伴有隐裂的牙体缺损，不宜作银汞合金充填。

（4）汞过敏的患者禁用。

2. 腐质必须去除干净 发生在成年人的龋大多数为慢性龋，去腐时应一次去除干净，去腐未净露髓，则按牙髓病处理；急性龋应采取两次或多次去腐法。

3. 窝洞制备应符合生物力学原则 操作过程中应尽可能减少对牙髓的刺激，尽可能地保护牙体组织。

4. 垫底材料选择适当 注意垫底材料对牙髓的刺激性及其自身强度，硬固后的氧化锌丁香油酚黏固剂也不宜作单层垫底，其上应垫一层磷酸锌黏固剂。

5. 银汞合金的充填时机要严格掌握 已变硬的银汞合金弃之重调，切勿随意加汞调稀使用，挤出的余汞也不能再用来调制合金。

6. 银汞合金的充填应采取少量、多次、层层填压的方式，挤出余汞、充填严实，忌一次充填过多。充填过程中避免唾液、血液等污染。

7. 银汞合金的修整刻形 𬌗面修整及调整咬合时，应注意对𬌗牙有无高陡的牙尖、嵴或边缘嵴，叮嘱患者轻轻咬合，以免充填体受力过大而折断。邻面修整时探针应从充填体刮向颊、舌、龈方，不可从充填体下方向𬌗方刮出，以防将充填体掀起撬断。

8. 银汞合金充填修复后应达到要求

（1）充填体所有边缘均应与相接的牙体表面平齐，无凸起、凹陷或飞边。

（2）充填体的𬌗面应恢复固有生理形态，并与对𬌗牙尖窝相适应。

（3）充填体的邻面必须消除悬突，恢复其正常凸度和邻接关系，重建边缘嵴。邻面接触点恢复困难时，可采用全冠修复体加以恢复。

9. 术后 24 h 之内嘱患者勿用患侧咀嚼，24 h 之后可进行磨光，进一步检查充填体，如有咬合高点、悬突，应一并磨除。

【并发症及其处理】

1. 咬合痛

（1）高点：𬌗面充填体上有小光亮面，如与小光亮面接触的对𬌗牙有过锐的尖嵴，应予磨除，否则应调磨充填体的小光亮面。

（2）流电作用：对𬌗牙为异种金属修复体，咬合接触时出现电击样刺激，应去除银汞合金充填体，更换非金属材料充填。如对𬌗牙修复体不良，更换对𬌗牙修复体。

2. 冷热刺激痛

（1）冷热激发痛为一过性：可能为操作刺激所致的短暂牙髓充血反应。如术前诊断正确、垫底完好，可暂避免冷热刺激，观察 1～2 周，仍不好转，应除去充填体，进行安抚治疗；若疑有垫底不完善，应除去充填体，进行安抚治疗，待症状消失后再行充填。检查时应同时注意该牙有无遗漏龋洞，邻牙有无龋坏，有则予以充填。

（2）冷热激发痛为迁延性：去除刺激后，疼痛仍持续一段时间，或伴有自发痛，可能为操作刺激过重，造成不可逆的牙髓炎症；也可能将慢性牙髓炎误诊为深龋，此种情况应进行牙髓治疗。

3. 自发痛

（1）近期自发痛：可能为深龋已有穿髓点而未发现；原是慢性牙髓炎或牙髓坏死误诊为深龋。应进行牙髓治疗，并注意同侧有无其他牙髓炎患牙。

（2）远期（数月或数年）自发痛：可能为洞深未垫底，长期温度刺激发展为牙髓炎；也可能为腐质未除净，龋坏发展致牙髓炎症。应进行牙髓治疗。

4. 牙龈炎　充填后出现食物嵌塞，胀痛，牙龈出血、萎缩，可能的原因有：

（1）充填体悬突刺激牙龈。

（2）充填体与邻牙的邻接区，在形状、位置、大小和牙间楔状隙形态上存有异常。如无接触或接触点面积过大、过小，充填体边缘嵴与邻牙边缘嵴高度不一致，邻牙边缘嵴缺损等。

（3）对牙尖或嵴过锐且正对患牙牙间隙。

针对以上原因对症处理，消除悬突，磨改邻面充填体形态，调整邻牙或对殆牙，磨改后仍不理想时，应行重新充填，间隙过大可行全冠修复。

5. 充填体折断或脱落

（1）窝洞制备缺陷，抗力形和（或）固位形不佳，如窝洞过浅致充填体过薄，鸠尾峡过窄、过宽、轴髓线角过锐、与鸠尾峡同处一垂直平面等。对症重新处理窝洞。

（2）充填材料调制或充填不当，致使充填体结构疏松。

（3）24 h 之内，患牙咀嚼食物使充填体折断。应做好术后医嘱。

6. 牙齿折裂

（1）窝洞制备缺陷，留有无基釉或薄壁弱尖。

（2）患牙存在隐裂未发现；充填面积较大的无髓牙需作冠而未作；对殆牙殆力过大。

牙齿折裂后，如冠折片小，可重新获得良好固位形，则去除旧充填体后重新充填；若折裂片虽大，但在龈下不深，可增加钉固位等辅助固位形，重新充填后全冠修复，或嵌体修复，或根管治疗后桩核冠修复；如在龈下过深（>4 mm），考虑拔除；若牙齿纵折二等分，则根据情况可考虑用亲水的黏合剂（如玻璃离子水门汀）黏固或结扎后全冠修复，或拔除松动片做半切除术。

四、复合树脂黏结修复术

【适应证】

1. 前牙因龋或非龋性牙体疾病所致的牙体组织缺损及经完善牙髓治疗后的牙体组织缺损，缺损面积小于临床冠 1/2 者。

2. 前牙色泽异常的直接贴面修复。

3. 前牙形态异常的改形修复。

4. 前牙小间隙关闭。

5. 后牙非殆面牙体组织缺损；商品标明使用后牙充填者也可用于殆面洞的充填。

6. 制作桩核冠的桩核（树脂核）。

【方法】

1. 选牙色　在自然光下，用厂商提供的比色板或同种材料自制的比色板进行比色，选择相应型号树脂备用。参照物为患牙完整部位或邻牙，比色时牙面保持湿润。

2. 开扩洞口、去净腐质　裂钻开扩洞口，球钻去净腐质，着色牙本质应一并去除。

3. 制备洞缘斜面　用球状或杵状金刚砂钻将洞缘釉质磨成凹形斜面，斜面宽度视缺损大小而定，原则上缺损面积应与制备的釉质面积相等。在咬合面，洞缘斜面的外形线应避开咬合接触点。缺损面积较大者，增加机械固位形或辅固位钉。

4. 前牙缺陷美容的直接贴面修复　牙体预备的方法是将唇面釉质磨除 0.2～0.5 mm，切缘及近远中边缘宜磨除略深,但不能破坏邻面接触点。龈缘在不影响美观的前提下,最好放在龈上,其次齐龈,再次龈下 0.5 mm 处,龈缘预备应清晰,以免使材料超填。

5. 垫底 中深度洞可用玻璃离子黏固剂单层垫底,近髓洞用氢氧化钙垫底剂和玻璃离子黏固剂双层垫底;牙髓治疗后的患牙,在去除部分硬固后的氧化锌丁香油酚黏固剂后,应以玻璃离子水门汀或磷酸锌黏固剂垫底。

6. 酸蚀牙面 在制备的洞缘斜面或磨过的唇面釉质上均匀涂布酸蚀剂,酸蚀剂滞留 1 min(氟牙症酸蚀 2 min)后,用高压水流冲洗 30 s,洁净空气吹干,酸蚀过的牙面应呈白垩色,否则需重新酸蚀。

7. 涂布釉质黏合剂 先用赛璐珞条将患牙与邻牙隔离,用小毛刷或小海绵块蘸取釉质黏合剂,均匀涂布酸蚀过的牙面及整个洞壁,用洁净柔风吹匀,光照 20 s。

8. 充填

(1)未贯穿舌面的唇面洞用选择好的复合树脂直接充填,未贯穿唇面的舌面洞用同型号深色复合树脂充填。

(2)贯穿唇舌面的邻面洞或切角、切端缺损,先用同型号深色复合树脂充填舌面,再用选择好的复合树脂充填唇面。

(3)直接贴面修复,牙颈 1/3 不用同型号深色复合树脂修复,切端 2/3 部用选择好的复合树脂修复,两部分结合处交叉重叠,色泽过渡自然。如牙体着色较深,在充填复合树脂前,应先涂布遮色剂。

(4)洞深超过 2 mm 时,应分层充填,每层材料厚度不超过 2 mm,每层固化 20~40 s。

(5)面积大的贴面修复应分区固化。邻面用赛璐珞条成型,牙颈部用薄不锈钢片成型。充填后的材料厚度应略高于牙面。

9. 修整和磨光

(1)调𬌗及初步成型:用火焰状较粗金刚砂钻从修复体向牙面进行修整,调磨咬合高点,使修复体大致成型。初步成型的修复体应略高于牙面。

(2)精修:用火焰状细金刚砂钻从修复体向牙面修整,去除修复体飞边,雕刻牙体形态,精修后的修复体与牙面平滑衔接。

(3)磨光:用系列磨光砂片由粗到细顺序磨光,或单用橡皮杯磨光,邻面用磨光砂条磨光。

【注意事项】

1. 术前 1 周洁治,消除牙龈炎症。

2. 比色板应避光保存,未固化树脂不能用于比色;比色时应采用瞬间比色;比色时应去除周围色干扰,贴面修复时,选色应照顾患者肤色。

3. 去腐时应将着色牙本质一并除尽。

4. 不宜用氧化锌丁香油酚黏固剂及含有乙醇、氯仿、乙醚类等阻聚材料垫底,无黏结性的垫底材料不应过多覆盖牙本质,更不得覆盖牙釉质。

5. 酸蚀后的牙面严禁唾液、血液等污染,酸蚀过的牙面应呈白垩色,否则需重新酸蚀。

6. 充填树脂时应遮挡强光,每层均应压实;充填器械保持干净,最好用非金属器械。

7. 重度着色牙修复时,应正确选择使用遮色剂;修复体与牙体组织移行处的边缘牙体预备应足够,以免使修复体过薄透出底色。

8. 可见光固化灯定期检查;固化灯工作端与修复体表面距离为 2~3 mm,切勿触及未固化的树脂表面;照射时间按材料注明时间而定;注意保护眼睛。

【并发症及其处理】

1. 冷热激发痛 因备洞、酸蚀及树脂材料的机械化学刺激所致。观察 1~2 周,仍不好转,应除去充填体,进行安抚治疗,待症状消失后再行充填。中深度洞未垫底或垫底不全。除去充填体，进行安抚治疗，待症状消失后再行充填。边缘不密合，如暴露牙本质或垫底材料，须重新充填。

2. 自发痛

（1）理化刺激过重，造成不可逆的牙髓炎症，应进行牙髓治疗。

（2）误诊：将慢性牙髓炎或牙髓坏死误诊为深龋，应进行牙髓治疗。

3. 牙龈炎 与牙龈接触的充填体边缘不光滑或存在悬突，应磨改充填体，消除悬突。

4. 充填体脱落

（1）粘接面积不够：增加机械固位洞形或支架，缺损超过冠 1/2 者，考虑冠修复。

（2）操作不规范：如酸蚀刻未达到要求，酸蚀后的牙面污染，黏结剂涂布过厚等。

（3）充填体高点，咀嚼硬物。

（4）关系异常：术前注意检查，对刃或咬合关系过紧的切端缺损，通过调𬌗不能解除异常关系者不宜选用本方法。

5. 边缘着色 修整抛光充填体，如边缘裂隙较大，则须重新充填。

6. 表面着色 因修复体表面粗糙或患者的饮食习惯所致。重新抛光修复体，作好卫生宣教。

7. 继发龋 重新充填修复。修复时应注意将腐质彻底去除干净，边缘充填密合，洞缘线在自洁区，以免再发生继发龋坏。

五、玻璃离子黏固剂修复术

【适应证】

1. 所有牙齿的楔状缺损（用于基牙者除外）。

2. 未累及咬合面的邻面龋，根面龋。

3. 冠折未露髓的牙本质断端的覆盖。

4. 复合树脂修复术的垫底材料。

5. 猖獗龋、放射性龋的充填。

【术前准备】

1. 材料与器械 化学固化和光固化玻璃离子黏固剂（粉、液），氢氧化钙垫底剂，凡士林油，涂塑纸或玻璃调和板，塑料调和刀，裂钻，球钻，金刚砂钻，磨光杯，充填器（最好为非金属），光固化灯。

2. 消除牙龈炎症。

【方法】

1. 去净腐质，去除无基釉。

2. 近髓洞用氢氧化钙垫底剂垫底。

3. 隔湿、干燥牙面 光固化者在此步骤后涂处理剂，柔风吹匀，光照 20 s。

4. 充填 按比例调和玻璃离子水门汀（30～60 s 完成），即刻用充填器将材料一次性填入缺损处，在 1～2 min 内完成外形修整。光固化者不受时间限制，完成充填后光照 20～40 s。

5. 涂凡士林油，以防材料失水或吸水。光固化者不需要此步。

6. 磨光 24 h 后用金刚砂钻精修，磨光杯磨光充填体。光固化者可即刻进行外形修整抛光。

【注意事项】

1. 充填和外形修整应尽快完成，材料一旦开始凝固，立即停止修整。

2. 使用前详阅产品说明书，根据材料特点调制和使用。

【并发症及其处理】

1. 边缘缺损 裂隙明显，牙本质或垫底物暴露者，应重新充填。

2. 充填体表面重度磨耗或脱落，应重新充填。

第二章 牙髓病和根尖周病

第一节 可复性牙髓炎

【概述】 可复性牙髓炎是牙髓组织以血管扩张、充血为主要病理变化的初期炎症。

【诊断】

1. 临床表现

（1）患牙遇温度刺激可产生短暂的尖锐疼痛，刺激去除后疼痛仅持续数秒即消失。

（2）叩诊反应同正常对照牙。

（3）检查患者常见有接近髓腔的牙体硬组织病损（如深龋、深楔状缺损）或可查及患牙有深牙周袋等。

2. 诊断要点

（1）对温度刺激一过性敏感，但无自发痛病史。

（2）可找到能引起牙髓病变的牙体病损或牙周组织损害等病因。

（3）对牙髓活力测试的反应阈值降低，相同的刺激，患牙常可出现一过性敏感。

3. 鉴别诊断

（1）深龋：温度刺激进入深龋洞内才出现疼痛反应，且刺激去除后症状并不持续。难以区别时，可先按可复性牙髓炎的治疗进行处理。

（2）不可复性牙髓炎：有自发痛史，温度刺激疼痛明显，持续时间长，还可有轻度叩痛。

（3）牙本质过敏症：患牙对探、触等机械刺激和酸、甜等化学刺激更敏感。

【治疗】

1. 治疗原则 去除刺激，消除炎症，保存活髓。

2. 治疗方案 安抚治疗，待症状消失后按深龋的处理方法治疗。去除软龋组织，用丁氧膏暂时封闭窝洞。

第二节 不可复性牙髓炎

一、急性牙髓炎

【概述】 急性牙髓炎是一类病变较为严重的牙髓炎症，可发生于牙髓的某一局部，也可能涉及全部牙髓，甚至于炎症中心部位发生不同程度的坏死，其临床特点是发病急，疼痛剧烈，临床上多为慢性牙髓炎急性发作的表现，龋源性者尤为显著，无慢性过程的急性炎症多出现在牙髓受到急性的物理损伤、化学刺激及感染等情况下，如切割牙体组织导致的过度产热、充填材料的化学刺激等。

【诊断】

1. 临床表现

（1）自发性、阵发性剧烈疼痛。

（2）疼痛常在夜间发作，夜间疼痛较白天剧烈。

（3）温度刺激极其敏感或激发痛，刺激去除后症状要持续一段时间。也可表现为热刺激发痛，冷刺激缓解。

（4）疼痛不能定位，呈放散性或牵涉性疼痛，但不会波及患牙的对侧区域。

（5）电活力测试反应敏感（早期炎症）或迟钝（晚期炎症）。

（6）探诊可引起剧烈疼痛，有时可探及微小穿髓孔，并可见少许脓血自穿髓孔流出。叩诊可出现不适或轻度疼痛。

（7）可查见近髓的深龋、牙体硬组织疾病、深牙周袋等。

2. 诊断要点

（1）典型的疼痛症状。

（2）患牙被查到有引起牙髓病变的牙体损害或其他病因。

（3）牙髓活力测试，尤其是温度测验结果以及叩诊反应可帮助定位患牙。

3. 鉴别诊断

（1）三叉神经痛：有疼痛"扳机点"，触及该点即诱发疼痛。较少在夜间发作，冷、热温度刺激也不引发疼痛。

（2）龈乳头炎：有剧烈的自发痛，但疼痛多为持续性胀痛，对温度测验敏感，但不会导致激发痛，疼痛多可定位。检查可见患者所示部位龈乳头有充血、水肿，触痛极为明显。可有食物嵌塞史。

（3）急性上颌窦炎：为持续性胀痛，患侧上颌前磨牙和磨牙可同时受累而致两三颗牙均有叩痛，但未查及可引起牙髓炎的牙体组织疾患；上颌窦前壁压痛，同时可伴有头痛、鼻塞、脓涕等上呼吸道感染的症状。

【治疗】

1. 治疗原则　保存患牙，行使功能。

2. 治疗方案

（1）应急处理：开髓引流，安抚镇痛。

（2）根管治疗术。

（3）牙髓塑化疗法。

【预防】　定期做口腔检查，做到早发现早治疗。

二、慢性牙髓炎

【概述】　慢性牙髓炎是最常见的一型牙髓炎，一般症状不典型，病程较长者可诉有长期冷热刺激痛病史，常表现有咬合不适或轻度叩痛，患者一般多可定位，病因同急性牙髓炎。

【诊断】

1. 临床表现

（1）慢性溃疡性牙髓炎：多无自发痛，遇冷、热刺激可发生剧烈疼痛或食物嵌入龋洞可引起剧烈疼痛；查及龋洞，可查到穿髓孔，浅探不痛，深探剧痛且有少量暗色血液渗出；温度测验敏感；一般无叩痛，或仅有轻微的叩诊不适。

（2）慢性增生性牙髓炎：长期遇冷、热刺激痛，去除刺激后疼痛要持续较长时间。一般无自发痛，自诉咀嚼痛，进食出血，有轻微叩痛、咬合痛，龋洞内有红色肉芽组织——牙髓息肉，探之无痛但极易出血，应与牙周膜息肉区别。

（3）慢性闭锁性牙髓炎：未探及穿髓孔，没有剧烈自发痛，有时有轻微的自发性钝痛。长期遇冷、热刺激痛，温度测试或电活力测试多为迟缓性反应，或表现迟钝。有轻微咬合痛、叩痛，查及深龋洞、冠部充填体或其他近髓的牙体组织疾患。洞内探诊患牙感觉迟钝。去净腐质后无肉眼可见的露髓孔。

2. 诊断要点

（1）可以定位患牙的长期冷、热刺激痛病史和（或）自发痛史。

（2）肯定可查到引起牙髓炎的牙体硬组织疾患或其他病因。

（3）患牙对温度测验的异常表现。

（4）叩诊反应可作为重要的参考指标。

（5）无典型临床表现的深龋患牙，在去净腐质时发现有露髓孔，或在去腐未净时已露髓，亦可诊断为慢性牙髓炎。

3. 鉴别诊断

（1）深龋：当温度刺激进入洞内时才出现敏感症状，刺激去除后症状立即消失，叩诊反应同正常对照牙。

（2）可复性牙髓炎：见本节可复性牙髓炎鉴别诊断。

（3）干槽症：患侧近期有拔牙史。检查可见牙槽窝空虚，骨面暴露，出现臭味。拔牙窝邻牙虽也可有冷、热刺激敏感及叩痛，但无明确的牙髓疾患指征。

【治疗】

1. 治疗原则　保存患牙，行使功能。

2. 治疗方案

（1）年轻恒牙作根管治疗术或根尖成形术。

（2）发育完成的恒牙作根管治疗术。

（3）成人后牙根尖孔未破坏者可作牙髓塑化疗法。

三、残 髓 炎

【概述】　残髓炎属于慢性牙髓炎，发生在经牙髓治疗后的患牙，由于残留了少量炎症根髓或多根牙遗漏了未作处理的根管，因此称为残髓炎。

【诊断】

1. 临床表现

（1）自发性钝痛、放散痛、温度刺激痛。轻度咬合不适。

（2）患牙牙冠可见有进行过牙髓治疗的充填体或暂封材料。

（3）强冷、强热刺激反应为迟缓性痛或仅诉有所感觉。

（4）轻度叩痛或不适感。

（5）去除充填物，用根管器械探查病患根管至深部时有感觉或疼痛。

2. 诊断要点

（1）有牙髓治疗史。

（2）有牙髓炎症状表现。

（3）强温度刺激患牙有迟缓性痛及叩诊疼痛。

（4）探查根管有疼痛感觉即可确诊。

【治疗】

1. 治疗原则　保存患牙，行使功能。

2. 治疗方案

（1）去除原充填物。

（2）根管治疗术。

（3）牙髓塑化疗法。

四、逆行性牙髓炎

【概述】　逆行性牙髓炎是牙周病患牙的牙周组织被破坏后，根尖孔或侧根尖孔外露，感染由此进入牙髓，引起牙髓炎症。

【诊断】

1. 临床表现

（1）患牙有自发痛，阵发痛，冷、热刺激痛，放散痛，夜间痛等典型牙髓炎症状，也可表现为慢性牙髓炎的症状。

（2）严重的牙周病，牙周袋多深达根尖，牙龈水肿、充血，牙周袋溢脓，牙有不同程度松动。

（3）无引发牙髓炎的深龋或其他牙体硬组织疾病。

2. 辅助检查　X线检查可见牙槽骨吸收，患牙有广泛的牙周组织破坏或根分叉病变。

【治疗】

1. 根据患牙牙周病变的程度和牙周治疗的预后来决定是否保留患牙。

2. 患牙如能保留，先消除急性症状，再行牙髓治疗。多根牙者含有深牙周袋的患根必须行根管治疗，其余根管可酌情进行根管治疗术或牙髓塑化疗法。

3. 同时进行牙周系统治疗，必要时考虑将患根截除，保留患牙。

4. 如牙周病变严重，治疗预后差，则可直接拔除患牙。

第三节　牙　髓　坏　死

【概述】　牙髓坏死是指由于牙髓组织的急性或慢性炎症，或者创伤所致血液循环的突然停滞等因素造成的牙髓组织的局部或全部死亡。

【诊断】

1. 临床表现

（1）一般无症状，牙冠可存在深龋洞或其他牙体硬组织疾病，或有充填体，牙外伤折断，深牙周袋等。

（2）牙冠变色，呈暗黄色或灰色，失去光泽。

（3）叩诊阴性或有不适感。

（4）牙龈无根尖来源的瘘管。

2. 辅助检查

（1）牙髓活力测试：无反应。

（2）X线检查：患牙根尖周影像无明显异常。

3. 鉴别诊断　慢性根尖周炎：

（1）有瘘型慢性根尖周炎可在牙龈上发现根尖来源的瘘管。

（2）X线片表现为根尖周骨质影像密度减低或根周膜影像模糊增宽。

【治疗】

1. 年轻恒牙行根管治疗术或根尖成形术。

2. 发育完成的恒牙行根管治疗术。

3. 成人后牙根尖孔未破坏者可行牙髓塑化疗法。

4. 可自髓腔内进行脱色治疗。

5. 牙髓治疗后，可行牙冠美容修复。

第四节　牙　髓　钙　化

【概述】　当牙髓的血液循环发生障碍时，会造成牙髓组织营养不良，出现细胞变性，钙盐沉积，形成微小或大块的钙化物质，又称作髓石。髓石或游离于牙髓组织中，或附着在髓腔壁上。有时髓室内呈弥漫性钙化样，甚至造成整个髓腔闭锁，后者多发生在外伤后的牙齿，也可见于经氢氧化钙盖髓治疗或活髓切断术后的病例。

【诊断】

1. 临床表现

（1）髓石一般不引起临床症状。个别情况出现与体位有关的自发痛，也可沿三叉神经分布区域放散，一般与温度刺激无关。

（2）牙髓活力测试反应可异常，表现为迟钝或敏感。

（3）X 线片显示髓腔内有阻射的钙化物（髓石）或呈弥漫性阻射而致髓腔的透射影像消失。

2. 诊断要点

（1）X 线检查结果为重要的诊断依据。

（2）需排除由其他原因引起的自发性放散痛的疾病后，并经过牙髓治疗疼痛得以消失，方能确诊。

（3）询问病史有外伤或氢氧化钙治疗史者可作为参考。

（4）临床检查以牙髓炎、根尖周炎等为主的病变合并牙髓钙化时，以引起牙髓症状的牙髓疾病作为临床诊断。

3. 鉴别诊断　三叉神经痛：

（1）髓石引起的疼痛无"扳机点"，主要与体位有关。

（2）X 线检查结果作为参考。

（3）经诊断性治疗（牙髓治疗）后，视疼痛是否消失得以鉴别。

【治疗】

1. 无症状者无须处理。

2. 根管治疗术或牙髓塑化疗法。

3. 根管不通而有根尖周病变的患牙，需行根管倒充填术。

第五节　牙内吸收

【概述】　正常的牙髓组织变为肉芽组织，其中的破牙本质细胞从髓腔内部开始吸收牙体硬组织，使髓腔壁变薄，严重者可造成病理性牙折。牙内吸收的原因不明，多发生于受过外伤的牙齿、再植牙及作过活髓切断术或盖髓术的牙齿。

【诊断】

1. 临床表现

（1）多无自觉症状，也可出现自发性阵发痛、放散痛和温度刺激痛等牙髓炎症状。

（2）内吸收发生在髓室时，牙冠见有透粉红色的区域或暗黑色区。发生在根管内时牙冠颜色无变化。

（3）牙髓活力测试反应可正常，也可表现为迟钝。

（4）叩诊同正常对照牙（−）或不适（±）。

（5）X 线片显示髓腔内有局限性不规则的膨大透影区域，严重者可见吸收区穿通髓腔壁，甚至出现牙根折断线。

2. 诊断要点

（1）X 线片表现为主要依据。

（2）病史、临床表现作为参考。

【治疗】

1. 彻底去除肉芽性牙髓组织。

2. 根管治疗术　如治疗后髓腔壁继续被吸收，则说明肉芽性牙髓未除净，内吸收未被控制，应酌情重作根管治疗术或拔除患牙。

3. 根管壁穿通者，可先于根管内封以氢氧化钙糊剂，待 X 线检查穿通处有阻射的钙化物形成后，再作根管充填。

4. 根管壁吸收严重、硬组织破坏过多、患牙松动度大者应予以拔除。

第六节　根 尖 周 炎

一、急性浆液性根尖周炎

【概述】　急性浆液性根尖周炎指发生于根尖周围组织的炎症，病因包括感染、外伤、化学刺激、免疫因素等，多数由牙髓病发展而来。

【诊断】

1. 临床表现

（1）牙有浮出感，用力咬紧患牙可暂缓疼痛。

（2）自发性持续性钝痛，可定位。

（3）叩痛（+）～（++），咬合痛，扪压患牙根尖部出现不适或疼痛。

（4）可有牙齿变色。

（5）根尖区软组织充血。

（6）患牙有Ⅰ度松动。

（7）患牙可见龋坏、充填体，或其他牙体硬组织疾患，或可探查到深牙周袋。

2. 辅助检查　X线检查：根尖周影像无明显异常表现。

3. 诊断要点

（1）患牙有典型的咬合疼痛。

（2）叩诊及扪诊反应。

（3）牙髓活力测试反应，结合患者年龄、患牙的牙髓病史、治疗史、外伤史。

【治疗】

1. 治疗原则　解除疼痛，治愈根尖周病，修复缺损，保存患牙，恢复功能。

2. 治疗方案

（1）应急处理：髓腔开放引流，根管内置樟脑酚棉捻引流。

（2）急性症状缓解后，及时行根管治疗术或牙髓塑化疗法。

（3）全身应用抗生素。

【预防】　定期做口腔检查，做到早发现，早治疗。

二、急性化脓性根尖周炎

【概述】　急性化脓性根尖周炎由急性根尖周炎发展而来，也可由慢性根尖周炎急性发作导致。

【诊断】

1. 临床表现

（1）自发性、剧烈的持续的搏动性跳痛。

（2）牙有明显浮起感，不敢咬合。

（3）检查可见患牙有深龋或其他牙体硬组织疾患，牙体缺损处近髓或已穿髓，探诊牙髓无反应。可有充填体，或牙冠变色、牙松动，或有近根尖的深牙周袋等。

（4）轻叩剧痛，根尖区软组织压痛。

（5）颌下淋巴结肿大，压痛。

（6）体温升高，白细胞计数升高。

（7）面部肿胀，伴全身症状，如乏力、发热、大便干燥等。

（8）急性化脓性根尖周炎在临床分为 3 个阶段。

1）根尖周脓肿：自发性剧烈疼痛，持续性跳痛，伸长感加剧，不敢咬合，叩痛剧烈，松动Ⅱ～Ⅲ度，根尖部牙龈红，无明显肿胀，轻压痛，相应淋巴结肿大压痛。

2）骨膜下脓肿：以上症状加剧，伴有体温升高，严重者出现面部肿胀，蜂窝织炎，牙龈红肿，移行沟变浅，压痛明显，深部有波动感。

3）黏膜下脓肿：根尖区黏膜肿胀局限，波动感明显，疼痛减轻，全身症状缓解。

2. 辅助检查

（1）X线检查：根尖周牙槽骨显示透射影像。

（2）实验室检查。

3. 鉴别诊断　急性牙周脓肿：一般无牙体疾患，多有牙髓活力，长期牙周病史，有深牙周袋，脓肿靠近牙龈缘，范围局限于牙周袋壁，疼痛较根尖脓肿轻，牙齿松动明显，消肿后仍很松动，X线可见牙槽骨嵴破坏，骨下袋形成。病程较短，一般3～4天可自溃，而根尖周脓肿病程较长，脓液排出时间为五六天。

【治疗】

1. 治疗原则　解除病痛，治愈根炎周病，修复缺损，保存患牙，恢复功能。

2. 治疗方案

（1）应急治疗

1）髓腔开放引流。

2）脓肿形成后，切开排脓。

3）调𬌗磨改。

4）消炎止痛。

（2）急症缓解后，酌情行根管治疗术或牙髓塑化疗法。

三、慢性根尖周炎

【概述】　慢性根尖周炎是指根管内由于长期有感染及病原刺激物的存在，根尖周组织呈现出慢性炎症，表现为炎症性肉芽组织的形成和牙槽骨破坏。

【诊断】

1. 临床表现

（1）一般无明显的自觉症状，可有咀嚼不适感。

（2）患牙可查及深龋洞或充填物，以及其他牙体硬组织疾病。

（3）牙变色，失去光泽，深洞内探诊无反应。

（4）叩诊反应无明显异常或仅有不适感，一般不松动。

（5）大多在根尖部牙龈表面发现窦口，可溢脓。

2. 辅助检查

（1）X线检查

1）根尖肉芽肿：根尖部有圆形暗影，边界清晰，周围骨质正常或稍显致密，透影区范围较小，小于1 cm。

2）慢性根尖周脓肿：透影区边界不清，形状不规则，周围骨质疏松呈云雾状。

3）根尖周囊肿：见较大的圆形透影区，边界清，由一圈致密骨线包绕。

4）根尖致密骨炎：根尖部局限性的骨质致密阻射影像。

（2）牙髓活力测试：无反应。

3. 诊断要点

（1）X线片根尖区骨质破坏影像。

（2）患牙牙髓活力测试结果并结合患者年龄。

（3）病史及患牙牙冠情况。

【治疗】

1. 治疗原则　解除疼痛，治愈根尖周病，修复缺损，保存患牙，恢复功能。

2. 治疗方案

（1）根管治疗术：凡根管可以扩通的患牙均可作根管治疗术，前牙、后牙粗大根管或根尖孔未形成的根管及根尖孔已破坏的后牙根管必须作根管治疗术。

（2）塑化疗法：成人根尖孔未破坏的后牙，尤其是细而弯曲的根管可行塑化疗法；器械折断或根管不通畅患牙，可先行根管电解消毒，再作塑化疗法。

（3）根尖切除术：根尖囊肿患牙可先行根管治疗术，观察 2 年后，如病变不缩小，可行根尖手术。

（4）牙体破坏在龈下超过 3 mm，又不宜作冠延长术者，或无咀嚼功能的患牙，或怀疑可能为病灶、影响远隔器官健康的患牙，或不利义齿修复的患牙，均应拔除。

第七节 牙髓病、根尖周病治疗技术

一、活髓保存法

（一）间接盖髓术

【适应证】

1. 深龋和（或）可复性牙髓炎（牙髓充血）。

2. 外伤冠折极接近牙髓者。

【盖髓剂】

1. 氢氧化钙制剂 可促进修复性牙本质的形成。

2. 氧化锌丁香油酚黏固剂 具有防腐、止痛和保护牙髓的作用，特别适用于牙髓充血的间接盖髓（安抚治疗）。

3. 1%～2%三聚甲醛或 20%麝香草酚乙醇溶液 用于窝洞底涂布。

【方法】

1. 常规隔湿，用小棉球擦干窝洞。应避免用强压缩空气吹干窝洞，以防刺激牙髓。

2. 将盖髓剂准确覆盖即将暴露牙髓的牙本质面，然后以氧化锌丁香油酚黏固剂暂时充填窝洞。观察 2 周。

3. 术后 2 周内若无牙髓异常可于 2 周后行永久充填术；若出现牙髓症状，如加重的激发痛或出现自发痛则应进行牙髓治疗（图 2-1）。

【注意事项】

1. 进行间接盖髓术和暂时充填时应避免向髓腔内加压。

2. 应向患者说明术后 2 周内若自觉症状加重应及时就诊，以便进一步处理。

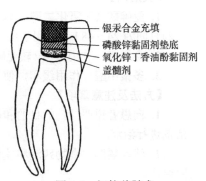

银汞合金充填
磷酸锌黏固剂垫底
氧化锌丁香油酚黏固剂
盖髓剂

图 2-1 间接盖髓术

（二）直接盖髓术

【适应证】

1. 根尖孔尚未形成，因机械性、外伤性因素露髓的年轻恒牙。

2. 外伤冠折有极小露髓孔的年轻恒牙。

【盖髓剂】

1. 氢氧化钙制剂 具有较强的抑菌、消炎作用，并能诱导和促进牙髓形成牙本质桥。

2. 多种抗生素与皮质激素联合用药 可用于直接盖髓，但无促进牙本质桥形成的作用。

【方法】

1. 发现意外穿髓后应立即将患牙与唾液隔离，并避免重复探诊穿髓孔，将窝洞冲洗干净。

2. 用小棉球擦干窝洞后取氢氧化钙制剂准确置于穿髓孔处，然后用氧化锌丁香油酚黏固剂暂

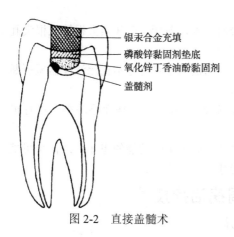

银汞合金充填
磷酸锌黏固剂垫底
氧化锌丁香油酚黏固剂
盖髓剂

图 2-2　直接盖髓术

时充填窝洞。填入氧化锌丁香油酚黏固剂可使氢氧化钙制剂移动位置，不可向髓腔内加压。

3. 观察至少 2 周后若患牙无任何不适症状，牙髓活力测试也无异常，可去除部分暂封剂行永久充填。若治疗后出现自发痛、夜间痛，或牙髓活力测试明显迟钝，则应视患者年龄、牙位等情况改行活髓切断术，牙髓摘除术或其他牙髓治疗（图 2-2）。

【注意事项】

1. 手术过程中应注意实行无菌操作以防牙髓感染。

2. 进行盖髓术时应动作轻柔、准确，尽量减少对牙髓的损伤。

3. 老年患者即使出现意外穿髓也不宜行直接盖髓术，可酌情选择塑化治疗或根管治疗。

【并发症及其处理】　本法常见并发症为牙髓炎、牙髓坏死，甚至可出现根尖炎。术后近期出现的牙髓充血或暂时的炎症反应，症状能很快消失。若因诊断错误，将不可复的慢性牙髓炎进行直接盖髓术则可在术后出现持续的牙髓炎症反应或牙髓坏死或根尖炎。患牙可有反复发作或逐渐加重的症状，通过牙髓活力测试和叩诊检查可进一步判断。并发不可复发性牙髓炎、牙髓坏死或根尖炎的患牙，应及时行进一步的牙髓治疗如根管治疗、塑化治疗等。

【术后观察】　术后每半年复查 1 次，至少复查两年。复查项目包括自觉症状、牙髓活力测试、叩诊检查及 X 线检查。上述检查未见异常可以认为系成功病例；否则应视为失败。

二、牙髓药物失活法

【适应证】　本法原则上只适用于后牙。用于干髓治疗或摘除活牙髓的牙髓治疗的患牙。

【失活剂】

1. 亚砷酸（三氧化二砷，As_2O_3）　对细胞有强烈毒性，作用没有自限性，可破坏深部组织，封药时间为 24～48 h，常用于成年人。

2. 金属砷　作用缓慢，较亚砷酸安全，一般恒牙封药时间为 5～7 天，乳牙封药时间为 2～4 天。

3. 多聚甲醛　作用缓和，使用安全，封药时间为 2 周左右。

【方法及注意事项】

1. 向患者说明封药的目的和药物具有的毒性，待患者同意并按患者可能的复诊时间，选择失活剂进行治疗。

2. 清除龋洞内食物残渣和软化牙本质，在近髓处以挖匙或锐利球钻使牙髓暴露。不必彻底去除腐质。

3. 隔离唾液，擦干龋洞，置适量失活剂（一般如小球钻大小）于穿髓孔处，使其紧贴于暴露的牙髓组织。不可加压将失活剂压入髓腔内，以免失活过程中引发剧痛。封药时如出血过多，可用浸有酚或肾上腺素的小棉球压入窝洞中片刻，止血后再放入失活剂。

4. 用氧化锌丁香油酚黏固剂暂封窝洞。暂封时不能将失活剂移位，否则未接触穿髓孔，不能达到失活效果，若是邻面龋洞失活剂接触牙龈，则会损伤牙龈甚至牙槽骨。

5. 复诊时应确认失活剂已取出，以防邻面洞操作时误将失活剂推入牙间隙而损伤牙周组织。

【并发症及其处理】

1. 失活剂特别是亚砷酸失活牙髓时，若封药时间过长可导致深部组织破坏，引起化学性根尖炎。患牙有明显的根尖周炎的临床表现，多见于较年轻的患者。发生化学性根尖周炎后，应立即取出失活剂，摘除全部牙髓并彻底清洗根管，然后在根管内封入碘制剂或其他砷解毒剂直至炎症消退。

2. 邻面洞因操作不当将失活剂误推入牙间隙造成失活剂烧伤，患牙可出现持续的自发性胀痛及咬合痛，相关部位的龈乳头呈暗红或深灰色坏死，去除坏死的牙龈组织时无出血、无疼痛。若牙槽骨被波及，去除牙龈后可见牙槽嵴顶呈灰白色坏死，探诊无感觉。发生失活剂烧伤后应立即取出失活剂，去除已坏死的牙龈及牙槽骨，直至牙周组织有出血和感觉。然后用饱和碘甘油浸涂创面或置于牙间隙，或以碘仿糊膏或碘仿海绵置于创面。可重复换药至创口愈合。

三、开　髓　法

【适应证】　开髓法适用于需要摘除部分或全部牙髓的患牙。如需要进行活髓切断术、根管治疗、塑化治疗、干髓治疗等牙髓治疗的患牙。

【方法及注意事项】

1. 单根管牙　单根管牙包括切牙、尖牙和下颌前磨牙。

（1）开髓部位及开髓洞形

1）切牙：开髓部位在舌窝中央近舌隆突处。开髓洞形为顶端位于舌隆突下的圆三角形，不破坏舌隆突、切嵴和近、远中边缘嵴。

2）尖牙：开髓部位在舌面舌轴嵴的中央。开髓洞形为唇舌径较长的椭圆形，不破坏舌隆突、牙尖和斜嵴。

3）下颌前磨牙：开髓部位在颊尖三角嵴的内 1/2 处，开髓洞形为圆形或颊舌径略长的椭圆形，洞的颊壁位于三角嵴的 1/2 处，舌壁位于中央沟。

（2）开髓方法：单根管牙的开髓方法是在牙冠的开髓部位用裂钻朝牙长轴方向钻入，进入髓腔时感觉有落空感，改用球钻以从洞内向外提拉的方式将洞口扩大呈开髓洞形，同时将髓顶去除。在向内钻入时应适当扩大开髓洞口，以免钻针进入髓腔时被卡住或折断。

（3）注意事项

1）上颌切牙的开髓，钻针方向应与牙长轴一致，否则极易造成唇侧台阶或侧穿。

2）下颌切牙牙冠的近远中径在牙颈部明显缩窄，开髓时应注意钻针方向，防止在近中或远中牙颈部侧穿。

3）下颌前磨牙的牙冠向舌侧倾斜，开髓时钻针应沿牙长轴方向进入，以防从舌侧穿通。

2. 多根管牙　多根管牙包括上颌前磨牙、上颌磨牙、下颌磨牙。

（1）开髓部位及开髓洞形

1）上颌前磨牙：开髓部位在𬌗面中央窝，向颊舌方向扩展成颊舌径长、近远中径短的扁椭圆形开髓洞形。

2）上颌磨牙：开髓部位在中央窝即近中窝。开髓洞形为颊舌径大于近远中径的圆三角形。

3）下颌磨牙：开髓部位在中央窝偏颊侧、略偏近中。开髓洞形为近远中径大于颊舌径的椭圆形。

（2）开髓方法：髓角是髓顶在冠方最突出的部位且与𬌗面的牙尖相对应，因此磨牙可参照髓角的位置来开髓。磨牙的开髓方法是先在𬌗面的开髓部位按开髓洞形作一深洞，暴露 1~2 个髓角，然后按髓角的位置揭去髓室顶。

（3）注意事项

1）上颌前磨牙牙冠的近远中径在牙颈部明显缩窄，开髓时应注意钻针进入的方向，防止在近中或远中牙颈部造成侧穿。

2）上颌前磨牙的颊、舌髓角高突，根管分支部位较低，开髓时不要误将髓角认为是根管口。

3）下颌磨牙牙冠向舌侧倾斜，开髓洞形应偏颊侧，钻入方向应与牙长轴一致，以防从舌侧侧穿。

【失误及处理】　因对髓腔解剖形态不熟悉或对过度磨损和髓室内钙化的牙齿开髓可造成牙齿侧穿或髓底穿通。发生穿孔后可有异常出血和疼痛。插入诊断丝后进行 X 线检查可以确定。穿孔部位可用银汞合金充填处理。若穿孔较大使牙齿有较大破坏和已影响牙齿的坚固性，应考虑拔除患牙。

四、干 髓 术

【适应证】

1. 成人后牙的早期牙髓炎（局部性牙髓炎）或意外穿髓的患牙。

2. 牙根已形成、尚未发生吸收的乳磨牙牙髓炎患牙。

【方法】

1. 常规方法

（1）失活牙髓。

（2）揭髓顶和除冠髓。

（3）放置干髓剂：干髓剂多为含甲醛的制剂，如三聚甲醛、多聚甲醛等。隔湿、擦干开髓洞后将浸有甲醛甲酚液体的小棉球置于根髓断面上约 1 min。取出小棉球，将少量干髓剂置于根髓断面上，然后用较软的磷酸锌黏固剂充填垫底。

（4）保留磷酸锌黏固剂相当于牙本质浅层水平，然后用银汞合金或树脂充填。

2. 麻醉干髓法 无须先失活牙髓，在麻醉下除去冠髓后放置高浓度的干髓剂，使根髓在失活的同时无菌干化。临床治疗操作同常规法，本法适于不便复诊的患者。

3. 术后观察 术后随访观察两年以上。两年后患牙无自觉症状和相关阳性体征，X 线片未见根尖病变方可视为成功病例。

【注意事项】

1. 严格掌握适应证，非早期牙髓炎的患牙不宜行干髓术，以免造成不良后果。

2. 不要将干髓剂置于髓室底处，尤其是乳磨牙处，以免药物刺激根分叉处牙周组织。

3. 干髓剂的量应适中，放置位置准确。邻面破坏的患牙，充填时不可将干髓剂推入邻面牙周组织或在龈壁处有干髓剂渗漏，以免烧伤牙周组织。

【失误、并发症及其处理】

1. 干髓剂引起的牙周组织烧伤 先除去充填体，取出干髓剂，挖除坏死变色的牙龈组织后涂敷碘甘油。患牙可改行其他牙髓治疗。

2. 残髓炎 去除根髓改行牙髓塑化疗法或根管治疗术。

3. 慢性根尖炎 患牙应改行牙髓塑化疗法或根管治疗术。

五、牙髓塑化疗法

【适应证】

1. 各型牙髓炎、根尖周炎的后牙，根尖孔不敞开的根管。

2. 老年或行动不便患者的各型牙髓炎、根尖周炎的前牙，根管较细窄者。

3. 根管内器械折断未能取出的根管。

【方法】

1. 患牙髓炎的活髓牙应先麻醉患牙或先行药物牙髓失活。

2. 开髓，暴露根管口。

3. 拔髓或荡洗根管 吹干开髓洞，滴入 2%氯胺-T 液，用拔髓针或细根管锉插入根管达根尖区，轻轻旋转后取出。再滴入 3%过氧化氢用拔髓针或细根管锉在根管内反复振荡，产生的泡沫可将根管内残渣带出。

4. 导入塑化剂 隔湿后吹干或擦干开髓洞，用镊子夹取新配制的塑化剂放入髓室或用光滑髓针蘸上塑化剂直接插入根管达根尖区，将光滑髓针或细根管锉在根管内提插搅动，然后用小棉球吸干髓室内液体，如此反复操作 3 次。

5. 封闭根管口、窝洞充填 取小量氧化锌丁香油酚黏固剂放入髓室，用充填器或小棉球轻轻推压糊膏使之紧贴根管口，用小棉球吸去髓室内多余的塑化剂，磷酸锌黏固剂垫底后行永久充填。若牙冠破坏较大，一次完成永久充填有困难或患牙需观察治疗后近期疗效，如慢性有瘘型牙槽脓肿的患牙等，也可用氧化锌丁香油酚黏固剂暂封窝洞，待数日后复诊时再行永久充填。

6. 术后每半年复查 1 次，连续观察两年以上。评价塑化治疗效果的标准与评价根管治疗术相同（图 2-3）。

【注意事项】

1. 塑化治疗的拔髓、根管准备和导入塑化剂的操作虽不如根管治疗术严格，但切忌将根管器械和导入的塑化剂超出根尖孔，以免引起术后肿胀和疼痛。

2. 髓室侧壁不完整尤其是邻面破坏的患牙，导入塑化剂时应防止塑化剂流失，必要时应作假壁，以免塑化剂烧伤软组织。

3. 活髓牙拔髓后若根管内有持续渗血，不宜即时行塑化疗法，可于髓室内封甲醛甲酚棉球 5～7 天后行塑化疗法。

【失误、并发症及其处理】

1. 塑化剂烧伤黏膜 发现塑化剂流失时应立即用干棉球擦去，同时用甘油涂布于损伤的黏膜上。若烧伤后出现软组织溃烂，应按口腔溃疡治疗原则处理。

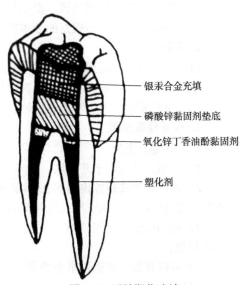

银汞合金充填
磷酸锌黏固剂垫底
氧化锌丁香油酚黏固剂
塑化剂

图 2-3 牙髓塑化疗法

2. 急性根尖炎 口服抗菌、消炎、止痛药物，一般近期内可缓解。若已形成黏膜下脓肿、骨膜下脓肿可切开引流。

3. 残髓炎 重新进行牙髓塑化疗法，包括去除残余根髓和充分导入塑化剂。

六、根管治疗术

【适应证】

1. 牙髓病

（1）不能保存活髓的各型牙髓炎。

（2）牙髓钙化，但治疗前提是可去除髓腔内的钙化物，通畅根管达根尖。

（3）牙内吸收。

（4）牙髓坏死。

2. 各型根尖周病 急性根尖周病患牙须在急性症状缓解后再开始进行根管治疗。

3. 外伤牙 牙根已发育完成，牙冠折断，牙髓暴露者；或牙冠折断虽未露髓，但修复设计需进行全冠或桩冠修复者；或根折患牙断根尚可保留用于修复者。

4. 某些非龋牙体硬组织疾病

（1）重度釉质发育不全、氟牙症、四环素牙等牙发育异常需行全冠或桩冠修复者。

（2）重度磨损患牙出现严重的牙本质敏感症状又无法用脱敏治疗缓解者。

（3）隐裂牙需行全冠修复者。

（4）牙根纵裂患牙需要行截根手术的非裂根管。

5. 牙周-牙髓联合病变患牙。

6. 因义齿修复需要 如错位、扭转或过长而无其他牙体牙髓病损的牙，或牙冠大面积缺损、残根而需行全冠、桩核冠修复的患牙。

7. 因颌面外科需要 如某些颌骨手术所涉及的牙。

8. 移植牙、再植牙。

【根管预备】

1. 目的

（1）清除根管内坏死残屑、微生物及其代谢产物。

（2）去除感染的、不规则的牙本质，成形根管以利消毒和充填。

2. 原则

（1）根管清理：清理根管系统内的细菌及残余牙髓。

（2）根管成形：形成一个在根管口处直径最大、牙本骨质界处直径最小、连续锥形的根管。

（3）根管充填：用生物相容性好、体积稳定的材料充填根管。

3. 根管预备步骤

（1）开髓、拔髓

1）开髓方法见本节开髓法。生活牙髓的拔髓操作应在局麻下进行。

2）先向根管或髓腔内滴入 2.5%氯胺-T 溶液，沿根管壁插入光滑髓针至有阻力时将其取出，然后用拔髓针沿同一侧壁插入根管至有阻力时轻轻旋转拔髓针将牙髓取出。

3）用 3%过氧化氢溶液冲洗根管后反复用拔髓针荡洗根管以清除根管内残留的牙髓组织和坏死物。

4）若根管较窄小也可用小的根管锉以旋转提拉的工作方式进行拔髓。

（2）确定工作长度

1）定义：工作长度是指从牙的切缘或牙尖至牙本骨质界之间的距离。

2）感觉法：根尖发育完成的牙，根尖孔狭窄，器械到达此部位有轻微的阻力。若是死髓牙，超出此处患者可能会有疼痛的感觉，此时测量器械进入根管内的长度（已切缘或牙尖为参照点）即为工作长度。此法要求术者有丰富的临床经验，还需拍摄 X 线片来证实。

3）X 线摄片法

a. 比例计算法：在根管内插入一根金属测量针拍 X 线片，测量 X 线牙片上的牙长度与金属测量针长度，按测量针的实际长度，根据下式计算出牙的实际长度，再减去 0.5~1.0 mm，即为工作长度。

$$牙的实际长度 = \frac{X线片上牙长度}{X线片上测量针的长度} \times 测量针实际长度$$

b. 止标法：根管器械上套有圆形或方形橡皮片，可以此作为止标，操作时将器械插入根管内遇到阻力（感觉法），拍 X 线片观察器械尖端与根尖之间的距离，使其在 0.5~1.0 mm 范围内，此时器械尖端至止标之间的距离即为工作长度。

4）电测法：利用电子根管测量仪和根尖定位仪等仪器通过测定根尖孔牙周膜与口腔黏膜的电阻值来确定牙根管长度。操作简便、迅速。但在髓腔内存在坏死组织碎片、金属充填物、髓石或异物、根尖尚未形成、意外穿孔等情况下易发生误差。电测法和 X 线片结合使用能提高工作长度测定的稳定性，减少 X 线拍摄的次数。

（3）根管预备方法

1）常规法：适用于粗直根管。要求器械从小号到大号逐号依次使用，每号均达到工作长度，一般扩大到至少 35#或 40#。

2）逐步后退法：粗直根管和弯曲根管均适用。

a. 根尖段（根管下 1/3）：选既能深入根管达到工作长度，又稍有摩擦感的锉作为初尖锉，如初尖锉为 10#，工作长度为 20 mm，根尖段预备顺序为 10#→15#→10#→20#→15#→25#→20#。每根锉工作长度皆为 20 mm，每增大一号锉前，都应用次氯酸钠溶液与过氧化氢溶液交替冲洗。一般预备到 25#即可，该锉称为主尖锉。

b. 根中段（根管中 1/3）：若主尖锉为 25#，自此，每增大 1 号器械，插入根管的深度减少 1 mm。如 30#（19 mm）→25#（20 mm）→35#（18 mm）→25#（20 mm）→40#（17 mm）→25#（20 mm）。减少 1 mm 工作长度后都必须用主尖锉插入到原有工作长度，消除台阶。本阶段也可直接用锥度为 0.06 的手用 G 型钻，到达工作长度进行预备。

c. 根冠段（根管上 1/3）：用 2#G 型钻和 3#G 型钻，相当于 70#和 90#锉，预备根管口呈漏斗形。

d. 最后，用 25#锉，略短于工作长度，保持已预备的根尖段形态，锉平中、上段细微的台阶，达到光滑管壁、疏通根管的目的（图 2-4）。

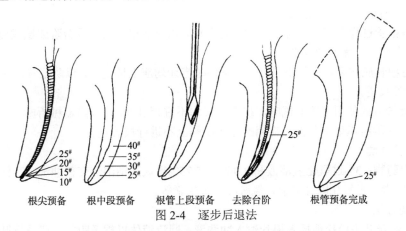

根尖预备　　根中段预备　　根管上段预备　　去除台阶　　根管预备完成

图 2-4　逐步后退法

3）逐步深入法：Goerig 提出，首先预备根管冠方再预备根方。本法在根管中、尖 1/3 交界处易产生台阶，临床应用较少。步骤如下：

a. 冠部开通：包括开髓孔的制备和去除冠髓。

b. 根部开通：根管口至根管中、尖 1/3 交界处大部分根管，15#锉缓缓深入根管至遇到阻力为止，测量此时锉在根管中的长度，以此长度预备根管，器械的运动以提拉为主，待器械号达 25#时换用 2#G 型钻伸入根管，比锉在根管中的长度短 2 mm，以极小的根尖向压力预备根管，继而用 3#G 型钻伸入根管，再减短 2 mm，以提拉动作将根管上份敞开，使之呈漏斗状。

c. 根尖预备：方法同逐步后退法根尖段预备。

4）冠根向深入法：Profile、GT、Hero642.ProTaper 等镍钛机动系统均采用冠根向深入法，即先预备根冠部，再预备根中部，最后预备根尖部。可减轻术者劳动强度，缩短操作时间，对弯曲根管的预备也有较好的成效。以 Profile 系统为例，操作如下：

a. 粗略估计根管长度：大锥度器械先于小锥度器械使用，顺序以 3#OS 器械到达根管长度的 1/2；2#OS 器械到达根管长度的 1/2～2/3；Profile.06 的 25#到达根管长度 2/3 处；Profile.06 的 20#到达短于根管长度 2 mm 处；Profile.04 的 25#到达短于根管长度 1 mm 处。

b. 确定工作长度。

c. 根尖成形：使用 Profile.04 器械预备根尖，由小号逐步扩大至主尖锉，每一号均到达工作长度。

d. 最后成形：用 Profile.06 的 20#器械预备，根据根管情况，可使用更大直径的器械，由小号到大号依次进行。Profile 系统转速为 150～350 r/min。

5）超声法：利用电磁能源产生的超声波以机械化学方式消除根管内感染坏死物的预备根管方法。超声法能有效去除根管内感染坏死物及根管壁的脏污层，并有消毒杀菌的作用，但其根管成形作用欠佳。对粗直根管的预备、处理堵塞根管效果较好。对弯曲细小根管可能造成侧穿，可配合其他方法使用。

6）化学预备法：可作为机械预备的辅助方法。常用化学药物为乙二胺四乙酸（EDTA），主要作用为溶解牙本质，适用于根管狭窄、钙化或根管内异物的处理。常用处方有：

a. 处方一（EDTAC）：15%EDTA（pH 7.3），17 g；蒸馏水，100 ml；5 mol/L 氢氧化钠，9.25 ml；癸基三甲基季铵溴盐，0.84 g。

b. 处方二（Rc-Prep）：EDTA，15%；过氧化脲，10%；水溶性聚乙二醇，75%。

另外，醋酸地喹氯铵也可作为根管预备化学药物。

（4）根管预备注意事项

1）在准确测量工作长度的前提下，根管器械工作长度的控制也应准确，根管根尖部的预备，操作应轻柔，避免将根管内感染物推出根尖孔。

2）预备根管过程中应按序逐步增大根管器械，以免在根管内形成台阶或造成侧穿。在全工作长度预备弯曲根管时尤其要注意。

3）预备根管应在无菌操作下进行。有条件时患牙均应上橡皮障，以防根管污染和器械误入消化道或落入呼吸道。

4）用旋转方式使用根管器械时，往返旋转均不宜超过 90°，以防器械折断。

5）根尖周围组织处于急性炎症期的患牙原则上不进行根管预备。

（5）根管冲洗

1）常用药物：3%过氧化氢溶液和 2.00%～5.25%次氯酸钠溶液交替冲洗。其他药物还有生理盐水、30%尿素、过氧化脲甘油液、氯胺-T、抗生素等。

2）冲洗方法

a. 用注射器针头松松地插入根管注入冲洗液，回流液体以棉条吸收，切忌将针头卡紧并加压注入，以免影响液体回流并易将根管内残留物质和冲洗液压出根尖孔。

b. 最好采用尖端无孔，而在侧壁开数个小孔的冲洗针头，使冲洗液自小孔喷出，减少术后不良反应。

c. 使用超声根管治疗仪冲洗清理根管效果优于单纯使用冲洗液，超声波除了直接杀菌作用外，还能增强冲洗液的效果。

【根管消毒】

1. 消毒药物

（1）氢氧化钙制剂[Ca(OH)$_2$]：具有杀菌、诱导组织修复的作用，刺激性小，安全无毒，是较理想的根管消毒剂。

（2）甲醛甲酚合剂（Fc）：具有除臭、杀菌的作用，有较强的毒性和刺激性，常用于牙髓坏死。处方：甲醛 20 ml，三甲酚 35 ml，甘油加至 100 ml。

（3）樟脑酚合剂（CP）：具有镇痛、抗菌作用，毒性较小，作用温和，常用于根管消毒、牙髓镇痛及窝洞消毒。

处方：樟脑 6 g，苯酚 3 g，95%乙醇 1 ml。取樟脑 6 g，加入 95%乙醇 1 ml，待其凝固成为乳白色块状后，加入经过微热的苯酚中溶解。

（4）樟脑氯酚薄荷合剂：具有镇痛、杀菌作用，对尖周组织有轻度刺激性。

处方：对位氯酚 4.5 g，樟脑 4.9 g，薄荷脑 0.6 g。

（5）丁香油酚：具有镇痛、麻醉、安抚作用，刺激性小。用于化学性、机械性尖周炎或活髓拔除后封入根管。成分为丁香酚。

（6）木榴油：具有防腐、消毒作用，刺激性较小。用于感染根管的消毒、暂时性牙髓镇痛。

（7）抗生素：金霉素、多西环素、土霉素、甲硝唑等，可用盐水、丁香油酚或樟脑氯酚薄荷合剂等调拌成糊剂应用。

2. 消毒方式

（1）根管封药：樟脑酚合剂多以饱和棉捻封入根管；甲醛甲酚合剂多以不饱和的小棉球封入髓室；非挥发性糊剂类药物用螺旋充填器送入根管深部。封药时间为5～7天，症状较重者可更换封药。

（2）牙髓无感染、根尖无炎症的患牙或慢性有瘘型牙槽脓肿患者，若在一次就诊即完成根管治疗术，可用蘸有消毒药物的棉捻擦洗根管壁或在根管内放置数分钟进行根管消毒。

3. 窝洞暂封 窝洞消毒后应暂时封固，暂封材料应密封和有一定强度，以防边缘渗漏。常用暂封材料为氧化锌丁香油酚黏固剂或牙胶，磷酸锌黏固剂也可，另有一种前牙封固剂cavit。氧化锌丁香油酚黏固剂和cavit封闭较严密，牙胶的密合度及强度均较差。

4. 其他消毒方法 电解消毒，微波消毒，激光消毒。

【根管充填】

1. 根管充填时机 根管预备和消毒后，如无自觉症状，无明显叩痛，无严重气味，无大量渗出液和无急性根尖周炎症状，即可充填。根管在适当消毒后，并不需要等待一切症状全部消失后再充填，反复封药消毒，由于药物刺激，效果往往不佳。在充填根管后，轻微的症状即可逐渐消失，根尖周病变也可逐渐愈合。

2. 根管充填材料

（1）固体类：银尖、钴铬合金丝、塑料尖。

（2）牙胶类：牙胶尖、热软化牙胶、氯仿牙胶等，具有一定的可压缩性和可塑性，操作方便，毒性小，成为根管充填的主要材料。

（3）糊剂类：氧化锌丁香油酚黏固剂、氢氧化钙糊剂、N2糊剂、AH26糊剂及玻璃离子根管糊剂等。糊剂材料有良好的生物相容性和封闭型。

3. 根管充填方法 临床上根管充填的方法主要是牙胶结合根管封闭剂的加压充填法。

（1）冷牙胶侧方加压充填法

1）主尖的试合：选择与主尖锉号码相同或小一号的牙胶尖插入已准备好的根管内，使其刚好到达已做好标记的工作长度处，同时感觉根尖1～2 mm有阻力感，取出主尖待用。

2）主尖的充填：用糊剂充填器、K型扩孔钻或纸尖蘸封闭剂在根管壁涂一薄层，再将主牙胶尖蘸少量封闭剂插入根管至工作长度标记处。

3）副尖的充填：根据根管大小、长度、弯曲度选择合适的侧方加压器，顺一侧根管壁插入根管，向侧方加压并向根尖方向施力，抽出加压器后即用粗细与侧方加压器相应的副尖插入间隙，如此反复填塞至加压器不能再向根管深部插入。

4）完成：拍摄X线片观察根充位置应到达距根尖2 mm之内，充填材料（尤其是牙胶尖）不超出根尖，根管内充填材料影像均匀，与根管壁之间密合。符合上述标准后用加热的器械在根管口处烫断牙胶，并去除髓室内的牙胶，最后用垂直加压器在根管口处压紧牙胶。

（2）热牙胶垂直加压充填法

1）选择一根非标准型牙胶尖作为主牙胶尖，使其末端到达根尖狭窄冠方1～2 mm时有阻力感。

2）选择垂直加压器，进入根管最深的一根应到达距离预备根尖3～5 mm处，依次增大，至少选用3根。

3）在根管壁上涂一薄层糊剂，主牙胶尖仅在根尖段涂布少许糊剂，放入根管内到达试尖的深度，用加热的器械将牙胶尖冠段烫断并去除。

4）用明火加热的热携带器或电加热器将保留主尖部分加热软化，用预选的最大号的冷垂直加压器向根尖方向加压。再加热软化牙胶，用小一号的垂直加压器加压充填。如此反复操作，将主牙胶尖加压充填，直至完成根尖段 3～5 mm 根管的充填。

5）继续加入牙胶段，加热，加压充填，直至充满根管。

（3）牙胶热塑注射充填系统及其技术

1）高温牙胶热塑注射系统：包括电控加热仪、手枪式注射器和 20# 及 23# 针头，将牙胶加热软化用注射器注入根管来完成根充。能充填细小弯曲的不规则死角、根管内交通支和侧副根管，但不易控制充填材料用量，容易超填。

2）低温牙胶热塑注射系统：包括注射器、便携式加热器和装有含牙胶套管针的材料盒。易发生超填。

3）可将本技术与热牙胶垂直加压充填法结合起来，可获得较好效果。

（4）固体载核充填技术：由一个加热软化炉和一组 α 相牙胶包裹的带柄不锈钢或塑料轴（充填体）组成。适用于不易用热牙胶垂直加压充填的弯曲细小根管。

【并发症及其处理】

1. 髓室底与侧壁穿孔

（1）特征：开髓过程中发现出血小孔，死髓牙探诊可有疼痛，可将光滑髓针从该出血小孔穿出，拍摄 X 线片明确诊断。如为陈旧性穿孔，可见穿孔处有肉芽组织增生，X 线片可见穿孔相应部位有骨质稀疏阴影。

（2）处理：新鲜穿孔可用生理盐水冲洗吸干，止血后，用修复材料修复。陈旧性穿孔应在局麻下刮净肉芽组织，冲洗，止血，干燥后修复。较理想的修复材料为三氧化矿物凝聚体（mineral trioxide aggregate，MTA），其具有良好的生物相容性。方法为用输送器将调好的 MTA 糊剂送入穿孔处，用垂直加压器轻轻加压，X 线检查证实完全覆盖穿孔后，将湿润的蒸馏水棉球置于材料表面，暂封 1 周后复诊，进行常规治疗。也可用硬化氢氧化钙覆盖创面，再覆以玻璃离子水门汀修复。银汞合金、磷酸锌黏固剂也可修补穿孔处。

2. 根管器械折断

（1）原因及预防

1）根管预备器械使用时间过长，或使用过度，出现裂纹，螺纹拉直。

2）操作技术不当，扩大根管用力过猛，大幅度旋转，未按常规由细到粗循序使用器械都可使根管扩大器械折断。拔髓针进入弯曲细小根管较深部位，往往不能退出，而致拔髓针折断。

3）开髓前应了解该牙的内层解剖，拍摄 X 线片了解髓室形态和位置，注意拔髓针进入的深度，在接近髓室顶，髓角暴露后，应改为慢速手机裂钻继续开髓。

（2）处理：若在根管上端折断且能拨动，可试用拔髓针或根管锉从侧方将其带出。根尖部折断，器械难以取出，可将其作为根管充填物留在根管内，严密充填上部根管，并观察，如有症状，考虑根尖切除术。

3. 台阶、根尖孔扩大变形及根管侧壁穿孔

（1）原因及预防：操作不当，根管细小弯曲。细小弯曲的根管应采用逐步后退法等根管预备技术，避免台阶侧穿的发生。

（2）处理：用较细的扩大器械或超声锉，预弯后寻找根管通道，反复扩锉，消除台阶，将根管和侧穿孔道同时充填，若穿孔较大或无法找到真正根管则应行翻瓣充填或拔除患牙。

4. 器械误入消化道或呼吸道

（1）原因及预防：根管治疗术过程过长，未采用橡皮障等安全措施，术者思想不集中，患者的突发性咳嗽或吞咽反应等。在根管治疗过程中应尽可能使用橡皮障及安全链等安全措施。发生器械滑脱时，应立即将右手放入患者口腔中，并用左手托住患者头部，使其前倾或侧转，这样可使器械滑到口腔前部，及时取出，避免事故发生。

（2）处理：误入消化道，立即做胸腹部 X 线检查，明确器械位置，请有关医师会诊。一般 24～48 h 可随大便排出。此期间应进食富含纤维和黏滑性食物如韭菜、香蕉等。严密监护观察，避免剧烈运动。

误入呼吸道，应立即放平治疗椅使患者平卧，请耳鼻喉、胸外科医师会诊，尽可能用气管镜取出，若器械已到深部则需开胸手术取出。

5. 皮下气肿

（1）原因及预防：过氧化氢溶液冲洗根管压力过大，应将针头进入根管的 2/3 即可，勿过大加压，使冲洗液及时流出。使用气枪干燥根管时，气流不要过猛，应以棉捻或纸尖吸干。

（2）处理：一般可自行吸收消退，但应服用抗菌药物预防感染。

6. 根管充填不足与充填过度

（1）原因及预防：根管预备不足或过度，充分正确预备根管，选择合适的主牙胶尖，采用侧压充填技术。

（2）处理：根充不足者拆除原根管充填物，调整根管工作长度，选择合适牙胶尖侧压充填。

超充者如超充在 1～2 mm 可观察，如超出较多则应拆除原有充填物，重新充填。未能取出超充物者应考虑根尖手术。

7. 根尖区肿胀和疼痛

（1）原因及预防：根管预备时器械超出根尖孔，根尖周炎症未完全消退即行根管充填、超填等均可在术后出现肿胀或疼痛。应做到正确良好的预备、冲洗根管，治疗期间调𬌗，充填后即刻拍摄 X 线片，明确根管充填情况。

（2）处理：症状轻微者，给予抗菌止痛药物，重者开放髓腔，降低咬合，若发生脓肿，应切开排脓。如系超充 2 mm 以上引起，应拆除原根充物，给予抗菌止痛药。如系根管封药不当造成，应选择刺激性较弱并有安抚止痛作用的药物封药。

【术后观察】

1. 术后每半年复查 1 次，连续观察 2 年以上。

2. 若 2 年内患牙无自觉症状、临床检查无阳性体征、X 线照片检查根尖没有病变或病变范围已明显缩小，应视为成功病例。

3. 若 2 年内患牙有慢性根尖周炎的临床表现，X 线照片检查根尖出现病变或病变范围有扩大，应视为失败病例。

4. 个别病例需术后数年根尖病变才能消失，应继续随访观察。

5. 对完善的根管充填但临床症状或根尖病变消失均极为缓慢的病例，应检查患牙是否存在咬合创伤并及时予以调整。

七、根尖周外科手术

（一）根尖切除术

【适应证】

1. 根管充填失败后的再处理。

2. 常规根管治疗术中，有以下操作困难时，也可考虑根尖切除术：

（1）根管形态异常，特别是严重弯曲或细小的根管，又伴有根尖周病变者。

（2）根管内折断器械后，无法取出，又出现症状时。

（3）外伤性根尖横折，并伴有断端移位和牙髓坏死者。

（4）患者有桩核冠修复，外观满意，但根尖周有病变，不拟拔除或无法完整取下修复体时。

3. 大型根尖周囊肿。

4. 为证实根尖周病的性质，须将病变组织送活检者。

【禁忌证】

1. 患牙位置邻近重要组织结构，如下牙槽神经管、上颌窦等有可能被损伤或带来严重后果者。

2. 患严重系统疾病，不能承受手术的患者。

【术前准备】

1. 术前详细询问检查全身状况，检查牙周袋深度、牙槽骨形态、牙龈和牙槽黏膜等。

2. X 线片检查根尖周病的部位、范围和牙槽嵴健康情况。

3. 并发急性炎症，应先予以控制。

4. 如患牙的根尖周病是由创伤𬌗引起，应先予以调𬌗。

5. 打开髓腔，去除坏死组织，冲洗、扩大并消毒根管。术前或术中完成根管充填。

【手术步骤】

1. 常规消毒，浸润麻醉和（或）阻滞麻醉，铺巾。

2. 在患牙根尖部作半圆形切口，将黏膜骨膜瓣的蒂部设计在口腔前庭移行部而不应设在牙龈侧；切口长度两端应达到正常骨组织处，切口距龈缘不得少于 2 mm。切开黏膜骨膜直达骨面。

3. 用骨膜分离器翻开黏骨膜瓣，显露骨壁，若牙槽骨板已有破坏、穿孔，可用牙钻去骨扩大穿孔；若无穿孔应在与病变相应位置去除唇侧骨板暴露出根尖及病变区。

4. 用挖匙去除根尖病变组织并送病理检查。应将牙根舌侧的病变组织挖除干净。

5. 切除根尖　用裂钻或凿去除根尖约 2 mm。磨挫断面使之平滑。尽量保留根尖部牙骨质和牙根，至少应保留牙根的 2/3。

6. 创腔的处理及缝合　用生理盐水冲洗创腔后用纱布吸干，使新鲜血液充填创腔。将黏骨膜瓣复位、对好切口，用一号黑丝线缝合。

7. 术后压迫　术后在口腔外侧的唇或颊部相应于手术的部位用敷料压迫包扎，以利伤口愈合。

【注意事项】

1. 切口的位置及大小应适宜　切口应充分暴露根尖及病变部位，黏骨膜瓣尖端的位置切忌紧连牙龈缘。

2. 若为根尖囊肿的患牙，术中应完整摘除囊壁；若未能完整摘除，应彻底刮除残留囊壁，以免术后再发。

【术后处理】

1. 应用抗菌药物防止感染，必要时给予止痛药。

2. 术后保持口腔清洁，应用含漱剂每天 3～4 次。

3. 口外压迫包扎的敷料可于术后数天酌情去除。

4. 术后近期可酌情给予流质和半流质饮食。

5. 术后 5～7 天拆线。一旦发生术后感染，应及时拆除 1～2 针缝线，以利引流。

【术后观察】　术后每 6 个月复查 1 次，连续观察 2 年以上。若 X 线检查根尖病变消失，创腔被新生骨填满，根尖周有硬骨板形成，则为成功病例；若根尖病变虽未消失，但病变范围已明显缩小，应视为成功病例；若根尖病变未消失或病变范围有所扩大应视为失败。

（二）根管倒充填术

【适应证】

1. 髓腔钙化而有根尖周病变的患牙。

2. 根管需进行充填而原有充填材料又无法取出者。

3. 根管治疗过程中将器械折断在根管内无法取出且器械不能由折断物侧方越过者。

4. 有桩冠或桩钉不能取出及牙根未发育完全，根尖孔呈喇叭口形而不能用其他方法治疗的患牙。

【手术方法】

1. 常规消毒，局麻，铺巾。

2. 在患牙根尖部开窗，切除根尖，使牙根断面形成唇、颊向的斜面。

3. 用 4～6 号球钻从根管末端将根管向冠侧钻磨一纵沟，长 3～4 mm，然后用球钻再向四周稍许扩大，使之形成一个烧瓶状洞形。手术视野不够时备根尖Ⅱ类洞。

4. 清理洁净后，以玻璃离子水门汀、复合树脂、金箔或银汞合金充填。充填时用油纱布、骨蜡或橡皮障将根尖周骨腔和黏骨膜遮盖，以免充填物碎屑散落在周围组织内难以取出。

5. 根尖倒充填术后可用 Na:YAG 激光在患牙根尖处照射，可减少根尖渗漏。

（三）牙根侧穿修补术

【适应证】 根管治疗过程中或后期修复制备桩道时，由于根管解剖的复杂性及技术操作等原因而发生牙根侧穿的患牙。

【手术方法】

1. 原则 翻瓣，用圆钻磨除穿孔边缘组织，形成窝洞，用玻璃离子水门汀或 MTA 修复材料充填。

2. 修补方式

（1）在黏固桩之前发现穿孔

1）牙根的根尖部分被穿通，仅磨短桩的长度即可；穿孔处用玻璃离子水门汀或 MTA 修复材料充填。

2）如穿孔位于牙根中、颈段 1/3，且由于制作桩道时引起，必须另形成一个新的、方向正确的桩道，以便制作新桩。先将新桩黏固，再行手术修补术，用玻璃离子水门汀或 MTA 修复材料封闭穿孔道。

（2）在黏固桩后发现穿孔

1）已穿通根尖的长桩，用钻切除一段桩，以便置入玻璃离子水门汀或 MTA 修复材料。

2）穿通于牙根中、颈段 1/3 的桩，应将桩取出，重行桩道制备，新桩也应在修补穿孔前黏固。

（3）穿孔的位置

1）唇（颊）侧穿孔修补同根管倒充填术。

2）邻面穿孔可在侧穿处制备近中唇（颊）洞形。

3）舌（腭）侧穿孔：靠近根尖 1/3 的舌（腭）侧穿孔，可通过根尖切除术，将穿孔消除；牙根中 1/3 或冠 1/3 处穿孔，因手术难度及创伤较大，一般很少进行。

第三章 牙周组织疾病

第一节 牙 龈 病

一、菌斑性龈炎

【概述】 菌斑性龈炎在过去称为慢性龈炎、慢性龈缘炎、单纯性龈炎等。病损部主要位于游离龈和龈乳头，是牙龈病中最为常见者，简称牙龈炎。

【诊断】

1. 病因

（1）菌斑。

（2）牙石。

（3）不良修复体。

（4）食物嵌塞。

（5）口呼吸。

2. 临床表现

（1）刷牙或咬硬物时牙龈出血，可有牙龈局部痒、胀、不适、口臭等症状。

（2）牙龈色鲜红或暗红，龈乳头圆钝肥大，表面光亮，少数炎症严重时可出现龈缘糜烂或肉芽增生。

（3）牙龈质地松软脆弱，缺乏弹性，施压时易引起压痕，龈乳头呈球状突起。

（4）探诊后出血。龈沟探诊深度可达 3 mm 以上，但不能探到釉牙骨质界，无结缔组织丧失，X 线片示无牙槽骨吸收。

（5）龈沟液增多。

3. 鉴别诊断

（1）早期牙周炎：牙槽骨吸收、附着丧失、牙周袋形成。

（2）血液病引起的牙龈出血：出血量多，不易止住；血液学检查可帮助区分。

（3）坏死性溃疡性龈炎：自发性出血，龈乳头及边缘龈坏死，口臭，伪膜形成，疼痛明显。

（4）艾滋病相关性龈炎（HIV-G）：游离龈缘呈明显的火红色线状充血带，称为牙龈线形红斑。刷牙后出血或自发性出血。局部刺激因素去除后充血不消退。艾滋病患者口腔内还可出现毛状白斑、卡波西肉瘤等。

4. 诊断要点 牙龈色、形、质改变。

【治疗】

1. 治疗原则 去除病因，防止复发。

2. 治疗方案

（1）控制菌斑，定期复查：通过洁治术彻底清除菌斑、牙石；开展口腔卫生宣教，指导并教会患者控制菌斑的方法；定期（每6～12个月1次）复查和预防性洁治。

（2）牙龈炎症较重的患者可配合局部药物治疗，常用的有1%过氧化氢溶液，0.12%～0.2%氯己定及碘制剂等。一般不应全身使用抗生素。

3. 预后及预防 在去除局部刺激因素后，牙龈的炎症约在1周后消退。但如果患者不能有效地控制菌斑和定期复查，菌斑性牙龈炎很容易复发。预防应从儿童时期做起，养成良好口腔卫生习惯，定期接受口腔检查，正确运用牙刷、牙线、牙签等工具保持口腔卫生。

二、青春期龈炎

【概述】　青春期龈炎是发生于青春期少年的慢性非特异性牙龈炎，男女均可患病，但女性稍多。

【诊断】

1. 病因

（1）局部因素：解剖因素，牙菌斑，不良口腔卫生习惯等。

（2）全身因素：青春期内分泌的改变。

2. 临床表现

（1）无明显自觉症状，或有刷牙、咬硬物时出血，口臭等。

（2）龈色暗红或鲜红，光亮，质地软，探诊出血。

（3）龈沟加深形成龈袋，但无附着水平变化，无牙槽骨吸收。

（4）好发于前牙唇侧，龈乳头和龈缘肿胀，乳头呈球状突起。

3. 诊断要点

（1）好发人群：青春期前后的患者。

（2）牙龈肥大发炎的程度超过局部刺激的程度。

（3）可有牙龈增生。

（4）口腔卫生情况较差，可有错𬌗、正畸矫治器、不良习惯等因素存在。

【治疗】

1. 口腔卫生指导。

2. 控制菌斑、基础治疗。

3. 纠正不良习惯，纠正不良修复体或不良矫治器。

4. 上述治疗后仍有牙龈外形不良者，呈纤维性增生者可行龈切除术。

5. 定期复查，防止复发。正畸治疗的患者要定期进行牙周检查和预防性洁治。

三、妊娠期龈炎

【概述】　妊娠期龈炎指妇女在妊娠期间，由于女性激素水平升高，原有的牙龈慢性炎症加重，使牙龈肿胀或形成龈瘤样的改变，分娩后病变可自行减轻或消退。

【诊断】

1. 病因　局部刺激物及菌斑、内分泌因素。

2. 临床表现

（1）牙龈鲜红或暗红，极度松软光亮，有龈袋形成，易出血，

（2）一般无疼痛，严重者龈缘可有溃疡、假膜形成，有轻度疼痛。

（3）妊娠期龈瘤（孕瘤）常在妊娠 3 个月开始，龈乳头出现局限性反应性增生物，色鲜红，表面光滑，质地松软，极易出血，瘤体有蒂或无蒂，一般直径不超过 2 cm。以下前牙唇侧乳头多见。

3. 鉴别诊断

（1）非妊娠期菌斑性龈炎：发生于非妊娠期妇女。

（2）牙龈瘤：临床表现与妊娠期龈瘤相似，可发生于非妊娠期妇女和男性患者。一般多可找到局部刺激因素。

（3）长期服用避孕药的育龄妇女也可有妊娠期龈炎的临床表现，询问病史可知。

4. 诊断要点

（1）妊娠。

（2）牙龈炎症明显加重且易出血。

（3）妊娠期龈瘤易发生在妊娠期的第4～9个月。

【治疗】

1. 口腔卫生指导。

2. 菌斑控制，轻轻去除一切局部刺激因素。

3. 妨碍进食的妊娠期龈瘤可在妊娠4～6个月时切除。

【预防】 妊娠前治疗牙龈炎和牙周炎，并接受口腔卫生指导。

四、白血病的龈病损

【概述】 白血病是造血系统的恶性肿瘤，各型白血病均可出现口腔表征。牙龈是最易侵犯的组织之一。

【诊断】

1. 临床表现

（1）多为儿童及青年患者，起病急，乏力，发热，贫血及口腔、皮下、黏膜自发出血。

（2）牙龈肿大，波及龈乳头、边缘龈和附着龈，外形不规则，颜色暗红或苍白，牙龈炎症明显。

（3）有的牙龈发生坏死、溃疡，有自发痛，口臭，牙齿松动。

（4）牙龈和黏膜自发性出血，且不易止住。

（5）局部淋巴结肿大。

2. 诊断要点

（1）临床表现。

（2）血细胞分析及血涂片检查。

3. 鉴别诊断 牙龈肿大的病损应与牙龈炎症性增生、药物性龈增生和龈纤维瘤病鉴别，牙龈出血的病损应与菌斑性龈炎和血液系统其他疾病鉴别，具体见相应章节。

【治疗】

1. 及时与内科医师、血液科医师配合治疗。

2. 切忌牙龈手术和活体组织检查。

3. 牙龈出血以保守治疗为主，压迫止血或用止血药。

4. 在全身情况允许时可进行简单洁治,避免组织创伤,给予漱口药如0.12%氯己定溶液,2%～4%碳酸氢钠溶液、1%～3%过氧化氢溶液及1%次氯酸钠溶液。

5. 伴有脓肿时，脓肿初期禁忌切开，脓液形成时尽可能不切开引流，可局部穿刺/抽吸脓液。

6. 口腔卫生指导。

五、急性坏死性溃疡性龈炎

【概述】 急性坏死性溃疡性龈炎是指发生于龈缘和龈乳头的急性坏死和炎症。

【诊断】

1. 病因

（1）细菌因素。

（2）已有菌斑性龈炎或牙周炎。

（3）精神紧张。

（4）营养不良或消耗性疾病。

（5）吸烟。

2. 临床表现

（1）18～30岁，男性吸烟者多见。

（2）起病急、病程短，常为数天至1～2周。

（3）易出血、疼痛明显，有腐败性口臭。

（4）部位：龈乳头和边缘龈坏死，下前牙多见，病变扩展使龈缘如虫蚀状。

（5）龈乳头呈火山口状溃疡，上覆灰白色污秽的坏死物，易擦去，暴露下方鲜红色溃疡面，一般不波及附着龈。

（6）坏死区和病变相对未累及的牙龈区常有一窄的红边为界。

（7）重者可有全身症状，如低热，疲乏，颌下淋巴结可肿大，有压痛。

3. 辅助检查 涂片可见大量梭形杆菌和螺旋体。

4. 鉴别诊断

（1）慢性牙龈炎和牙周炎：无疼痛、病程长，牙龈无坏死，无腐败性口臭。

（2）疱疹性口炎：病毒感染，幼儿多发，38℃以上高热，多个小疱（口内或口周），破溃后形成小溃疡，无坏死。

（3）急性白血病：牙龈广泛肿胀、疼痛、坏死、累及附着龈、贫血、衰弱。血常规检查：白细胞计数高，出现幼稚白细胞。

5. 诊断要点

（1）起病急，病变发展迅速。

（2）牙龈自发痛、触痛，自发出血。

（3）龈乳头溃疡呈火山口状。

（4）腐败性口臭明显。

（5）涂片检查可见大量梭形杆菌和螺旋体。

【治疗】

1. 治疗原则 止痛、控制感染。

2. 治疗方法

（1）轻轻去除大块牙石。

（2）局部使用3%过氧化氢溶液擦拭冲洗和含漱去除坏死组织。

（3）药物：甲硝唑或替硝唑，甲硝唑每日3次，每次0.2g，服3天一般可控制病情。

（4）全身给予维生素C、易消化的蛋白质等支持疗法，充分休息。

（5）口腔卫生指导，立即更换牙刷，保持口腔清洁，戒除不良习惯。

【预防】

1. 控制菌斑（刷牙、牙线、牙签、龈上洁治、龈下刮治）。

2. 注意口腔卫生。

六、药物性牙龈增生

【概述】 药物性牙龈增生是指服用某种药物而引起的牙龈纤维增生和体积增大。

【诊断】

1. 病因 药物引起牙龈过度增生，常见与牙龈增生有关的药物有：

（1）苯妥英钠：抗惊厥药。

（2）环孢素：免疫抑制剂。

（3）钙通道拮抗剂：如硝苯地平、维拉帕米等抗高血压药。

2. 临床表现

（1）苯妥英钠服药后1～6个月，唇颊侧或舌腭侧龈乳头呈小球状突起。

（2）增生向边缘龈扩展，严重者可波及附着龈，呈桑椹状或分叶状。

（3）增生牙龈基底与正常牙龈之间可有明显的沟状界线。

（4）增生牙龈可覆盖牙面 1/3 或更多，挤压牙齿移位。

（5）增生牙龈质地坚实，呈淡粉红色。不易出血、无痛。

（6）可形成假性牙周袋，合并牙龈炎症时，症状同牙龈炎。

3. 诊断要点

（1）患者有癫痫、高血压、心脏病或接受过器官移植，并有苯妥英钠、环孢素、硝苯地平等的服药史。

（2）牙龈增生起始于龈乳头，随后波及龈缘，表面呈小球状、分叶状或桑椹状，质地坚实，略有弹性。淡粉色牙龈。

4. 鉴别诊断

（1）增生性龈炎：炎症明显，好发于青少年，常发生于唇颊侧，偶见舌腭侧，增生程度轻，患者可有口呼吸习惯，无长期服药史。

（2）白血病引起的牙龈增生：牙龈中结缔组织高度水肿、变性、牙龈出血不止，或坏死疼痛。血常规检查：幼稚白细胞大量增加。

（3）牙龈纤维瘤病：波及附着龈，家族遗传史，覆盖牙冠程度较重（2/3 以上）。无服药史。

【治疗】

1. 停止使用或更换引起牙龈增生的药物。

2. 彻底消除菌斑及其他局部刺激物 通过洁治、刮治清除菌斑、牙石，并消除一切导致菌斑滞留的因素。指导患者切实掌握菌斑控制的方法。

3. 局部药物治疗 牙龈炎症明显的患者，可用 3%过氧化氢溶液冲洗龈袋，并在袋内置入抗菌消炎的药物，待炎症减轻后再行进一步治疗。

4. 手术治疗 上述治疗后增生牙龈仍不能完全消退者，可进行牙龈切除并成形的手术治疗，重度增生的患者可采用翻瓣加龈切术的方法。术后不应停药和忽略口腔卫生，否则易复发。

【预防】 在开始服用苯妥英钠、环孢素和钙通道阻断剂等药物前进行口腔检查，消除可能引起龈炎的刺激因素，积极治疗原有的牙龈炎，并教会患者控制菌斑保持口腔卫生的方法。

七、遗传性牙龈纤维瘤病

【概述】 遗传性牙龈纤维瘤病又名先天性家族性纤维瘤病或特发性龈纤维瘤病，是一种比较罕见的以全口牙龈广泛性、渐进性增生为特征的良性病变，也可能与某些罕见的综合征和其他疾病相伴随。

【诊断】

1. 病因

（1）常染色体显性遗传，也可有常染色体隐性遗传。

（2）非家族性的病例为特发性纤维瘤病。

2. 临床表现

（1）本病最早可发生在乳牙萌出后，一般开始于恒牙萌出后。

（2）牙龈广泛性增生，通常波及全口，可同时累及附着龈、边缘龈和龈乳头，常覆盖牙面 2/3 以上，影响咀嚼，妨碍恒牙萌出。

（3）增生龈表面呈结节状、球状、颗粒状。龈色粉红，质地坚韧，不易出血，点彩明显，无明显刺激因素。

（4）本病可作为巨颌症、眶距增宽症、多发性毛细血管扩张、多毛综合征等全身综合征的一个表征，但临床病例大多表现为单纯牙龈增生的非综合征型。

3. 诊断要点

（1）典型临床表现。

（2）家族史。

4. 鉴别诊断

（1）药物性牙龈增生：本病有长期服药史，无家族史，主要累及龈乳头及龈缘，增生牙龈一般覆盖牙冠1/3左右，多伴发慢性龈炎。

（2）增生性龈炎：本病好发于前牙龈乳头和龈缘，增生程度轻，覆盖牙冠不超过 1/3，多伴有牙龈炎症，局部刺激因素明显，无长期服药史和家族史。

【治疗】

1. 控制菌斑，消除炎症。

2. 手术切除肥大的牙龈。可采用内斜切口式的翻瓣术兼作牙龈切除，以保留附着龈；增生过厚者可先作水平龈切除再用内斜切口。

3. 本病术后易复发，复发后可再次切除，保持口腔卫生有助于降低复发。

八、急性龈乳头炎

【概述】 急性龈乳头炎指病损部局限于个别龈乳头的非特异性炎症。

【诊断】

1. 病因

（1）食物嵌塞。

（2）硬物刺激：如不恰当地使用牙签或其他器具剔牙，过硬、过锐的食物刺伤。

（3）邻面龋尖锐边缘的刺激。

（4）充填体悬突，不良修复体边缘等。

2. 临床表现 牙龈乳头红肿，探诊出血，有自发性胀痛、触痛，有时邻牙可有冷、热刺激痛，轻度叩痛。局部可查到刺激物。

3. 诊断要点

（1）存在局部刺激物。

（2）局部龈乳头的炎症。

【治疗】

1. 去除局部刺激因素，如嵌塞的食物、充填体悬突、鱼刺等，并去除邻面菌斑、牙石。

2. 局部使用抗菌消化药物如1%～3%的过氧化氢溶液冲洗、碘制剂等。

3. 急性炎症控制后，治疗原有的龈炎。

九、急性多发性龈脓肿

【概述】 急性多发性龈脓肿是一种较少见的牙龈急性炎症，为局限于龈乳头的急性化脓性感染，主要发生于青壮年男性。

【诊断】

1. 病因 患病前多有慢性龈炎，当全身抵抗力降低，如感冒发热、过度疲劳、睡眠不足等情况下，局部细菌大量繁殖和毒力增强，便可发生本病。

2. 临床表现

（1）起病急，有前驱症状，如疲倦，发热，感冒等。

（2）早期牙龈乳头鲜红、肿胀，服用一般抗感染药无效。随即发生多个龈乳头的红肿和疼痛，每个红肿的龈乳头内有小脓肿形成，数日后自行破溃。

（3）患牙和邻牙均对叩诊敏感。

（4）口腔黏膜普遍充血，唾液黏稠，轻度口臭，但无溃疡和假膜。

（5）局部淋巴结肿大，体温可升高，白细胞增多。

3. 鉴别诊断 与牙周脓肿的区别：

（1）本病发生于非牙周炎患者的龈乳头，而牙周脓肿一般发生于牙周袋壁。

（2）脓肿位于龈乳头内，并可波及同一牙的颊舌侧乳头。

（3）全口多个牙同时或先后发病，病程可长达一至数周。

（4）治愈后牙龈恢复正常，无明显的组织破坏。

【治疗】

1. 全身应用抗生素及支持疗法，止痛。

2. 中西医结合用药以清热、泻火为主。

3. 去除局部大块牙石，用 1%～3% 过氧化氢溶液或 0.12%～0.2% 氯己定冲洗龈袋，用抗菌消炎药物。脓肿形成后及时切开引流，漱口液含漱。

4. 急性症状控制后，进行彻底的牙周局部治疗，消除炎症，防止复发。

5. 反复发作且疗效差者，应检查血糖及尿糖，排除糖尿病等全身因素。

十、浆细胞龈炎

【概述】 浆细胞龈炎又名浆细胞肉芽肿、浆细胞龈口炎。

【诊断】

1. 病因 不明确，可能为过敏反应性疾患，一旦去除过敏原，便可逐渐恢复、自愈。

2. 临床表现

（1）发生于鼻腔或口腔黏膜，但主要发生于牙龈。可侵犯多个牙齿。

（2）牙龈鲜红、肿大、松软易碎、表面似半透明状/颗粒状或肉芽组织状，极易出血，病变常包括附着龈。

（3）一般不引起附着丧失。

（4）病理检查镜下可见结缔组织内有密集浸润的正常形态的浆细胞，呈片状或灶性聚集。

【治疗】

1. 口腔卫生指导，去除可疑的过敏原。

2. 彻底牙周洁治，必要时刮治。

3. 实质性肿大牙龈需手术切除，但易复发。

十一、牙 龈 瘤

【概述】 牙龈瘤为牙龈上生长的局限性反应性增生物，不是真性肿瘤。

【诊断】

1. 病因 因残根、牙石、不良修复体等局部刺激因素引起。

2. 临床表现

（1）好发于前牙及前磨牙区的龈乳头。

（2）直径由几毫米至 1～2 cm，呈圆形、椭圆形，有时呈分叶状。有蒂或无蒂。

（3）血管性和肉芽肿性者质软、色红；纤维性者质硬而韧，色粉红。

（4）一般无痛，咬破或表面发生溃疡时可有疼痛。

（5）生长较慢，长期存在的较大的牙龈瘤可压迫牙槽骨使之吸收，X 线片示牙周膜增宽。牙齿可能松动、移位。

3. 鉴别诊断

（1）牙龈鳞癌：多为菜花状、结节状或溃疡状。溃疡表面凹凸不平，边缘外翻似肉芽，可有恶臭，牙松动或脱落。X 线片可示牙槽骨破坏。局部淋巴结肿大，好发于后牙区，肿瘤生长迅速，病期短。

（2）妊娠期龈瘤：在妇女妊娠期间易发生（4~9个月），分娩后可退缩。

【治疗】

1. 去除菌斑、牙石、不良修复体等刺激因素。

2. 手术切除牙龈瘤，在肿块基底部周围的正常组织上作切口，将瘤体组织连同骨膜完全切除，并凿去基底部位的牙槽骨，刮除该处牙周膜，创面用牙周塞治剂保护。

3. 如龈瘤所在的牙已松动，则应将牙同时拔除。

第二节 牙 周 病

一、慢性牙周炎

【概述】 慢性牙周炎是由于长期存在的慢性牙龈炎向深部牙周组织扩展而引起。

【诊断】

1. 病因 牙周炎是多因素疾病。微生物是引发慢性牙周炎的始动因子。凡是能加重菌斑滞留的因素，如牙石、食物嵌塞及不良修复体、牙排列不齐、解剖形态的异常等，均可成为牙周炎的局部促进因素，加重和加速牙周炎的进展。另外，环境因素、吸烟、精神压力、遗传背景，以及与免疫防御、内分泌功能、药物有关的全身因素等也是危险因素。

2. 临床表现

（1）侵犯全口多数牙齿，也有少数患者仅发生于一组牙（如前牙）。

（2）牙龈呈现不同程度的炎症，色鲜红或暗红，质地松软，点彩消失，边缘圆钝且不与牙面贴附。也有部分患者牙龈纤维性增生，炎症不明显。

（3）牙周袋形成。牙周袋探诊深度超过3 mm，且有附着丧失。

（4）牙槽骨有水平型或垂直型吸收。

（5）晚期可出现牙齿松动或移位。

（6）临床症状为刷牙或进食时出血，口内有异味，咀嚼无力或疼痛。

（7）晚期可出现以下伴发症状：①食物嵌塞；②继发性𬌗创伤；③牙龈退缩，牙根暴露，对温度敏感，且易发生根面龋；④急性牙周脓肿；⑤逆行性牙髓炎；⑥口臭等。

（8）分型和分度

1）分型

A. 局限型：全口牙齿中有附着丧失和骨吸收的位点数占总位点数≤30%者。

B. 广泛型：全口牙齿中有附着丧失和骨吸收的位点数占总位点数＞30%者。

2）分度

A. 轻度：牙龈有炎症和探诊出血，牙周袋深度≤4 mm，附着丧失1~2 mm，X线片示牙槽骨吸收不超过根长的1/3。可有口臭。

B. 中度：牙龈有炎症和探诊出血，也可有脓。牙周袋深度≤6 mm，附着丧失3~5 mm，X线片示牙槽骨水平型或角型吸收超过根长的1/3，但不超过根长的1/2。牙齿可能有轻度松动，多根牙的根分叉区可能有轻度病变。

C. 重度：炎症较明显或发生牙周脓肿。牙周袋＞6 mm，附着丧失≥5 mm，X线片示牙槽骨吸收超过根长的1/2，多根牙有根分叉病变，牙多有松动。

3. 辅助检查 X线及实验室检查。

4. 鉴别诊断

（1）侵袭性牙周炎：发病年龄多为35岁以下，菌斑量与牙周破坏程度不一致，快速的骨吸收和附着丧失，牙周袋为骨下袋，常有家族聚集性。

（2）牙龈炎：牙槽骨未见吸收，无附着丧失。

5. 诊断要点

（1）牙周袋形成，牙龈炎症，牙槽骨吸收，牙齿松动。

（2）X线片。

【治疗】

1. 局部治疗

（1）口腔卫生指导，教会患者控制菌斑的方法。

（2）基础治疗：龈上洁治、龈下刮治、根面平整等彻底清除龈上、龈下的菌斑牙石。

（3）建立平衡的𬌗关系：牙齿松动移位形成继发性𬌗创伤者，可通过调𬌗消除𬌗干扰，严重者妨碍咬合可通过结扎固定、各种夹板固定减少牙齿动度，有些患者亦可通过正畸治疗来矫正病理性移位的牙齿。

（4）局部的药物治疗

1）轻、中度患者根面平整后愈合较好，一般不需要使用抗菌药物。

2）炎症较重、肉芽组织增生的深牙周袋，刮治后可局部使用复方碘液等消炎收敛药。也可在龈下刮治后在牙周袋内局部放置缓释剂型抗菌药，如甲硝唑、四环素、米诺环素、多西环素、氯己定等。

（5）经上述基础治疗后2~3个月仍有5 mm以上牙周袋，且牙石难以彻底清除，探诊仍出血，可进行牙周手术，在直视下刮除根面或根分叉处的牙石和不健康的肉芽组织，并修整牙龈和牙槽骨的外形等。

（6）尽早拔除有深牙周袋，过于松动无保留价值的严重患牙，并在拔牙后行永久性修复治疗，包括修复失牙，永久性夹板和食物嵌塞矫治等。

2. 全身治疗

（1）积极治疗并控制全身疾病，帮助患者戒除吸烟等不利于牙周组织愈合的习惯。

（2）药物治疗：重症病例可在局部治疗的同时辅助口服药物，如甲硝唑（每次200 mg，每日3~4次，连续服用5~7天为1个疗程），阿莫西林（每次500 mg，每日3次，连续服用7天为1个疗程），多西环素（强力霉素，首日每次100 mg，服用2次，以后每次50 mg，每日2次，共服用1周），螺旋霉素（每次口服200 mg，每日4次，连续服用5~7天为1个疗程）等。

3. 维护期的牙周支持疗法

（1）维持疗效，定期复查、监测及必要的重复治疗。

（2）保持口腔清洁，长期控制菌斑。

二、侵袭性牙周炎

【概述】 侵袭性牙周炎是一组临床表现和实验室检查均与慢性牙周炎有明显区别的牙周炎。包含了旧分类中的青少年牙周炎、快速进展性牙周炎和青春前期牙周炎。

【诊断】

1. 病因

（1）微生物：龈下菌斑中较高比例的伴放线放线杆菌是本病的主要致病菌。

（2）全身因素：白细胞功能缺陷，遗传因素，牙骨质发育异常，环境和行为因素如吸烟等。

2. 分类

（1）局限型侵袭性牙周炎：病变范围局限于第一恒磨牙或切牙的邻面有附着丧失，至少波及两个恒牙，其中一个为第一磨牙。其他患牙（非第一磨牙和切牙）不超过两个。

（2）广泛型侵袭性牙周炎：病变侵犯全口大多数牙，广泛的邻面附着丧失，侵犯第一磨牙和切牙以外的牙数在3颗以上。

3. 临床表现

（1）青春期前后发病，广泛型可发生于 35 岁以上的成年人，女性多于男性。

（2）口腔卫生较好，牙龈表面炎症轻微，但已有深牙周袋，牙周组织破坏程度与局部刺激物的量不成比例。

（3）局限型侵袭性牙周炎患牙局限于第一恒磨牙和上下切牙，左右对称，X 线片见第一恒磨牙近远中牙槽骨垂直型吸收（"弧形吸收"），切牙区多为水平型骨吸收。广泛型侵犯全口大多数牙齿。

（4）病情进展快。患者早年即已须拔牙或牙齿松动、自行脱落。

（5）家族聚集性，可能为染色体遗传或牙周致病菌在家族中的传播。

（6）全身健康，一般无明显系统性疾病，部分患者有中性粒细胞和（或）单核细胞功能缺陷。

4. 辅助检查 X 线片，微生物检查可发现大量的伴放线放线杆菌或牙龈卟啉单胞菌，检查多形核白细胞有无趋化和吞噬功能的异常。

5. 鉴别诊断 慢性牙周炎：病程进展慢，成人多见，菌斑量与破坏程度一致，病变分布不固定，无明显家族聚集性，多有龈下牙石，牙槽骨多为水平吸收。

6. 诊断要点

（1）典型发病年龄。

（2）快速的骨吸收和附着丧失。

（3）家族聚集性。

（4）排除明显的局部和全身因素。

（5）X 线及涂片检查。

【治疗】

1. 特别强调早期、彻底的治疗（洁治、刮治和根面平整等基础治疗），口腔卫生指导，控制菌斑。

2. 机械刮治不易消除病变者可考虑用翻瓣手术清除组织内的微生物。

3. 全身抗菌药物 在龈下刮治后口服甲硝唑和阿莫西林，二者合用效果优于单一用药。也可在平整后的深牙周袋内放置缓释的抗菌制剂如甲硝唑、米诺环素、氯己定等。

4. 加强维护期的定期复查和必要的后续治疗。开始时为每 1~2 个月 1 次，半年后若病情稳定可逐渐延长复查间隔期。

5. 提高机体防御功能，劝诫患者戒烟。

6. 病情不重而有牙移位者在炎症控制后可用正畸方法排齐牙齿，但必须加强菌斑控制和牙周病情监控，加力宜缓。

三、掌跖角化-牙周破坏综合征

【概述】 掌跖角化-牙周破坏综合征属于反映全身疾病的牙周炎，较罕见，特点是手掌和脚掌部位的皮肤过度角化和脱屑，牙周组织破坏严重。有些病例可有硬脑膜的异位钙化。

【诊断】

1. 病因

（1）微生物：本病局部菌群类似于慢性牙周炎，可能与螺旋体和伴放线放线杆菌有关。

（2）常染色体隐性遗传：最近研究表明本病可能与组织蛋白酶 C 基因的突变有关。

2. 临床表现

（1）皮损及牙周病损常在 4 岁前同时出现。

（2）手掌、足底、膝部及肘部局限性过度角化及鳞屑、皲裂，有多汗或臭汗。

（3）约 1/4 患者易发生其他部位的感染，患儿智力及身体发育正常。

（4）牙周病损表现为深牙周袋，重度炎症，溢脓、口臭，牙槽骨迅速吸收，牙松动移位。5～6 岁时乳牙即脱落，创口愈合正常。恒牙萌出后又发生牙周损坏，十多岁时即逐个自行脱落或拔除。第三磨牙有可能不受侵犯。

3. 诊断要点　发病年龄小，典型的皮肤病损和牙周病损。

【治疗】　本病对常规的牙周治疗效果不佳。治疗原则为拔除严重患牙或受累的恒牙，重复多疗程口服抗生素，同时进行彻底的局部牙周治疗，每 2 周复查和洁治 1 次，保持良好的口腔卫生。防止新病变的发生。

第三节　牙周炎的伴发病变

一、牙周-牙髓联合病变

【概述】　牙周-牙髓联合病变是因牙髓病变引起牙周病变，牙周病变引起牙髓病变。

【诊断】

1. 病因　牙周组织与牙髓组织之间存在着以下交通途径：①根尖孔；②根管侧支；③牙本质小管；④解剖异常。

牙周组织和牙髓组织的病变常可通过它们之间的交通途径互相影响，从而引起牙周-牙髓联合病变。

2. 临床表现

（1）牙髓根尖周病引起牙周病变

1）牙槽脓肿：根尖周感染急性发作，脓液向牙周组织排出，也称为逆行性牙周炎。脓液或沿牙周膜间隙向龈沟排脓，形成窄而深达根尖的牙周袋，或由根尖周组织穿透牙槽骨到达骨膜下，掀起软组织向龈沟排出，形成较宽而深的牙周袋，但不能探到根尖。

2）短期内形成深牙周袋排脓，患牙无明显的牙槽骨吸收。

3）牙髓治疗中或治疗后牙根纵裂引起牙周病变。牙髓活力无或迟钝。与根尖病变相连的牙周骨质破坏，呈烧瓶型，邻牙的牙周基本正常或病变轻微。

（2）牙周病变引起牙髓病变

1）逆行性牙髓炎：为深牙周袋内的细菌、毒素通过根尖孔或侧支根管进入牙髓引起，表现为急性牙髓炎，患牙有深达根尖的牙周袋或严重的牙龈退缩，牙齿松动Ⅱ度以上。

2）长期存在的牙周病变可引起牙髓的慢性炎症、变性、钙化甚至坏死，牙髓活力迟钝，牙髓病变的程度及发生率与牙周袋的深度成正比。

3）牙周治疗对牙髓的影响：根面刮治使牙本质小管暴露和牙周袋内用药均可通过侧支根管刺激牙髓，但牙髓多为局限的慢性反应。高浓度的过氧化氢漂白剂也可引起牙髓症状和颈部牙根吸收。

（3）牙周病变与牙髓病变并存。

3. 辅助检查　X 线及实验室检查。

4. 诊断要点

（1）牙髓炎及牙周炎同时表现。

（2）X 线及涂片检查。

【治疗】

1. 牙髓病变引起牙周病变的患牙，应尽早进行彻底的牙髓治疗，病程较长者在拔髓和根管内封药后尽快治疗牙周病变。

2. 牙周病变引起牙髓病变时，牙髓尚有较好的活力，可先行牙周治疗，必要时行牙周翻瓣术和调𬌗。对牙周袋较深而牙髓活力虽尚存但已迟钝的牙齿，应同时行牙髓治疗。

3. 若多根牙的一个牙根的深牙周袋引起牙髓炎，且患牙不太松动者，可在根管治疗和牙周炎症控制后截除患根。若牙周病变十分严重，不易彻底控制炎症，或患牙过于松动，则可直接拔牙止痛。

4. 口腔卫生指导，定期复查。

二、根分叉病变

【概述】　根分叉病变是指牙周炎发展到较重的程度后，病变累及多根牙的根分叉区，本病可发生于任何类型的牙周炎。下颌第一磨牙患病率最高，上颌前磨牙患病率最低。

【诊断】

1. 病因

（1）菌斑微生物。

（2）𬌗创伤。

（3）解剖因素。

2. 临床表现

（1）Ⅰ度：可探及根分叉外形，但不能水平探入分叉内，牙周袋为骨上袋。X线片多看不到改变，主要靠临床探诊发现。

（2）Ⅱ度：多根牙的一个或一个以上的根分叉区内已有骨吸收，但病变未与对侧相通，水平方向可部分探入分叉区内。X线片显示分叉区牙周膜增宽，或骨质密度有小范围的降低。

（3）Ⅲ度：根分叉区牙槽骨全部吸收，探针水平探入分叉区与另一侧相通，但病变区被牙周袋软组织覆盖未暴露于口腔。X线片显示病变区可见完全的透影区，垂直型骨吸收。

（4）Ⅳ度：根间骨隔完全破坏，牙龈退缩，病变根分叉完全暴露于口腔。X线片与Ⅲ度相似。

（5）病变区易发生牙周脓肿及根面龋。

3. 辅助检查　X线片。

4. 诊断要点

（1）重度牙周炎。

（2）根分叉水平探诊深度。

【治疗】　控制菌斑，消除牙周袋，争取牙周组织再生。

（1）Ⅰ度：彻底的龈下刮治和根面平整，如牙周袋较深且牙槽骨形态不佳者应在根面平整后作翻瓣手术并修整骨外形。

（2）Ⅱ度：对骨质破坏不太多，根柱较长，牙龈能充分覆盖根分叉开口处的下颌磨牙可行引导性牙周组织再生术；骨质破坏较多，牙龈有退缩，术后难以完全覆盖根分叉区者，可作根向复位瓣手术和骨成形术。

（3）Ⅲ度及Ⅳ度：以翻瓣术、根向复位瓣术或截根术、牙周组织再生术等消除牙周袋，使根分叉区充分暴露，以利菌斑控制。

三、牙　周　脓　肿

【概述】　牙周脓肿是位于牙周袋壁或深部牙周组织中的局限性化脓性炎症。

【诊断】

1. 病因

（1）深牙周袋引流不畅。

（2）迂回曲折的牙周袋。

（3）洁治、刮治时动作粗暴，将牙石碎片推入牙周袋。

（4）刮治术不彻底。

（5）牙髓治疗时根管或髓室底侧穿、牙根纵裂等也可引起。

（6）机体抵抗力降低或严重的全身疾患，如糖尿病等。

2. 临床表现

（1）唇颊、舌腭侧牙龈肿胀突起，表面光亮、波动感。

（2）早期有搏动性疼痛，患牙有"浮起感"。

（3）牙齿叩痛、松动明显。

（4）迁延为慢性者牙龈表面有窦道开口，叩痛可不明显，有咬合不适感。

3. 辅助检查　X线及实验室检查。

4. 鉴别诊断

（1）龈脓肿：脓肿发生在龈乳头及龈炎，无牙周袋形成，X线片无牙槽骨吸收。一般有异物刺入牙龈等明显刺激因素。

（2）牙槽脓肿：有牙髓及根尖病症状，叩痛明显，X线表现根尖区骨质破坏，无牙周袋形成。

5. 诊断要点

（1）深牙周袋。

（2）脓肿表现。

【治疗】

1. 治疗原则　急性期止痛，防止感染扩散，引流。

2. 治疗方法

（1）龈上洁治：清除大块牙石，冲洗牙周袋，袋内引入防腐收敛药或抗菌药。

（2）脓肿形成有波动感时，用尖探针或尖刀片切开脓肿充分引流。用生理盐水冲洗脓腔，涂抗菌防腐药，切勿用过氧化氢溶液冲洗脓腔。

（3）切开后数日内嘱患者用盐水或 0.12%氯己定溶液含漱。

（4）必要时全身应用抗生素。

（5）慢性牙周脓肿可在洁治的基础上进行牙周手术，除净根面的菌斑牙石。

四、牙 龈 退 缩

【概述】　牙龈退缩是指由于不良修复体，刷牙不当，牙周治疗等各种因素引起的牙周组织的退缩。

【病因】

1. 刷牙不当。

2. 不良修复体。

3. 解剖因素。

4. 正畸治疗。

5. 牙周治疗或手术后。

【诊断】

1. 临床表现

（1）局部或全口龈缘及龈乳头，牙槽骨同时退缩。

（2）牙根暴露，敏感。

（3）食物嵌塞和根面龋。

（4）牙龈可有不同程度的炎症及创伤。

2. 辅助检查　X线检查：牙槽骨有吸收。

3. 诊断要点

（1）牙根暴露。

（2）X 线检查。

【治疗】

1. 治疗原则　防止症状加重。

2. 治疗方法

（1）教患者改变刷牙习惯，纠正不良修复体，调整咬合力或正畸力量等。

（2）少量均匀龈退缩未出现症状者，无须处理。

（3）有牙根敏感显著者，用氟化钠糊剂或含硝酸钾等成分的制剂局部涂布，或用含氟矿化液含漱。

（4）少数影响美观者，可用侧向转位瓣手术、游离龈瓣移植术、结缔组织瓣移植等手术来覆盖根面；有骨裂开者可用引导性骨再生手术治疗。

【预防】

1. 掌握正确的刷牙方法，保持口腔卫生。

2. 固齿强身。

第四节　种植体周围病

种植体周围病为种植体周围组织的病理改变的统称，包括种植体周围黏膜炎和种植体周围炎。

一、病　因

（一）菌斑微生物

种植体健康位点主要为革兰阳性球菌和杆菌，优势菌多为链球菌和放线菌，炎症位点以革兰阴性厌氧菌为主，如牙龈卟啉单胞菌、中间普氏菌、直弯曲菌、微小消化链球菌、螺旋体等，也有少量伴放线放线杆菌。感染失败种植体的龈下细菌与慢性牙周炎相似。

（二）吸烟

吸烟是种植体周围骨丧失有关因素中最为重要的因素之一。吸烟者每年种植体边缘骨丧失量为非吸烟者的 2 倍；若吸烟者同时伴口腔卫生不良，其骨丧失量是不吸烟者的 3 倍；吸烟量与骨吸收的程度呈正相关；种植术前后戒烟者可减少牙槽骨的吸收。

（三）𬌗力因素

1. 过早负载　手术创伤所造成的骨坏死区必须被吸收和被新骨取代之，才能形成骨结合。如果负载过早，种植体松动就会导致纤维包裹种植体，抑制新骨形成和血管长入坏死区。种植体的松动又促使种植材料磨损，产生颗粒状的碎屑和金属离子，又进一步刺激炎症细胞释放细胞因子和酶，改变间质细胞的分化，导致骨吸收和纤维包裹。

2. 过大𬌗力　种植体骨结合后过大的𬌗力是失败的原因之一。过大𬌗力常见于以下情况：种植体的位置或数量不利于𬌗力通过种植体表面合理地分布到牙槽骨；上部修复体未与种植体精确就位；修复体的外形设计不良增加负荷；种植体植入区骨量不足；由于患者功能异常而有严重的咬合问题。

（四）余牙的牙周状况

牙列缺损患者的余留自然牙的龈下菌斑中细菌可移居到种植体，引起种植体周围炎。未经治疗的牙周炎患者种植体失败率高，远期疗效差。

（五）手术技术

所有的手术操作都会损伤宿主组织，损伤的程度决定是骨结合或是纤维结合。

（六）骨的质量

种植体植入骨小梁致密且骨皮质厚的部位（如下颌骨），初期稳定性和骨整合好。颌骨越往后骨皮质越薄，骨小梁越纤细。

（七）全身健康状况

1. 营养状况 术前建立平衡饮食，纠正饮食结构缺陷，是提高种植成功率的有益因素之一。

2. 年龄 随着年龄增长，种植体成功率有可能低于理想状态，对年龄较大者应特别考虑初始加载应力的时间。

3. 糖尿病 糖尿病能改变宿主对创伤的愈合能力。

4. 骨质疏松症、口服避孕药、长期使用皮质激素、抗肿瘤药、酗酒、精神压力等全身因素均不利于种植体的组织愈合。

二、种植体周围黏膜炎

【概述】 种植体周围黏膜炎的病变局限于牙龈黏膜，不累及骨组织，类似牙龈炎。适当的治疗能使病变逆转。

【诊断】

1. 临床表现

（1）牙龈充血发红，水肿光亮，质地松软，龈乳头圆钝肥大。

（2）刷牙、咬物或触碰牙龈时出血，探诊出血。

（3）种植体与基台接缝处堆积菌斑或牙石。

（4）龈沟深度超过 3 mm，可达 4～5 mm。

（5）炎症晚期可有溢脓，并会出现疼痛。龈沟液量增加。

2. 辅助检查 X 线片示种植体与牙槽骨结合良好，无任何透影区及牙槽骨的吸收。种植体不松动。

3. 诊断要点 典型的临床表现，X 线片。

【治疗】

1. 口腔卫生指导 教育患者如果不清除菌斑会导致种植体周围组织病的进展，甚至种植失败。

2. 用碳纤维器械或塑料器械进行清洁，并用橡皮杯加磨光糊剂进行磨光，但不能用不锈钢器械，以防损伤种植体表面。

3. 检查软组织情况，看是否有足够的角化龈维持种植体周围封闭，如果需增加附着龈的宽度，可行膜龈手术。

三、种植体周围炎

【概述】 种植体周围炎除了软组织炎症外尚有深袋形成及牙槽骨丧失，如不及时治疗，会导致种植失败。

【诊断】

1. 临床表现

（1）有种植体周围黏膜炎的临床症状。

（2）附着丧失，探诊深度大于 5 mm。

（3）种植体松动或无松动，早期骨吸收仅累及牙槽嵴顶，根方仍保持骨结合状态。

（4）龈黏膜可能出现瘘管。

（5）单纯因创伤原因（如外科创伤、义齿设计不良、负荷过重等），可以只有咬合痛，无感染的相关症状。

2. 辅助检查

（1）X 线片：病变区表现为透影区，牙槽骨吸收。

（2）龈下菌斑微生物检查以革兰阴性厌氧菌为主。

3. 诊断要点 典型的临床表现，X 线片，实验室检查。

【治疗】

1. 有明显骨丧失，探诊出血和溢脓并伴有种植体周围软组织的增生肿胀者，应先取下基台和修复体，可全身用抗生素 1 周。软组织炎症控制后拍根尖 X 线片检查骨丧失情况。

2. 纠正咬合关系及软组织炎症控制后 1～2 个月，应对患者进行复查，检查软硬组织对治疗的反应和口腔卫生维护情况。如黏膜表现正常，出血和渗出消退，骨水平稳定，复查时间可改为 3 个月 1 次，每 6 个月拍 1 次 X 线片检查骨水平。

3. 如上述治疗后探诊深度和 X 线片骨丧失进一步增加，应手术阻止或修复牙槽骨的丧失。

4. 如骨丧失严重且种植体松动，则种植失败，应去除种植体。

第五节 牙周病的治疗技术

一、牙周病的治疗计划及治疗程序

（一）治疗目标

1. 去除病因，消除炎症。

2. 恢复软组织及骨的生理外形。

3. 恢复功能，保持长久疗效。

4. 促进牙周组织再生。

（二）系统治疗程序

【第一阶段（基础治疗）】

1. 向患者解释治疗计划 并与患者讨论选择一个最合理可行的方案。

2. 急症治疗 牙周-牙髓或牙髓-牙周联合病变、急性龈脓肿、急性牙周脓肿、急性坏死性龈炎等急症，应根据情况在基础治疗期间同时进行。

3. 拔除预后差和不利于将来修复的患牙。

4. 龈上洁治术、龈下刮治术及根面平整、牙面抛光。

5. 清除局部刺激因素 如去除充填物悬突、充填龋洞、纠正不良修复体、调𬌗、解除食物嵌塞。

6. 纠正吸烟等不良习惯。

7. 口腔卫生指导 教会患者清除菌斑的重要性及方法，教会患者正确的刷牙方法以及正确使用牙线、牙签、间隙刷等菌斑清除工具的方法。

8. 松牙暂时性固定。

9. 调𬌗 应在洁治和根面平整后进行咬合调整。

10. 药物辅助治疗。

11. 疗效再评估 治疗结束后 8 周左右，及时进行疗效评价，必要时重复以上治疗。

12. 注意全身健康状况。

【第二阶段（手术治疗）】 基础治疗后 2～3 个月对牙周组织状况进行再评估，包括对牙周袋探诊深度、探诊出血情况、牙槽骨的形态、菌斑控制情况、附着龈的宽度、系带的位置进行全面评估。

若某些牙位的探诊深度仍在 5 mm 以上且探诊仍有出血，或根分叉病变在Ⅰ～Ⅱ度，或牙龈及牙槽骨形态不良，需进行手术治疗。常见手术有牙龈切除成形术、翻瓣术、骨修整术、骨移植术、截根术、引导性组织再生术、膜龈手术等。

【第三阶段（修复及正畸治疗）】 治疗后（手术后）3 个月，可进行缺失牙的修复治疗同时固定松动牙。必要时可进行正畸治疗或种植体修复，建立稳定的平衡𬌗。

【第四阶段（牙周支持治疗）】

1. 定期复查　每 6 个月～1 年复查 1 次，快速进展的牙周炎及依从性差者最好在基础治疗后的 6 个月内，每 2 个月复查 1 次，强化指导口腔卫生并专业清除牙菌斑。

2. 下列情况应缩短复查时间

（1）牙石形成较快。

（2）探诊后出血的位点≥20%或某些部位多次检查始终有出血。

（3）根分叉病变较难清洁者。

（4）探诊深度≥6 mm。

（5）正在进行正畸治疗。

（6）吸烟者。

（7）糖尿病患者或有明确家族史者。

以上第一、四两个阶段的内容对每位患者均是必需的，而第二、三阶段内容则视患者病情而定。

二、菌 斑 控 制

（一）菌斑显示剂

碱性品红，四碘荧光素钠。

（二）检查方法

1. 用小棉球蘸饱和的液体在每 2 个牙齿相近处轻轻挤压，使显示液流到牙面上。

2. 将显示剂滴在患者舌尖，令其舔各个牙面约 1 min，然后漱口，菌斑即可显示。

3. 家庭式使用菌斑显示片　嚼碎用舌舔到各牙面，漱口后对镜自我检查。

（三）菌斑控制的方法

1. 刷牙　使用设计合理的牙刷并采用正确的刷牙方法，可以有效地清除菌斑。刷牙次数不应被过分强调，如果刷牙方法正确，每天早晚各刷牙 1 次，每次刷牙 2～3 min 即可，晚上睡前刷牙更为重要，也可每日刷牙 3 次。

水平颤动法（Bass 法）：

（1）选用较软的保健牙刷。

（2）位置：牙刷毛应放在牙龈、牙齿交接处牙颈部。

（3）角度：牙刷毛与牙面呈 45°角，毛端向着根尖方向轻轻加压使毛束末端一部分进入牙龈，一部分在沟外进入邻面。

（4）方向：牙刷在原位作近远中方向水平颤动 4～5 次，颤动时牙刷移动仅约 1 mm。

（5）刷上下前牙的舌面时，将牙刷头竖起，用刷头的后部接触近龈缘处的牙面，做上下的颤动。依次移动牙刷到邻近的牙齿，重复同样的动作。

（6）刷𬌗面时，刷毛垂直牙面略施压，使毛尖达到点隙窝沟，作前后方向颤动 4～5 次，再移至邻牙。

（7）力量不要过大，不要把刷毛压倒，否则对牙龈有损伤，且效果差。

（8）全口牙齿应按顺序刷，勿遗漏，并保证刷到每个牙面。每次移动牙刷时应有适当的重叠以免遗漏牙面，不要忽略舌、腭面。

竖转动法（Rolling 法）：

（1）适用于牙龈退缩者，可选用软毛牙刷。刷毛不进入龈沟，故牙刷不会损伤牙龈。

（2）刷毛先与牙齿长轴平行，毛端指向牙龈缘，然后加压扭转牙刷，使刷毛与牙齿长轴呈 45°角，转动牙刷，使刷毛由龈缘刷向𬌗面方向，即刷上牙时刷毛顺着牙间隙向下刷，刷下牙时从下往上刷，每个部位转刷 5~6 次，然后移动牙刷位置。

2. 牙线　牙线是最常推荐使用的清除邻面菌斑的方法，适用于大多数人，但不适用于牙龈退缩且根面呈凹陷外形者。牙线可由尼龙线、丝线、涤纶线制成。成人和儿童都适用。

使用方法：

（1）取长 15~20 cm 的一段牙线，将线的两端并拢打结形成一个线圈。

（2）双手示指或拇指将牙线绷紧，指间距 1.0~1.5 mm，该段牙线轻轻从𬌗面通过两牙之间接触点，如接触点过紧时可作颊舌间拉锯动作，即可通过接触点。避免硬性通过接触点而损伤牙龈乳头。

（3）将牙线紧包牙颈部牙面，然后将牙线送到该牙的龈沟内，尽量加大与牙面的接触面积。

（4）将牙线紧贴牙面呈"C"形，然后上下移动，刮除牙面上菌斑，反复 4~5 次，然后将牙线反绕到相邻牙面（邻面）重复上述动作，不要忘记最后一颗牙齿的远中面。

（5）将牙线从𬌗面取出，依此法入相邻牙间隙，逐个消除全牙列邻面牙菌斑。每处理完一个区段牙齿，清水漱口。

3. 牙签

（1）适用于牙周治疗后龈乳头退缩或牙间隙增大的情况，使用时勿将牙签尖用力压入健康的龈乳头区。

（2）选用硬质木制或塑料的光滑无毛刺的牙签。

（3）牙签以 45°角进入，尖对𬌗面方向，其侧缘接触于牙间隙的牙面。然后用牙签的侧缘清洁牙面，特别在凹的根面和根分叉区可用牙签尖端及侧缘刮剔，如果有食物纤维嵌塞可作颊舌向运动，将食物剔出，然后漱口。

4. 牙间隙刷

（1）适用于龈乳头退缩导致邻面有间隙，牙齿邻面外形不规则或根面为凹面者，以及清除根分叉区的菌斑。

（2）将牙间隙刷刷头顺龈乳头方向伸入到牙间隙处或根分叉区，作颊舌向移动，刷除菌斑。

5. 其他辅助工具　单束刷、牙缝叉、锥形橡皮尖等均为清洁邻面和按摩龈乳头的良好工具。

三、龈上洁治术

【概述】　龈上洁治术是对牙周病患者进行机械清除牙石、菌斑的第一步，也是牙龈炎的主要治疗方法。

【适应证】　本术适用于凡需要去除龈上牙石、软垢和菌斑者。

1. 牙周疾病的预防。

2. 牙周疾病的基础治疗及维护期治疗。

3. 牙齿正畸前、修复前、口腔颌面部手术前及头颈部放疗前准备。

【禁忌证】

1. 白血病、血友病等血液病患者禁用。

2. 使用心脏起搏器的患者、乙肝表面抗原阳性及其他传染病患者忌用超声洁治。

【方法】

1. 手工洁治术

（1）让患者用 3%过氧化氢含漱 1 min，然后用清水漱口。

（2）洁治前牙时选用直角镰形洁治器或大镰形洁治器，洁治后牙时选用一对牛角镰形洁治器或大镰形洁治器。去除后牙颊舌面色素时可选用一对锄形洁治器。

（3）以改良握笔法握持洁治器。将洁治器的颈部紧贴中指腹，示指弯曲位于中指上方，握持器械柄部，拇指腹紧贴柄的另一侧，并位于中指和示指指端之间约 1/2 处，使拇指、示指、中指构成一个三角形力点，从而稳固地握持器械，并能灵活转动器械。

（4）支点：以中指与无名指贴紧一起共同作支点，或以中指作支点，将指腹支放在邻近牙齿上，支点位置应尽量靠近被洁治的牙齿，并随洁治部位的变动而移动。

（5）器械的放置和角度：将洁治器尖端 1～2 mm 的工作刃紧贴牙面，放入牙石的根方，避免损伤牙龈。洁治器面与牙面角度应呈 70°～90°角，以 80°左右为宜。

（6）用力时使用腕力，以支点为中心转动腕部，向冠方将牙石和菌斑清除。避免层层刮削牙石，必要时可使用推力，将牙石和菌斑清除。

（7）洁治顺序：将全口分为上、下颌的前牙及左右侧后牙六个区段，逐区进行洁治，避免遗漏。

（8）洁治时要视野清楚，随时拭去或吸去过多的血液及唾液。在去净牙石后，以 3%过氧化氢溶液冲洗或擦洗创面，请患者漱口。

（9）复诊时应检查上次洁治部位，若因牙龈红肿减轻而使原龈沟处牙石又显露出来，应再行洁治，将这些牙石彻底清除干净。

2. 超声洁治术

（1）让患者用 3%过氧化氢溶液含漱 1 min，然后用清水漱口，同时术者踩动开关，检查手机是否有喷水、工作头是否振动而使喷水呈雾状。若无喷雾则不能工作。

（2）用握笔或改良握笔法轻持器械，支点在口内或口外均可，将工作头前部侧缘对着牙面约呈 15°角，轻轻接触牙石，利用工作头顶端的超声振动将牙石去除，不要施过大压力。要不断地移动工作头，不能将工作头停留在某一点。

（3）按一定顺序去除全口牙的牙石，避免遗漏。超声洁治后，应仔细检查牙石是否除净，尤其是邻面不易清除的位置，若有残留牙石，则应以手用器械去除，术后用 3%过氧化氢溶液冲洗或擦洗创面。

（4）洁治后应进行抛光处理，用橡皮杯安装在弯机头手机上，蘸抛光糊剂，轻加压于牙面上低速旋转从而抛光牙面。橡皮杯的边缘应略进入龈缘下方，使龈缘处的牙面光洁。

（5）工作时术者应戴口罩和防护眼镜，以防止喷雾被吸入或溅入眼内。每个患者用后的工作头要更换或消毒，消毒可用 2%碘伏擦拭，并待其干燥后，再用乙醇擦拭脱碘，最彻底的消毒方法是高压消毒法。

四、龈下刮治和根面平整术

【概述】 牙周炎患者在洁治术后，要进行龈下刮治术和根面平整术，即用比洁治器更为精细的龈下刮治器械，除去附着于牙周袋内根面上的龈下牙石和菌斑，并刮除受到毒素污染的病变牙骨质。龈下刮治与根面平整难以截然分开，只是程序不同而已，在临床上往往是在同一过程中完成，二者合而为一，称为根面平整术。

【适应证】 本术适用于患者牙周袋或龈袋内有龈下牙石，临床探诊深度 4 mm 以上，而龈上洁治术不能除去龈下牙石者。

【禁忌证】 血液病患者，急性传染病，全身严重病（如风湿性心脏病、糖尿病等）未控制者禁用。

【方法】

1. 手工刮治

（1）深牙周袋刮治前应行局部麻醉。

（2）探查龈下牙石所在部位及牙周袋的深度、位置、形状等。

（3）前牙用颈部角度较小的通用刮治器或 Gracey 刮治器（7/8 号用于颊舌面，11/12 号用于近中面，13/14 号用于远中面）。使用 Gracey 刮治器时，注意用长而大的外侧缘为工作刃。若牙周袋较为宽松，也可用锄形刮治器。

（4）用改良执笔法握持刮治器。以中指为支点，或中指与无名指紧贴在一起作为支点，指腹放在邻近牙齿上，支点要稳固。

（5）将刮治器工作面与牙根面平行，缓缓放入袋底牙石基部，然后改变刮治器角度，使工作面与牙根面呈 45°～90°角，以 70°～80°角最佳。

（6）运用腕力和指力，工作端运动范围要小，器械不超出龈缘，用力方向以冠向为主，牙周袋较宽时可斜向或水平方向运动。

（7）每一动作的刮除范围要与前次有部分重叠，连续不间断，并有一定次序，不要遗漏。刮除牙石后，要继续刮除腐败软化的牙骨质层，将根面平整。

（8）刮除龈下牙石的同时工作端另一侧刃可将袋内壁炎症肉芽组织及残存的袋内上皮刮掉。

（9）刮治完成后要用探针检查，以确定龈下牙石已去净，根面光滑坚硬。然后用 3%过氧化氢溶液冲洗牙周袋，以清除袋内牙石残渣，然后压迫牙龈，使之与根面贴合。

（10）及时磨锐刮治器械。

2. 超声龈下刮治

（1）超声龈下刮治器的工作头细而长，形状有细线形，也有左右成对有一定弯曲度的工作头。

（2）超声龈下刮治器的功率设定在低、中挡水平，使用低功率和轻的压力会减少根面结构被取出的量和深度。

（3）用改良握笔法握持器械，口内或口外支点均可。

（4）操作时工作头与根面平行，工作头的侧面与根面接触，因其工作原理是振荡，不可用力过大，否则反而降低效率。

（5）动作及方向：要以一系列快速、有重叠的水平迂回动作，从根方逐渐移向冠方，工作头不要在一处停留时间过长或用工作头尖端指向牙面。

（6）超声刮治后，一般还要用手用器械进行根面平整，并将袋内的肉芽组织刮除。

（7）全部完成后用 3%过氧化氢溶液伸入龈缘下冲洗，将残余在袋内的牙石碎片、肉芽组织彻底清除。

五、松 牙 固 定

【适应证】

1. 牙周常规治疗后仍松动的前牙，有保留价值，但妨碍咀嚼功能者，或动度及移位仍继续增加者。

2. 牙周手术治疗前，为预防手术后牙齿松动、移位，可预先暂时固定。

3. 牙周治疗过程中，先暂时固定松动牙，待综合治疗告一段落，再进行永久性夹板固定。

4. 外伤性松动牙，有保留价值者。

【禁忌证】　口腔卫生不良的牙周疾病患者禁用。

【方法】

1. 取直径 0.178～0.254 mm 不锈钢丝一段，长度以水平围绕所要栓结的牙齿唇面和舌面再延长 5 cm 为宜。

2. 在一侧稳固的基牙上绕成双圈，在邻面以顺时针方向做扭结，然后将钢丝围绕下一个牙，在牙间隙处再做扭结，这样依次连接其他牙齿，在每个牙邻面牙间隙处均做扭结，扭结数目的多少视牙间隙大小而定，若间隙很小，也可做扭结，仅做一"8"字形交叉，再结扎另一个牙。

3. 结扎钢丝要位于舌隆突的切方、牙邻面接触点的根方，以防止钢丝从切方滑脱，并防止钢丝滑入牙龈缘以下，对牙龈造成刺激和损伤。

4. 必要时可加用釉质黏合剂，加强结扎的稳固性。

5. 结扎后应检查咬合关系，防止咬在钢丝上，如有早接触，应调𬌗。

【注意事项】

1. 一定要在松动牙两侧选有稳定的基牙，一般选择尖牙。

2. 注意牙齿位置，尽量固定在原来的正常位置上，不要造成牙齿倾斜、扭转等，以免造成新的创伤。

3. 扣结长度、位置要合适，位于牙间隙内，并防止损害龈乳头及唇颊黏膜。

4. 结扎丝应不妨碍患者的口腔卫生措施，应对患者加强口腔卫生宣教，教会在结扎的情况下如何控制菌斑。一般可用牙签或牙间隙刷清洁邻面，注意刷净舌侧牙面等。

六、牙周病的手术治疗

【目的】

1. 充分地暴露病变的根面和牙槽骨，以利于彻底清除菌斑、牙石及病变组织。

2. 消除牙周袋或使牙周袋变浅，使易于保持清洁，减少炎症的复发。

3. 修整软、硬组织缺陷和不良外形，建立具有生理外形的、和谐的组织形态，利于菌斑控制和口腔卫生维护。

4. 促进牙周组织再生，建立新的牙周附着关系。

5. 恢复美观和功能需要，利于牙齿或牙列的修复。

【术前准备】

1. 经过彻底的洁治、刮治等基础治疗后 1.5～3 个月。

2. 患者已养成自我维护口腔卫生的习惯，菌斑指数应为 0～1。

3. 了解患者全身健康情况，化验检查血常规、出凝血时间、血小板计数、肝肾功能情况，测血压、体温，排除手术禁忌证的全身疾病，女性应避开月经期。

4. 全面的牙周检查及 X 线复查。

5. 确定是否属以下手术适应证

（1）牙周袋探诊深度≥5 mm，且探诊出血或溢脓。

（2）牙槽骨外形不规则，需进行骨修整或植骨术。

（3）后牙根分叉病变为Ⅱ度或Ⅲ度者。

（4）因牙龈退缩而根面裸露，或附着龈过窄，需改变系带附着位置，牙冠延长等。

【术后处理】

1. 手术部位外敷牙周塞治剂，以达止血、止痛、防止感染、固定软组织的目的。

2. 术后 6 h 内在手术相应的面颊部敷冰袋，以减轻组织水肿。

3. 0.12%～0.2%氯己定含漱剂含漱，每日 2 次，每次含漱 1 min，并口服抗生素 4～5 天。

4. 术后当日即可刷牙，但不刷手术区。

5. 术后 7～10 天去除牙周塞治剂，拆线并再次进行控制菌斑指导。

6. 术后 6 周内勿检查牙周袋，以免破坏新附着。

7. 进入维护期，定期复查。

七、牙龈切除术和牙龈成形术

【适应证】

1. 牙龈肥大增生性病变。但由于白血病所致的牙龈肥大禁忌手术切除。

2. 中等深度的骨上袋，但袋底不超过膜龈联合，并有足够的附着龈宽度者。

3. 牙龈瘤及妨碍进食的妊娠期龈瘤。

4. 覆盖在位置正常的阻生牙𬌗面的龈片。

【手术方法和注意事项】

1. 术前让患者用 0.12%氯己定含漱剂含漱 1 min，口腔周围皮肤消毒铺巾。

2. 局部浸润麻醉和阻滞麻醉。

3. 标定牙周袋底位置，用牙周探针或印记镊插入袋底，在牙龈表面相当于袋底处刺出出血点，作为标记。在术区每牙近中、中央、远中处的唇（或舌）侧牙龈上分别做标记点，各点连线就是龈沟底或袋底位置（图 3-1）。

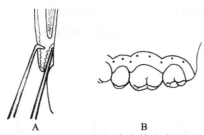

图 3-1　牙龈切除术的定点

A. 用印记镊将袋底定位，印记镊平直的一端放入袋底，带钩的一端从牙龈表面刺入；B. 定点后形成预计的切口

4. 切口位于上述连线根方 1～2 mm 处。用 15 号刀片或斧形龈刀于切口位置，刀刃斜向冠方与牙长轴呈 45°角切入牙龈直达牙面，并作连续切口。用柳叶形或三角形龈乳头刀，或用 11 号尖刀切断龈乳头（图 3-2）。

5. 用宽背镰形龈上洁治器刮除切下的龈组织，并进行根面平整。

6. 用小弯剪刀或龈刀修剪创面边缘，恢复牙龈生理外形（图 3-3）。

7. 生理盐水冲洗创面，纱布压迫止血并外敷牙周塞治剂。塞治剂应压入每个牙间隙间，并让开系带。

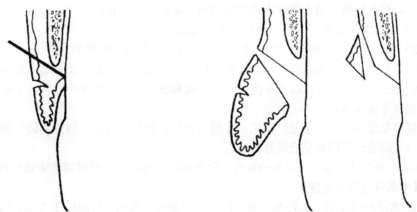

图 3-2　牙龈切除切口方向从定点的根方 1～2 mm 处　　图 3-3　牙龈切除术创面的修整用小弯剪刀修整创面
　　　　作切口，与根面呈 45°角　　　　　　　　　　　　　使其形成生理外形

八、牙周翻瓣术

【适应证】

1. 经基础治疗后仍有 5 mm 以上的深牙周袋或有复杂性牙周袋，袋壁有炎症，牙周探诊后出血。

2. 袋底超过膜龈联合的深牙周袋。

3. 牙槽骨缺损需作骨修整或进行植骨、牙周组织再生性治疗。

4. 根分叉病变伴深牙周袋或牙周-牙髓联合病变者，需采用翻瓣术，在直视下进行根面平整，暴露根分叉，或截除某一患根达到治疗根分叉病变的目的。

5. 范围广泛的显著肥大增生的牙龈，采用翻瓣术或与牙龈切除术联合应用可减少创面过大。

【手术方法和注意事项】

1. 常规消毒，铺孔巾。阻滞麻醉，局部浸润麻醉以减少出血。

2. 切口设计

（1）内斜切口：距龈缘 1～2 mm 处，刀尖指向根方，与牙面呈 10°角，刀片循牙龈扇贝状的外形以提插方式从术区的一端唇向开始，刀尖应直达牙槽嵴顶，注意牙尖乳头的外形，勿将龈乳头切除。切口应包括患牙区的近中或远中 1～2 个健康牙齿。

（2）沟内切口：刀片从袋底切入，直达牙槽嵴顶。

（3）水平切口：刀片与牙面垂直，水平切断已被分离的袋壁组织及牙间组织。刀片应深入邻间隙，从颊舌方向将龈乳头断离（图 3-4）。

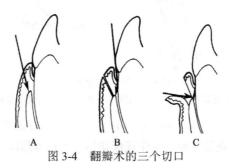

图 3-4　翻瓣术的三个切口

A. 第一切口（内斜切口）；B. 第二切口（沟内切口）；C. 第三切口（水平切口）

（4）用钝剥离器或匙形刮治器插入内斜切口，将龈瓣从骨面分离。

（5）纵行切口：为了更好地暴露根面和骨面，在颊侧水平切口的近中或远中两端作纵行切口。切口位于健康的邻牙轴角处，应将龈乳头包括在龈瓣内，以利术后缝合。

（6）翻起龈瓣：用骨膜分离器将瓣剥离。龈瓣分为两种：

1）全厚瓣：黏膜骨膜瓣，是翻瓣术常用的一种。

2）半厚瓣：龈瓣包括上皮以及部分结缔组织，多用于膜龈手术。

（7）刮除领圈牙龈组织，刮除牙根表面的牙石及含内毒素的牙骨质，使根面光滑平整。

（8）龈瓣复位：生理盐水冲洗创口，将龈瓣复位，再由根方向冠方轻压龈瓣 2～3 min，使瓣与骨面和牙面贴紧。

龈瓣复位可分为：①原位复位；②根向复位；③冠向复位、侧向复位。用于膜龈手术。

（9）缝合：常用的是悬吊缝合法。

（10）外敷牙周塞治剂，7～10 天后除去塞治剂并拆线，同时对患者进行控制菌斑的指导。

【术后并发症及处理】

1. 术后持续出血　去除塞治剂，找出出血部位及原因，可通过压迫法、电烧灼法止血；止血后重新放置塞治剂。

2. 术后疼痛

（1）塞治剂过度伸展超过膜龈联合或妨碍了系带活动而引起疼痛甚至溃疡者，除去塞治剂过度伸展部分即可。

（2）手术过程中骨暴露及骨面干燥的面积过大和时间过长引起的疼痛，可服用非甾体类抗炎镇痛药，但同时服用降压药的患者应慎用。

（3）术后疼痛严重，需局麻下去除塞治剂，仔细检查原因。与感染相关的术后疼痛常伴有局部淋巴结肿大和（或）低热，应服用抗生素和止痛剂。

3. 肿胀　术后 2 天内部分患者术区相应面颊部会出现肿胀，一般质软、无痛，淋巴结也可能肿大，但术区局部无异常表现；术后 3～4 天会逐渐消退。持续肿胀或出现疼痛，应服用抗生素（如阿莫西林，500 mg，3 次/d，连续服用 1 周）并于肿胀区间断热敷。

4. 术区牙齿咬合痛 查明原因，对症治疗。如去除多余的塞治剂，调𬌗，去除术区残留牙石等局部刺激物等；检查术区是否感染；如有脓肿形成，则切开引流。

5. 全身性反应 术前 24 h 服用抗生素，如阿莫西林（500 mg，1 次/8 h），并术后连续服用数天，可防止菌血症的发生。

6. 塞治剂脱落 及时复诊，重新放置塞治剂。

九、牙周骨手术

【适应证】

1. 牙周炎患牙的牙槽骨嵴吸收呈"V"形缺损，适当修整骨外形，使牙槽骨嵴顶形成正常的菲薄外形，并逐渐移行。

2. 浅的一壁骨袋或浅而宽的二壁骨袋难以有新骨修复者。

3. 邻面凹坑状骨吸收，骨再生可能性较小时，采用切除性骨手术，切除较薄而低的一侧骨壁，形成斜坡状。

4. 骨边缘线高低不齐或邻面骨嵴低于颊、舌面骨缘线，使嵴顶呈反波浪形者。

5. Ⅲ度根分叉病变或Ⅱ度根分叉病变但有牙龈退缩且附着龈窄，再生性治疗难以成功者。

6. 牙齿向缺牙区倾斜，形成窄而深的骨下袋，可将骨修整成逐渐移行的长斜面，以消除牙周袋。

【手术方法和注意事项】

1. 常规翻瓣。

2. 刮净根面牙石及肉芽组织。

3. 用 8 号圆钻磨除肥厚或不齐的骨缘，也可用锐利的骨凿。修整骨面为扇贝状生理外形，勿降低骨高度。此过程中必须有冷却水，以防骨坏死，避免损伤牙齿。

4. 生理盐水冲洗手术区，龈瓣复位并完全覆盖骨面，缝合。

5. 外敷牙周塞治剂。

十、截 根 术

【适应证】

1. 多根磨牙，其中 1～2 个根牙周组织破坏严重，常规治疗不能治愈，而其余牙根健康或病情轻，牙松动不明显者。

2. 磨牙的某根出现纵裂或横折断等。

3. 磨牙的 1 个或 2 个根有重度根尖病变，根管不通或器械折断在根管内不能取出，影响根尖病变的愈合。

【手术方法】

1. 术前准备 患牙行牙髓治疗（尽量做根管充填治疗）；调𬌗并缩减颊舌径，以减轻𬌗负担；教会患者掌握正确的菌斑控制方法。

2. 常规翻瓣 充分暴露分叉区，彻底行根面平整。

3. 截根 用安装细裂钻的涡轮手机，从根分叉斜向釉牙骨质界切断患牙根。

4. 修整截根面的外形 使断面形成圆凸的光滑面，使分叉区到牙冠形成流线型，以利于保持口腔卫生，切忌留下树桩状的根面。

5. 生理盐水清洗创面，龈瓣复位缝合，放置塞治剂。

【注意事项】

1. 关于银汞合金充填断面的根管口有以下两种不同做法

（1）在根管治疗的同时，将需截除根的根管口扩大并加深，填入银汞合金。优点是缩短手术时间，减少术中银汞的污染。

（2）截根后在断面暴露的根管处备洞，银汞合金充填。此方法操作简便，但易引起污染。

2. 应在根分叉处将欲截除的牙根完全切去，切忌残存树桩状突起。

十一、牙半切除术

【适应证】

1. 下颌磨牙的近中或远中根牙周组织破坏严重或根尖周病变广泛，并同时伴根分叉病变。

2. 根管不通（包括根管内器械折断）同时伴有患根侧的牙冠大面积破坏并难以修复者。

3. 根纵裂，同时伴有患根侧的牙冠大面积破坏并难以修复者。

4. 牙冠纵劈裂至根分叉处，一侧根周广泛病变，另一侧冠、根均无严重病变，尚可保留者。

【手术方法】

1. 术前准备

（1）对患牙进行完善的牙髓治疗。

（2）检查咬合情况，必要时调𬌗。

2. 常规麻醉，消毒。如需要翻瓣术，可与翻瓣术同时进行。

3. 用装有细裂钻的涡轮机将患牙冠切为近远中两半，注意尽量多保存余留部分的牙冠，切勿伤及牙龈及牙槽骨。

4. 拔除患侧冠根。

5. 修整保留的半冠外形使呈流线的单根牙形状。

6. 搔刮患侧感染牙槽骨的肉芽组织。

7. 生理盐水冲洗术区，轻刮拔牙创骨面，使血充盈之。

8. 咬消毒纱卷止血，敷牙周保护剂。

9. 2 周后复诊，去除牙周保护剂，修整保留牙冠的外形，行永久充填。

10. 术后 3 个月复查，根据情况考虑修复问题。

十二、引导性组织再生术

【概述】 引导性组织再生术（GTR）是在牙周手术中利用膜性材料作为屏障，阻挡牙龈上皮和牙龈结缔组织在愈合过程中向根面的生长，并提供一定的空间，引导具有形成新附着能力的牙周膜细胞优先占领根面，从而在曾暴露于牙周袋的病变根面上形成新的牙骨质，并有牙周膜纤维埋入，形成新附着性愈合。

【适应证】

1. 垂直吸收形成的骨下袋，三壁骨袋和窄而深的二壁骨袋效果好。

2. 下颌磨牙Ⅱ度根分叉病变。

3. 仅涉及唇面，无邻面牙槽骨吸收，龈乳头完好的牙龈退缩。

有上述病变者，需先经过牙周基础治疗包括口腔卫生宣教、洁治、根面平整等治疗，将牙周感染控制之后才能进行 GTR 术。

【手术方法和注意事项】

1. 膜性材料

（1）不可吸收性膜：膜在组织内不能降解吸收，需第二次手术将膜取出。代表性产品为聚四氟乙烯膜（PTFE，Gore-Tex）。

（2）可吸收性生物膜：植入人体后可在 6 周左右被逐渐降解吸收，不需要二次手术取出。产品有胶原膜、聚乳酸膜、聚乙醇胺等。

2. 手术方法和步骤

（1）术前含漱 0.12%氯己定 1 min，常规消毒、铺巾，局部麻醉。

（2）切口：在龈缘处作内斜切口，水平切口应向患牙的近远中方向延伸 1～2 个牙，以能充分暴露骨病损。在需要增加瓣的移动性时，在颊侧作垂直切口，切口超过膜龈联合，暴露缺损邻近的骨质 3～4 mm，以便于膜的放置。

（3）清创及根面平整：清除缺损区内所有的肉芽组织，彻底刮净根面的牙石等刺激物，平整根面，清除内毒素。此后还可用四环素或 EDTA、枸橼酸等处理根面，有助于新附着的形成。

（4）膜的选择和放置：选择大小、形状合适的屏障膜，放置至骨缺损处完全覆盖，并超过骨缺损边缘至少 2～3 mm。防止膜向病损内塌陷、折叠。通过悬吊缝合将膜材料固定于牙齿上，保持膜位置的稳定。

（5）瓣的复位和缝合：龈瓣复位必须将膜完全覆盖，且复位后龈瓣的张力不能过大，否则应作冠向复位或延长垂直切口。缝合时在龈乳头处作垂直褥式缝合，并用牙周保护剂保护术区部位稳定。

（6）术后护理：术后 1～2 周内全身使用抗生素预防感染。用 0.12%氯己定含漱 4～6 周，术后 10～14 天拆线。术后 2～3 周可恢复用软毛牙刷刷牙及邻面清洁措施。术后 8 周内每 1～2 周复查 1 次，简单洁治，清除菌斑。并在长时期内定期复诊，进行常规的牙周维护。

（7）二次取膜手术：若采用不可吸收性膜，在术后 6～8 周应做第二次手术将膜取出。手术时，切口范围仅限于治疗牙，将软组织轻轻翻起，用锐切除法将膜分离，如膜的外表有袋形成，则必须去除袋上皮。然后将龈瓣复位，将创面完全覆盖、缝合。此过程勿损伤新生组织。

【影响 GTR 疗效的因素】

1. 患者因素　包括患者的自我菌斑控制，吸烟习惯，牙列中残存的牙周感染的牙位数，患者的年龄及全身状况，牙周维护阶段的依从性等。

2. 病损因素　包括存留牙槽骨的高度，骨缺损的解剖形态，牙齿的稳定性。

3. 与手术技术及愈合期有关的因素　包括龈瓣的设计与处理，膜的放置，膜与根面间隙的形成与保持，根面的预备与处理，伤口的关闭，术后菌斑控制，术后龈退缩，术后膜的暴露，可吸收膜的过早降解，取膜手术后龈瓣对新生组织的完全覆盖，牙周支持治疗。

十三、植　骨　术

【适应证】

1. 二壁、三壁骨缺损。

2. Ⅱ度根分叉病变且根分叉区有牙龈覆盖者。

【手术方法和注意事项】

1. 常规消毒、麻醉。

2. 常规翻瓣，切口设计要保证黏膜骨膜瓣在复位后完全覆盖受骨区。

3. 直视下清除牙石，刮净骨袋内病理性组织及结合上皮，平整根面。生理盐水冲洗创面。

4. 将准备好的植入材料植入受骨的骨袋并压实，使填入物与骨袋口平齐。

5. 龈瓣复位并严密覆盖植骨区，褥式缝合。

6. 检查龈瓣缝合后是否植入物覆盖妥帖、是否有渗血。

7. 外敷牙周塞治剂。

十四、牙冠延长术

【适应证】

1. 因牙齿折裂、龋坏等原因形成的残根边缘达龈下，影响牙体修复者。

2. 龋坏达龈下，根管侧穿或牙根外吸收在牙颈 1/3 处，牙齿尚有保留价值者。

3. 破坏了生物学宽度的修复体，需手术重建生物学宽度。

4. 临床牙冠过短，修复体难以固位，或无法粘贴正畸装置者。

5. 因牙齿被动萌出不足或牙龈过长而引起的露龈笑，需改善美观者。

【禁忌证】

1. 牙根过短，冠根比例失调者。

2. 牙齿折断达龈下过多，骨切除术后剩余牙槽骨高度不足以支持牙齿行使功能者。

3. 为暴露牙齿断缘需切除的牙槽骨过多，导致邻牙不协调或明显损害邻牙者。

4. 全身情况不宜手术者。

【手术方法和注意事项】

1. 常规消毒、铺巾，局部浸润麻醉和阻滞麻醉。

2. 明确牙断端的位置及范围，根据术后龈缘的新位置确定内斜切口的位置，即位于未来的龈缘处。前牙美容性牙冠延长术，切口位置应遵循牙龈生理外形，龈缘应与上唇笑线一致，中切牙与尖牙的牙龈缘位置相同，侧切牙龈缘位置偏向冠方 1 mm。

3. 沿切口翻开全厚瓣，除去残留的领圈牙龈组织，并刮除肉芽组织，暴露端面。

4. 测量骨嵴顶到釉牙骨质界的距离及与中切牙、侧切牙、尖牙的协调关系。并修整骨嵴顶使之在牙断缘根方至少 3 mm，并与其他部位和邻牙的骨嵴逐渐移行。

5. 改善露龈笑的美容手术，骨嵴顶应在釉牙骨质界根方 2 mm，使术后龈缘位于釉牙骨质界冠方 1 mm，应注意两侧龈缘位置对称。

6. 对暴露根面进行彻底的根面平整，去除根面上残余的牙周膜纤维，防止形成新附着。

7. 修整龈瓣，将龈瓣复位并缝合于牙槽嵴顶处水平。

8. 冲洗术区、压迫止血，放置牙周塞治剂。

9. 术后 1～2 周可戴临时冠，6 周后作永久修复体，涉及美容的修复应至少在术后 2 个月开始。

十五、磨牙远中楔形瓣切除术

本术式用来消除最后一个磨牙的远中牙周袋，也适用于缺牙间隙的近中、远中牙周袋。

【适应证】

1. 最后面磨牙（多为第二磨牙）的远中牙周袋。

2. 缺牙区间隙的近、远中牙周袋。

【手术方法和注意事项】

1. 常规消毒麻醉。

2. 在最后一颗磨牙的颊、舌面按常规作内斜切口，两切口到达磨牙远中后再向远中延伸，汇合形成楔形切口，切口直达骨面。形成底边在磨牙远中面，尖朝向磨牙后垫远中端的三角形瓣。袋越深两切口间距离越大。

3. 分离并切除楔形病变组织，骨吸收严重者修整骨外形；彻底刮除炎症肉芽组织及袋上皮，并进行根面平整。

4. 修剪颊、舌龈瓣，使其复位于牙槽骨面水平。磨牙周围作内斜切口与远中切口相连。

5. 锚式缝合，关闭伤口，放置牙周塞治剂。

6. 术后 2 周除去塞治剂，拆除缝线。

十六、系带修整术

【适应证】

1. 系带附着位置过于靠近龈缘。

2. 粗大的唇系带将上中切牙相隔而出现较大间隙。

【手术方法和注意事项】

1. 局部浸润麻醉。

2. 用止血钳夹住系带，钳喙直指移行沟。

3. 在止血钳喙的上下两侧各作一切口直达移行沟。两切口之间成"V"形，切除止血钳所夹部分。

4. 钝剥离创口下的纤维组织，使系带完全松弛，创口呈菱形。

5. 沿系带纵向方向作间断缝合，张力大处可作褥式缝合。

6. 压迫止血，1周拆线。

十七、游离龈移植术

【适应证】

1. 附着龈过窄或无附着龈，同时伴下列情况者：

（1）牙槽黏膜及肌肉的牵拉使龈缘与牙面分离。

（2）个别牙唇侧龈退缩，退缩的根方无附着龈或附着龈过窄。

（3）前庭过浅，妨碍义齿的佩戴和口腔卫生的保持。

（4）固定修复体的边缘欲放在龈下，但边缘龈组织无附着龈或附着龈过窄。

2. 牙龈过薄，预计正畸治疗后牙齿最终的位置可能导致骨开裂和牙龈退缩，通过手术增加覆盖牙龈的厚度，减少牙龈退缩的危险。

【手术方法和注意事项】

1. 阻滞麻醉或局部浸润麻醉 勿将麻药注入即将接受移植组织的区域，不用含肾上腺素的麻药。

2. 受区准备

（1）沿膜龈联合作水平切口，不要切透骨膜，锐分离法沿切口向根方将牙龈作半厚瓣，将瓣向根方推移并缝合固定于根方骨膜上，形成受区创面。

（2）测量受区创面大小，用消过毒的锡箔或纱布剪成受区的大小和形状。用生理盐水纱布覆盖创面。

3. 供区准备

（1）选择上颌双尖牙至第一磨牙腭侧区为供区，在距龈缘2～3 mm处作浅切口，沿切口用锐剥离法按受瓣区图样切取游离龈组织，厚度以1.0～1.5 mm为宜。包括角化上皮及其下方少许结缔组织。

（2）创面可放碘仿纱布或无菌锡箔，然后放置牙周塞治剂。

4. 游离龈瓣移植与缝合

（1）清除受区血凝块，将游离龈组织与受区结缔组织紧贴，避免边缘卷曲，缝合固定。

（2）用细针和细线（5～0号），将游离龈组织的两角缝于受区冠方端的骨膜上，只缝2针，使其固位即可，根方组织不必缝合。

（3）湿纱布轻压移植组织1～2 min，排除瓣下方的积血和空气，使组织紧贴。

（4）术区表面放置无菌处理过的锡箔，然后放牙周塞治剂。

5. 术后护理 术后3天内避免术区部位唇（颊）部的剧烈活动，用0.12%氯己定含漱。术后10天拆线，必要时可再放牙周塞治剂1周，保持口腔卫生。

十八、侧向转位瓣术

【适应证】 本术适用于个别牙的唇侧龈裂或牙龈退缩，但暴露的根面较窄，同时邻牙的牙周组织健康，附着龈较宽，牙槽骨有足够的高度和厚度，且有足够的前庭沟深度，可提供龈瓣，并能侧向转移，能将裸露的根面覆盖。

【手术方法和注意事项】

1. 常规消毒局麻 同游离龈移植。

2. 受瓣区准备

（1）沿局限性牙龈退缩的边缘 0.5～1.0 mm 处作一"V"形或"U"形切口。切口线要在健康组织上。

（2）切除暴露根面周围的不良龈组织，并彻底刮除，使牙周膜间隙开放。

3. 供瓣区处理

（1）测量受瓣区缺损宽度，在患牙的近中或远中形成一相当于受瓣区 1.5～2 倍宽的半厚瓣，牙龈较薄也可为全厚瓣，高度与受瓣区相同。

（2）在受瓣区创面近中或远中 2 个牙龈乳头处，于健康牙龈上作垂直于骨面的纵行切口，翻瓣，形成带蒂的龈瓣，若龈瓣张力大，可将纵行切口延长，使龈瓣松弛，便于龈瓣转移。

4. 龈瓣侧向转位、缝合固定 将供区龈瓣侧向转位，覆盖受瓣区根面，修剪龈乳头外形，缝合。

5. 创面处理 在术区表面包括受瓣区和供瓣区表面放置锡箔，然后放置牙周塞治剂。

十九、上皮下结缔组织移植术

【适应证】 Miller Ⅰ度和Ⅱ度牙龈退缩，单个或多个牙均可。Ⅲ度龈退缩牙龈需要有一定厚度，能作半厚瓣且具有充足的血供。

【手术方法和注意事项】

1. 裸露根面的处理 根面平整，彻底刮净受植区根面并降低根面凸度；也可用四环素等处理根面然后以生理盐水冲洗。

2. 受植区处理

（1）切口：在龈退缩牙近、远中唇侧牙龈上作一水平切口，不包括牙间乳头，切口位于距龈乳头顶部约 2 mm 釉牙骨质界处。在水平切口的近、远中末端作两个斜向纵切口，切口超过膜龈联合。

（2）半厚瓣翻瓣：锐分离法翻开半厚瓣至超过膜龈联合，保留骨膜和薄层结缔组织于骨面，使瓣可无阻力地复位于釉牙骨质界处。

3. 供区获取游离结缔组织

（1）从上颌双尖牙及磨牙的腭侧牙龈切取上皮下结缔组织。在距龈缘 2～3 mm 处作一水平切口，在水平切口两端作垂直切口，使切口成矩形。

（2）翻开薄层半厚瓣，从瓣下方切取一块大小合适的结缔组织，也可在其表面带一窄条上皮，随结缔组织移植至受植区。

（3）也可只作一个切口，不翻瓣，直接从该切口处切取深部的结缔组织。

4. 游离结缔组织的移植

（1）修剪游离的结缔组织并清除脂肪组织，立即覆盖在受植区根面及邻近的结缔组织创面上。

（2）有窄条上皮的结缔组织使上皮位于患牙的釉牙骨质界处或其冠方。

（3）用细针和细的可吸收缝线将移植组织缝合固定在骨膜和被保留的龈乳头处。

5. 半厚瓣的复位 将受植区的半厚瓣作冠向复位，覆盖结缔组织的 1/2～2/3，缝合固定。

6. 供区处理 将供区翻起的半厚瓣复位、缝合。

7. 术区先覆以锡箔，再放置牙周塞治剂。术后 1 周拆线。

第四章　儿童口腔疾病

第一节　牙齿萌出与脱落异常

一、恒磨牙异位萌出

【概述】　第一恒磨牙萌出时近中阻生，伴第二乳磨牙的牙根吸收和间隙丧失。这是混合牙列阶段最早出现的发育障碍。

【诊断】

1. 病因

（1）第二乳磨牙和第一恒磨牙牙冠体积大。

（2）上颌结节发育不足。

（3）第一恒磨牙萌出角度异常。

2. 临床表现

（1）第一恒磨牙近中边缘嵴阻生在第二乳磨牙远中颈部以下。

（2）第二乳磨牙远中根吸收。

（3）常发生于上颌双侧第一恒磨牙。

3. 辅助检查　X线检查可见第二乳磨牙远中根面非典型性弧形根吸收。

【治疗】

1. 阻生的第一恒磨牙未萌或部分萌出时应严密观察，大约2/3异位萌出的第一恒磨牙可自行矫正。

2. 铜丝结扎法或分牙簧帮助第一恒磨牙萌出到正常位置。

3. 上述方法不能奏效者可采用截冠法，即截除第二乳磨牙的远中根和部分牙冠，用预成冠修复剩余的牙冠。

4. 第二乳磨牙破坏较大时可拔除第二乳磨牙，并维持间隙或用间隙扩展装置推第一恒磨牙远中移动。

二、牙齿固连

【概述】　牙齿固连指牙骨质与牙槽骨直接结合，固连部位牙周膜丧失，患牙𬌗面低于正常𬌗平面。

【诊断】

1. 病因　病因不清，可能的发生机制如下：

（1）遗传或牙周膜先天缺失。

（2）局部代谢障碍，固连部位破骨与成骨活动不平衡。

（3）局部创伤。

（4）局部感染、温度及化学刺激、过重的咀嚼力、牙骨质增生、牙髓-牙周通道等。

2. 临床表现

（1）牙齿下沉：分为3度。①轻度：患牙𬌗面低于𬌗平面约1 mm。②中度：患牙边缘嵴平或低于邻牙接触点。③重度：患牙整个𬌗面平或低于邻面牙龈。

（2）患牙正常生理动度消失。

（3）患牙叩诊可出现实性音。

3. 辅助检查　X线检查可见牙周膜连续性中断，根骨连接处不清。

【治疗】

1. 定期观察。

2. 修复𬌗面高度。

3. 拔除患牙,保持间隙。下颌第一乳磨牙可采取保守治疗,仅在极严重时拔除。下颌第二乳磨牙在不及时脱落、中重度低位、第一恒磨牙倾斜、垂直牙槽骨法预后不好、恒牙牙周预后不好时应拔除。上颌乳磨牙下沉发展快,应尽早拔除,做间隙保持器。

三、乳 牙 早 萌

【概述】 出生时就已萌出的牙齿称为诞生牙。出生后 30 天内萌出的牙齿称为新生牙。两者都是乳牙的早萌现象。

【诊断】

1. 病因

(1)家族遗传。

(2)乳牙胚的位置接近口腔黏膜表面。

2. 临床表现

(1)多发生于下颌中切牙,偶见于上中切牙和第一乳磨牙。

(2)多数是正常乳牙,少数是多生牙,牙冠形态基本正常,但钙化很差。

(3)牙根尚未发育或发育很少,因极度松动而影响哺乳或因诞生牙的锐利切缘对舌系带的摩擦,造成舌系带区的创伤性溃疡,临床上又称为里加病(Riga disease)。

3. 辅助检查 X 线片了解牙根发育程度及早萌芽与邻牙的关系。

【治疗】 为预防舌系带溃疡,可改变喂养方式。已造成严重舌系带溃疡时可拔除诞生牙。

四、乳 牙 迟 萌

【概述】 乳牙迟萌是指出生 1 周岁后,乳牙不见萌出,X 线片示牙胚发育正常。

【诊断】

1. 病因

(1)营养障碍,特别是维生素 D 和钙的摄入不足。

(2)低出生体重儿、佝偻病患儿、早产儿乳牙发育不足。

(3)内分泌失调,特别是甲状腺功能低下或生长激素分泌减少。

2. 临床表现 出生 1 周岁后仍迟迟不见乳牙萌出,同时伴有烦躁、易惊和多汗的表现,或伴有比同龄儿生长缓慢的表现。

3. 辅助检查 X 线片观察牙胚发育情况。

【治疗】 查明原因,治疗全身疾病。如患儿伴有毛发稀少或少汗,应排除无牙畸形。

五、萌 出 血 肿

【概述】 乳牙或恒牙萌出前,局部牙龈常出现蓝紫色的组织肿胀,称为萌出血肿。

【诊断】

1. 萌出过程中牙齿突破牙囊,在龈下聚集组织液或血液而形成。

2. 常见于第二乳磨牙或第一恒磨牙区。

3. 病灶局限于即将萌出牙齿的切缘或𬌗面处,组织内充满血液。

4. 通常在几天内牙齿穿破组织,血肿消退。

【治疗】

1. 血肿较小时,不影响牙齿萌出,可以不处理。

2. 血肿较大时,需切开暴露牙冠,使牙齿继续萌出。

六、乳牙滞留

【概述】　混合牙列期，继承恒牙已萌出，未按时脱落的乳牙；或恒牙未萌出，保留在恒牙列中的乳牙，均称为乳牙滞留。

【诊断】

1. 病因　①继承恒牙萌出方向异常，使乳牙的牙根吸收不完全。②继承恒牙先天缺失，乳牙下方没有恒牙胚，不能促使其牙根吸收。③恒牙萌出无力，乳牙根不被吸收。

2. 临床表现　①常见于混合牙列早期下颌中切牙。②恒牙在舌侧萌出，乳牙滞留在唇侧，呈二层牙现象。③第一乳磨牙的残根或残冠滞留于第一前磨牙颊舌侧或近远中。④第二乳磨牙滞留多是恒牙胚先天缺失或埋伏阻生。⑤4 个以上的乳牙滞留称为多发性乳牙滞留，见于颅骨、锁骨发育不全患者。

3. 辅助检查　X 线片确定恒牙胚情况。

【治疗】

1. 恒牙胚发育正常，拔除滞留乳牙。

2. 无继承恒牙，可不予处理。

第二节　儿童龋病

一、儿童易患龋的原因

1. 表面釉质未成熟，乳牙矿化度低，牙齿抗酸能力差。

2. 解剖特点　乳牙骀面窝沟点隙多，邻面接触面大，存在发育间隙，利于食物滞留和菌斑聚集。

3. 饮食特点　儿童喜食甜食及软质食物，且进食次数多。

4. 口腔卫生差。

5. 早发现、早治疗困难。

二、儿童龋病的临床表现

1. 患龋率高、发病早　乳牙患龋率 7 岁可达高峰。

2. 急性龋多见，龋蚀发展快　病变部位着色不明显，结构松软湿润。在短期内易转变为牙髓和根尖周炎症、残根、残冠等。

3. 龋损呈广泛性　同一口腔内多数牙齿多个牙面可同时出现龋损，恒牙龋主要发生于骀面和邻面；乳牙龋除发生于骀面和邻面外，还发生于唇面、舌面等光滑面和牙颈部。

4. 自觉症状不明显　特别是乳牙，多在龋齿发展成牙髓炎或根尖周炎时才就诊。

5. 修复性牙本质形成活跃　龋蚀使修复性牙本质形成活跃，有利于龋病的防治。修复性牙本质能防御细菌感染牙髓，保护牙髓，避免露髓。

6. 猖獗龋　突然发生，涉及牙位广泛，迅速形成龋洞，早期波及牙髓，且常常发生在不好发的牙齿上，如下颌切牙及切端和牙尖。

7. 婴幼儿龋　也称奶瓶龋。患儿常有睡觉时含奶瓶的习惯，好发于上乳前牙、上下第一乳磨牙、下乳尖牙，但下乳切牙常不受影响。

三、乳牙龋病的危害

（一）局部影响

1. 影响咀嚼功能。

2. 对恒牙及恒牙列的影响　乳牙的龋坏及其造成较差的口腔卫生环境易使新生恒牙患龋，尤其对相邻恒牙影响更大。进一步引起根尖周炎时，会对其下方的恒牙胚发育造成影响。乳牙早失或残根滞留影响继承恒牙的萌出，进而可导致错殆畸形。

3. 损伤口腔黏膜及软组织，造成创伤性溃疡。

4. 对颜面发育的影响 咀嚼功能降低，使颌骨发育不足，一侧牙齿废用时，颜面部发育不对称。

（二）全身影响

1. 营养不良 咀嚼功能降低影响患儿的营养摄入，使儿童的生长发育受到影响，机体抵抗力也会降低。

2. 急性感染性疾病 龋病引起的急性牙髓炎、根尖炎可在儿童颌骨中扩散成颌骨骨髓炎和急性化脓性蜂窝织炎，严重时引起急性败血症。

3. 慢性感染病灶 龋病造成慢性根尖周炎时可成为感染病灶，引起远端器官的疾病。

4. 对儿童心理的影响 前牙区龋齿影响美观，牙齿早失影响正确发音，给儿童心理造成一定影响。

四、儿童龋病的治疗

（一）概述

儿童龋病必须根据不同年龄、龋病发生和发展的特点确定治疗方案。

（二）治疗计划

【患儿易感的原因】

1. 牙齿硬组织的性状 了解胎儿期和婴儿期母亲和患儿的营养及健康状况。

2. 生活饮食习惯 食物和饮料中的含糖量及饮食频率。

3. 口腔卫生习惯 是否刷牙以及患儿唾液的质与量，唾液是否黏稠或量少。

【分期、分区治疗】

1. 暂时处理开放性龋洞 多发性龋齿或猖獗龋，必须很快、粗略地去除腐质，用丁香油氧化锌糊剂暂封龋洞，减少食物滞留，控制龋损进展，促进修复性牙本质形成，争取治疗时间。

2. 乳牙期

（1）对破坏严重、牙髓已暴露需要大量治疗且预后很差的乳牙可拔除，拔除后视牙齿替换情况做间隙保持或正畸治疗。

（2）乳磨牙、乳尖牙的龋损应积极治疗。因其在口腔中保留时间长，对咀嚼功能和恒压的替换有重要作用。

3. 混合牙列期 对恒牙龋损要积极治疗，防止龋损的扩大。

替牙期的乳牙龋损可缓治，接近替换时可不治，如5岁以后的乳切牙，11岁左右的乳磨牙。

4. 有步骤的按区治疗 不宜在左右两侧同时治疗，可在一侧上下治疗。

5. 治疗后的缺损牙体可用银汞合金、复合树脂、玻璃离子水门汀等材料修复，也可用预成金属冠修复。

五、乳牙龋修复技术

（一）乳磨牙银汞合金充填术

1. 适应证 ①乳磨牙殆面龋坏（Ⅰ类洞）。②乳磨牙邻面龋坏（Ⅱ类洞）。③乳磨牙颊、舌面龋坏及乳前牙舌面龋坏。

2. 窝洞预备和充填要点

（1）要充分了解乳牙髓腔相对较大、髓角高、硬组织层薄的特点，防止备洞过程中露髓和充填过程对牙髓的刺激。

（2）Ⅰ类窝洞的基本洞形为盒形，洞壁和洞底移行部位应圆缓，洞缘不要过锐。由于乳牙承担咀嚼力小，𬌗面洞的深度在 0.5 mm 以上即可。

（3）Ⅱ类窝洞在咬合面和邻面相交处容易破折，应注意邻面的外形线和牙齿表面呈直角。角度过大或过小都易使该处的充填体或牙体组织发生折裂。咬合面窝洞外形的狭窄部其宽度应以颊、舌两牙尖距离的 1/3 为基准。狭窄部与龈阶轴壁在同一位置时充填体易折断，龈阶处应稍宽。髓壁和轴壁线角过锐时，充填体也很容易折断，所以，此线角要注意圆缓。

（4）软化牙本质未去净时，窝洞耐垂直压力较差，会发生充填体折断和继发龋，致使充填体嵌入牙间隙中或脱落。

（5）窝洞形成后，要仔细检查是否有露髓，上颌第一、二乳磨牙的近中舌侧髓角，下颌第二乳磨牙近中颊侧髓角较高易露髓。因邻面有不洁区，牙颈部要略为向外扩展到自洁区。充填时要有足够的充填压力，如果不密合，这些部位容易产生继发龋或充填体折断。

（6）由于儿童有时不能表达咬合时的异常感，要特别注意咬合关系。

（7）为了防止咀嚼时充填体折断，一定要向家长说明，充填后 2 h 内不要吃东西。充填体的磨光要在 24 h 以后，磨光后的充填体表面光滑，可以防止继发龋。

（二）乳牙复合树脂修复术

1. 适应证 ①乳前牙唇、舌、邻面龋。②由于外伤或龋坏造成的乳前牙切角缺损。③乳磨牙𬌗面及邻面龋。

2. 窝洞预备及修复的特点

（1）Ⅰ类洞位于咬合面或唇舌面的窝洞，可根据银汞合金充填窝洞预备的要求制备洞形。上颌第二乳磨牙，不必超过斜嵴形成窝洞，𬌗面深度应为釉牙本质界下 0.5 mm。

（2）Ⅱ类洞洞形仅局限于邻面时，如果能在邻面备洞则不必扩展到𬌗面。由于磨牙复面洞恢复邻面接触点较困难，可用间接法复合树脂嵌体技术修复。

（3）乳前牙Ⅲ类洞可将鸠尾形预备在唇侧，乳尖牙一般在舌侧。为避免露髓，可将鸠尾偏向牙龈，相邻两个牙齿邻面都有龋坏时要同时预备。充填时中间要放赛璐珞条隔开分别修复。洞形应尽可能小。

（4）对于切角缺损较大的Ⅳ类洞洞形，由于乳前牙唇舌向厚度较小，为了增加黏结面积，可以适当增加洞斜面。

（5）Ⅴ类洞外形根据乳牙龋洞的大小制备。如果邻面也有龋坏可连接起来形成龋洞。必要时也应扩大洞斜面，增加黏结面积。

3. 操作步骤

（1）隔离唾液：用棉纱卷或橡皮障隔湿。

（2）形成窝洞：如洞底牙本质超过 0.5 mm 以上时应用氢氧化钙制剂或玻璃离子水门汀垫底。

（3）酸蚀：乳牙由于存在无釉柱釉质，酸蚀时间应较恒牙略长一点。

（4）涂布黏结剂。

（5）充填树脂：雕刻成形，应使用专用树脂充填器。

（6）光固化：窝洞深度超过 2~3 mm 时应分层充填。

（7）形态修整及磨光：复合树脂固化后，去除成形器械，用专用磨光钻和磨光杯磨光，修整形态。特别注意邻面不要有多余树脂压迫牙龈，复合树脂表面粗糙易沉积菌斑，所以一定要仔细磨光。

（三）乳牙玻璃离子水门汀修复术

1. 适应证 ①乳前牙的唇面，磨牙𬌗面或邻面等单面窝洞。②接近脱落乳牙的暂时修复。

2. 操作过程 ①去腐，备洞。②隔湿，用棉纱卷或橡皮障隔湿。③吹干后，放表面处理液。④粉和液体按比例调和。⑤用专用充填器，充填并形成牙体外形。⑥光固化性，用可见光固化灯光照。⑦用磨光钻针和橡皮杯修整形态、磨光。⑧化学固化玻璃离子水门汀形成外形后涂凡士林膏隔离唾液。

（四）乳牙预成金属冠修复术

1. 适应证

（1）多个牙面龋坏的乳磨牙。

（2）牙冠破坏较大，修复较困难的乳牙。

（3）患儿对龋齿易感性强，易产生继发龋。

（4）经过牙髓治疗的乳牙，牙齿容易折断，无法用其他方法恢复其功能。

（5）釉质或牙本质形成不全的牙齿。

（6）固定保持器基牙。

2. 操作步骤

（1）彻底去除软化牙本质后完成牙髓治疗。

（2）牙体预备

1）咬合面：用 311 号或 201 号钻针磨去 1.0 mm。

2）邻接面：应避免伤及牙间乳头，用 201 号钻针由颊侧向舌侧逐渐向牙龈缘，平行削除牙体组织，并逐渐使钻针向𬌗面倾斜，这样有利于预成冠戴入，要注意邻面预备时不要伤及邻牙和牙龈组织。

3）颊舌侧：用裂钻将颊舌侧隆起部分磨去。

4）牙尖：牙尖和牙颈线角都应圆钝，过锐会造成戴入困难。

（3）选择预成金属冠：根据牙颈部的周长选择预成金属冠，用铅笔画出牙颈线，预成金属冠应伸展至牙龈缘下 0.5~1.0 mm，试戴后将预成金属冠边缘多余部分剪去，再根据牙齿形态修整预成金属冠，特别要注意邻面，如果预成金属冠较长时，戴入后压迫牙龈，应进行调整。咬合面的调整应先将咬合纸放在𬌗向，和对𬌗牙咬合后，根据牙冠的印记用咬合调整钳子修整形态，还应检查接触点恢复的情况。

（4）水门汀黏着：黏着前应再次戴入牙冠确认是否适合。黏着时，下颌牙位应先戴入舌侧，再顺颊侧戴入。上颌相反，先戴入颊侧再顺舌侧戴入，戴入后检查位置是否正常，然后嘱患儿咬住纱卷到水门汀硬固。硬固后，将龈缘下和邻面等部位多余的水门汀去除。

3. 注意事项

（1）预成金属冠过高时，会影响患儿咬合功能的发育，应特别注意。

（2）𬌗面预成金属冠被咬穿孔时，水门汀溶解，造成继发龋，应及时处理。

（3）冠缘不合适时会影响恒牙萌出。

六、控制和预防龋病

1. 向家长说明龋齿的病因和有关口腔卫生知识。使家长理解治疗并帮助儿童给予合作。

2. 改善不良的饮食习惯　减少摄取糖的量和频率。

3. 氟化物的应用　根据儿童年龄选择适当的方法，如用含氟牙膏、含氟漱口水，适当服用氟片，饮用氟化水、盐或牛奶等。

4. 窝沟封闭。

5. 定期检查、早期防治。

第三节　儿童牙髓病与根尖周病

一、乳牙牙髓病及根尖周病

【概述】　乳牙牙髓病是牙髓组织的疾病，包括牙髓炎症和牙髓坏死，多由深龋感染引起。乳牙根尖周病绝大多数是由牙髓病或牙髓感染发展而来。

【临床特点】

1. 早期症状不明显。

2. 乳牙牙髓炎症多为慢性过程。出现急性症状时，多半是慢性炎症的急性发作。

3. 乳牙慢性牙髓炎可伴有根尖周感染，多发生于根分歧下方的根尖周组织。

4. 牙髓炎症易导致牙根吸收。

5. 乳牙根尖周感染扩散迅速，如不及时处理可出现全身症状。感染还易从龈沟排脓。乳牙根尖周病出现脓肿或瘘管的部位常与牙根形态走向有关，如上颌第一乳磨牙近中根感染可见尖牙部位出现脓肿。

【诊断】

1. 疼痛史

（1）有自发疼痛史表明乳牙牙髓有广泛炎症，甚至牙髓坏死。

（2）无疼痛史不能肯定牙髓无感染存在，应根据其他临床检查结果综合分析。

（3）反复肿痛史为乳牙根尖周病的指征。

2. 露髓和出血

（1）非龋源性露髓（外伤、意外穿髓等）：露髓孔的大小与牙髓感染的范围成正比关系。

（2）龋源性露髓：总伴有牙髓感染的存在，针尖大小的露髓孔也可能发展为广泛的牙髓炎症甚至牙髓坏死。

（3）露髓处较多暗红色出血，且不易止住，说明牙髓感染较重。反之，牙髓感染较轻且局限。

3. 叩诊和牙齿动度

（1）叩痛和动度过大说明牙根周围组织处于充血炎症状态。

（2）乳牙有一定的生理动度，尤其是生理性根吸收期间。根尖周病的患牙可有松动。

4. 牙龈肿胀和瘘管 此为根周围组织出现炎症的可靠指标。此时牙龈可为感染的活髓，也可是牙髓已经坏死。

5. X线检查 应注意观察以下几点：

（1）龋损的深度，龋损与牙髓腔的关系。

（2）有无根尖病变及程度，是否涉及恒牙胚。乳牙根尖周病可先在根分歧区出现透射区，进一步发展可有根吸收。

（3）恒牙胚的发育情况与乳牙的生理性根吸收。

【治疗】

1. 护髓垫底和间接盖髓术

（1）方法

1）护髓垫底：是深龋治疗时，在洞底的牙本质表面放一层护髓材料，以隔绝外界刺激通过牙本质小管影响牙髓的方法。

2）间接盖髓术：深龋治疗中去净腐质后，在极为近髓处的牙本质表面放上一层护髓材料，起到保护牙髓、促进修复性牙本质形成的作用。

（2）材料：速硬氧化锌丁香油糊剂、聚羧酸水门汀、玻璃离子水门汀、速硬氢氧化钙制剂等。间接盖髓剂的上方需再放一层护髓垫底材料。

（3）术后观察：护髓垫底和间接盖髓术后的牙齿应无疼痛，咬合无不适，无异常动度，牙龈无红肿及瘘管。X线片无牙周组织病变，1~3个月后可见修复性牙本质出现。

2. 直接盖髓术

（1）适应证：①外伤露髓及治疗中的意外穿髓，穿髓孔小于1 mm。②不用于乳牙深龋露髓。

（2）盖髓剂：氢氧化钙制剂。

（3）方法：①局部麻醉并良好隔湿下进行。②打开牙髓后用无菌器械操作，注意冷却，尽量减少对牙髓的刺激。③盖髓剂置于露髓孔处，切忌向牙髓方向加压。④直接盖髓剂上方加放护髓垫底材料，然后严密充填修复牙齿。

（4）术后观察：牙齿应无疼痛、咬合不适、异常动度、牙龈无红肿及瘘管。X线片无牙周组织病变，1～3个月后可见牙本质桥出现。

3. 乳牙牙髓切断术　乳牙深龋侵犯牙髓早期，感染仅限于冠髓，尚未达到根髓时，可去除已被感染的冠髓，保留未感染的根髓，达到治疗的目的，此方法被称为活髓切断。

适应证：乳牙龋齿引起的冠髓炎。牙冠可以修复，牙根生理性吸收在1/2以下。

非适应证：①牙髓感染已侵犯根髓，甚至牙根周围组织。②牙根吸收显著，继承恒牙即将萌出。③患儿不能配合治疗。

（1）乳牙FC（戊二醛）牙髓切断术

1）方法：①术前拍X线片，局部麻醉及良好隔湿下进行。②去腐备洞，揭去髓室顶，用锐利挖匙或中号圆钻去除冠髓，生理盐水冲洗髓腔，止血。③以1∶5 FC液棉球盖于牙髓断面5 min。④氧化锌丁香油水门汀置于根管口处行盖髓处理，也可用混有FC、戊二醛的盖髓剂盖髓。切忌向牙髓方向施压。⑤垫底后严密充填，预成冠修复。

2）术后并发症及失败原因：根内吸收，根外吸收及瘘管形成。应及时进行根管治疗。

（2）乳牙氢氧化钙牙髓切断术

1）方法同FC牙髓切断术，盖髓剂为氢氧化钙制剂。

2）氢氧化钙制剂是较成熟的活髓保存剂，可较好地保留生活牙髓并诱导牙本质桥形成。

3）本法主要的失败原因是纯氢氧化钙过强的碱性导致牙髓组织弥漫性炎症，造成根内外吸收及根周组织病变。

4. 乳牙根管治疗术

（1）适应证：急、慢性牙髓弥漫性感染和根周围组织感染。

（2）禁忌证：①不能保留的牙齿。②X线片示根管内吸收者。③机械性或龋源性髓室底穿孔者。④病理性根吸收超过1/3者。⑤病理性骨支持丧失伴牙周组织附着丧失者，涉及恒牙胚者。⑥被囊肿涉及的牙齿。

（3）方法

1）术前拍X线片。

2）牙髓失活和摘除。

3）根管预备：乳磨牙不强调根管整形，不必拉直根管。电子根管长度测量仪不适用于乳牙，注意保护恒牙胚。根管消毒时应选用樟脑酚、碘仿和氢氧化钙药物等温和的药物。

4）根管充填：用氧化锌丁香油糊剂、氢氧化钙制剂、碘仿糊剂制剂等充填，不锈钢预成冠修复。

5）术后定期复查。

二、年轻恒牙的牙髓病及根尖周病

【诊断】

1. 疼痛史

（1）出现激惹性疼痛说明牙髓充血；自发痛说明牙髓广泛炎症甚至牙髓坏死。

（2）无自发痛不能说明牙髓无炎症。

（3）畸形中央尖的折断是导致牙髓感染疼痛的常见病因。

2. 叩诊和牙齿动度

（1）叩痛和动度过大说明牙根周围组织处于充血炎症状态，无其他非龋因素存在时说明存在牙髓感染，且已扩散至牙根周围组织。

（2）年轻恒牙生理动度偏大，检查时注意区分。

3. 露髓和出血

（1）龋源性露髓孔大小与牙髓感染范围成正比。

（2）露髓处较多暗红色出血且不易止血时说明感染较重，反之则轻且局限。

4. 牙髓测验　常用温度测量法。

5.X 线片检查　应观察龋洞和髓腔的关系、有无修复性牙本质生成、有无根管钙化或内吸收，注意鉴别牙乳头和根尖部病变的影响。

【治疗】

1. 间接牙髓治疗术（或称二次去腐法）

（1）适应证：深龋近髓但无牙髓炎症状，若一次去净腐质会导致露髓的年轻恒牙。

（2）禁忌证：闭锁性牙髓炎、牙髓坏死等牙髓感染。

（3）临床要点

1）准确判断牙髓状态，术前拍 X 线片。

2）局部麻醉下去腐，即将露髓处可留少许软化牙本质，避免穿髓。

3）盖髓剂为速硬氢氧化钙制剂，盖髓后垫底，严密封闭龋洞并作暂时性修复。

4）术后 6 个月修复性牙本质形成后打开窝洞二次去腐，再次间接盖髓严密垫底，完成永久性充填。

（4）术后观察：无自发痛，冷热刺激痛渐减轻至消失，牙髓应保持正常活力。

2. 直接盖髓术

（1）适应证：意外露髓孔小于 1 mm；外伤露髓在 4～5 h，露髓孔小于 1 mm，且露髓孔表面无严重污染。

（2）禁忌证：湿软的细菌侵入层腐质未去净而露髓；外伤后露髓时间过长或有严重污染，有牙髓炎症状。

（3）方法：同乳牙直接盖髓术。

（4）术后观察：术后 3 个月出现牙本质桥，为直接盖髓术成功的标志。如出现牙髓感染征兆应及时改行根管治疗术。

3. 年轻恒牙牙髓切断术

（1）适应证：牙髓感染仅限于冠髓的年轻恒牙。

（2）禁忌证：牙髓弥漫性感染。

（3）方法：同乳牙氢氧化钙牙髓切断术。

（4）术后观察：治疗后的牙齿应保持活髓状态，X 线片检查牙根继续发育、无根内外吸收、根尖无病变、切髓断面下方有牙本质桥形成。待牙根完全形成后，应改为根管治疗。

4. 根尖诱导成形术或根尖封闭术

（1）适应证：出现牙髓感染、坏死分解或根尖周病变的年轻恒牙。

（2）充填材料：氢氧化钙制剂，磷酸钙根管充填剂，碘仿制剂等。

（3）方法：①术前拍 X 线片。②去腐，开髓，揭髓顶，去除感染牙髓和坏死组织。③根管预备，勿损伤牙乳头。④根管封入刺激性小的药物如木榴油、碘仿或樟脑酚。⑤二次复诊以氢氧化钙制剂根充，也可用 Vitapex 糊剂充填。垫底，充填。⑥定期复查，待根尖硬组织形成后取出原根充物，改用永久根充糊剂充填并行永久修复。

（4）注意事项：①如根尖部出现病变或有临床症状如叩诊不适、叩痛等应重新更换氢氧化钙制剂，继续观察。②术中勿损伤牙乳头。

第四节　儿童牙外伤

一、牙齿震荡

【概述】　牙齿外伤后，主要影响牙周和牙髓组织，牙体组织完整或仅表现牙釉质裂纹，没有硬组织缺损及牙齿脱位时，称为牙齿震荡。

【临床表现】

1. 牙周组织损伤　牙齿酸痛，咬合不适，有不同程度的叩痛。应检查有无殆创伤。年轻恒牙损伤不重时，牙周组织较易恢复正常。

2. 牙髓组织损伤　近期可有充血、出血和感觉丧失；远期可有牙髓钙变、牙齿吸收、创伤性囊肿和根发育异常。

（1）牙髓感觉丧失：牙髓可能暂时失去感觉，活力测试无反应。

（2）牙髓钙变：牙齿外伤较长时期后可引起牙髓钙变，钙化部位在根髓，也可发生于冠髓或全部牙髓，活力测试反应不一；牙冠可能出现深浅不等的变色，多为淡黄色。

（3）牙齿吸收：外伤后可发生牙内吸收或牙根外吸收，多发生于根管内，也可发生于冠部牙本质，通常由 X 线检查发现。

（4）外伤性囊肿：牙齿外伤未经治疗，长时期可出现创伤性根尖囊肿。

（5）外伤性牙根发育异常：年轻恒牙严重外伤可能造成牙根发育异常，重者也可能导致牙根发育停止。

3. 牙体损伤　釉质裂纹，多发生于直接受打击的牙齿，平行光透照可见暗裂纹。

【治疗】

1. 消除咬合创伤　有早接触时调殆；深覆殆时可戴殆垫。

2. 减少或避免不良刺激　避免进食太凉太热的食物，避免用患牙咀嚼食物；临床作冷热测试时，时间不要太长。

3. 预防感染　视外伤程度服用抗生素，注意口腔卫生，预防菌斑堆积。

4. 釉面裂纹的处理　严重者涂以无刺激性的保护涂料或复合树脂黏结剂。

5. 定期追踪复查　伤后 2 周、1 个月、3 个月、6 个月、12 个月复查患牙的牙髓及牙根端的变化。

二、牙冠折断

【概述】　牙冠折断为最常见的牙齿折断类型，好发于上颌中切牙的切角或切缘。

【诊断】

1. 临床表现

（1）单纯釉质折断：发生于切角或切缘，牙本质未暴露，一般无自觉症状。临床检查注意有无釉质裂纹。

（2）釉质折断，暴露牙本质：釉质折断时牙本质暴露或釉质、牙本质同时折断，冷热刺激痛，牙髓表面牙本质较薄时可以见到牙本质下面粉红色牙髓。

（3）牙冠折断露髓：牙髓外露，临床症状明显，有冷热刺激痛，触痛明显，不敢用舌舔牙齿，甚至影响进食。年轻恒牙露髓后不及时处理会感染、坏死，亦有出现牙髓组织增生者。

2. 辅助检查　X 线片可了解牙齿折断情况及牙齿发育情况。

【治疗】

1. 小面积单纯釉质折断可不必处理，磨光锐利边缘。面积大者随诊观察，待牙齿松动恢复正常后再行修复。

2. 牙本质暴露者行间接盖髓术保护牙髓，修复牙冠外形。

3. 露髓者作直接盖髓术或活髓切断术，出现牙髓坏死时作去髓治疗，年轻恒牙可作根尖诱导成形术。

4. 如有断端牙冠，可用树脂黏结技术将断冠黏着复位。

5. 消除咬合创伤。

6. 定期随访。

三、牙 根 折 断

【概述】　牙根折断（以下简称根折）主要发生于牙根基本发育完成的青少年，尚未发育完成的牙根相对短粗，牙槽骨也较疏松，故很少发生根折。

【诊断】

1. 临床表现

（1）近根尖 1/3 根折，症状较轻或不明显，可有咬合不适感。

（2）根中 1/3 及近冠 1/3 折断者可有牙齿松动、牙冠伸长及咬合创伤等症状，越近冠端症状越明显。

2. 辅助检查　X 线片为主要诊断依据。根折线显像变化较多，可改变 X 线投照角度以确定根折部位。

【治疗】

1. 尽可能使断端密合复位。

2. 固定患牙　根折牙需固定 2～3 个月。

3. 消除咬合创伤　作全牙列𬌗垫，既可消除创伤又可固定患牙。

4. 定期随访　复诊时检查牙髓活力，如出现牙髓坏死及时作根管治疗。

四、冠 根 折 断

【概述】　外伤引起牙齿的釉质、牙本质和牙骨质同时折断，在牙冠、牙根部均有折断时称为冠根折断。

【诊断】

1. 临床表现

（1）横折：牙冠唇侧龈缘上 2～3 mm 处有一近远中向横折线，有时牙冠唇侧部分松动下垂，舌侧仍与根面或牙龈相连。可有𬌗干扰出现。

（2）纵折：折断线自切缘斜向根方，折断线可有 1 条或 2 条以上。

（3）完全萌出的牙齿多伴有露髓，牙冠刚萌出的牙齿多为简单冠根折断，少有露髓。

2. 辅助检查　X 线片可见折断线，有时需换角度投照并结合临床症状进行诊断。

【治疗】

1. 应急处理：将折断部位酸蚀后用复合树脂和邻牙一起固定，使患牙处于安定状态，防止唾液污染牙髓。2～3 天后开始系统治疗。

2. 去除牙冠断片后修复：适用于牙髓未受累及的冠根折断。

3. 去除牙冠断片辅以龈切除术和去骨术后牙冠修复：用于暴露腭侧断面。

4. 根管-正畸联合疗法：将牙根拉出 2～3 mm，以便将来牙体修复。适用于牙根发育完成且牙根足够长，可以进行桩核冠修复的外伤牙齿。

5. 严重垂直方向冠根折断及断端超过龈下 3 mm 者考虑拔除。

五、牙齿移位

牙齿受外力撞击后脱离其正常位置，称牙齿移位。

（一）牙齿挫入

【概述】 牙齿受外力后，向牙槽骨内陷入，称牙齿挫入。

【临床表现】

1. 患牙比相邻牙短，不松动，应与正在萌出的牙齿区别。

2. 严重挫入的牙齿临床完全见不到牙冠，应与完全脱出的牙区别。

3. 叩诊可呈高金属音调，而正萌出的牙叩诊音调低沉。

【辅助检查】 X线片表现为牙根与牙槽骨之间的正常牙周间隙和硬骨板影像消失。正在萌出的牙齿根端硬骨板和牙周间隙均清晰可见。完全挫入的牙在X线片上可看到牙槽骨内的患牙，全脱出的牙X线片上找不到牙齿影像。

【治疗】

1. 轻度挫入的患牙及年轻恒牙不宜将牙拉出复位，应观察牙齿可否自行萌出。

2. 定期观察牙髓状况，如有根尖透影或炎症性牙根吸收时，应立即拔除感染牙髓，并用氢氧化钙制剂充填根管。

3. 牙根完全形成的牙齿挫入严重时应在初诊时将患牙拉出，或进行正畸牵引。外伤后 2～3 周行牙髓摘除术并进行根管治疗术，以防止炎症性牙根吸收。

4. 长时间复诊观察。

（二）牙齿侧向移位和部分脱出

【概述】 侧向移位指外伤后牙齿向唇侧、舌侧或近中、远中方向错位。牙齿部分脱出是指牙齿部分脱出牙槽窝，明显伸长。

【临床表现】

1. 移位牙偏离原牙长轴。牙齿可能伸长。

2. 与对𬌗牙常有咬合创伤，有的伴有牙槽突骨折。

【辅助检查】 X线片可见根尖移位侧牙周间隙消失，而相对侧牙周间隙增宽，有时可见牙槽突的骨折线。

【治疗】

1. 局部麻醉下将牙齿复位并固定。

2. 检查并消除咬合创伤。

3. 定期随访，观察牙髓活力，X线片追踪牙根发育等变化。

（三）牙齿完全脱出

【概述】 牙齿因受外力完全脱出牙槽骨称为牙齿完全脱出。

【临床表现】

1. 常见于单个年轻恒牙。

2. 患牙完全脱出牙槽窝，可以落到口腔内或落在地上。临床可见家长将患牙裹在干燥的纸或布内前来就诊。

【辅助检查】 X线片可见空虚的牙槽窝，不见牙齿影像。

【治疗】

1. 牙齿储存 牙齿完全脱出后应立即放入生理盐水中，血液、组织培养液、唾液也可以作为储存液，在唾液条件下不应超过 2 h。

2. 清洁患牙 用生理盐水冲洗，不应刮牙根面。

3. 清洗牙槽窝 去除污物及异物。

4. 植入患牙　将患牙再植入牙槽窝内并轻轻加压使患牙复位。

5. 固定患牙　可用釉质黏结材料暂时固定，或者采用外科悬吊缝合法固定患牙，或托槽和不锈钢丝结扎固定。1 周后改用全牙列𬌗垫固定。

6. 抗生素的应用。

7. 再植牙的牙髓处理　牙根发育完成的牙齿再植 2 周内行牙髓摘除术及根尖诱导成形术或根管充填术。牙根未发育完成的年轻恒牙随血管可能重建。

8. 定期复查　第 1 个月内每周复查 1 次，半年内应每月复查，半年后每 3～6 个月根据情况进行复查。

六、乳牙外伤

【概述】　乳牙外伤以 1～2 岁幼儿发生率较高，乳牙根端有恒牙胚正在发育，外伤本身或处理不恰当均可造成恒牙胚的损害，轻者表现为继承恒牙的釉质发育不全，严重时可导致恒牙发育畸形，甚至停止发育。

【诊断】

1. 临床表现

（1）乳牙外伤的临床表现与恒牙外伤相似。

（2）根尖未发育完成的乳牙或牙根已部分吸收的乳牙，外伤时造成折断的较少，容易造成牙齿移位或脱出。

（3）严重的乳牙外伤可能影响或损伤继承恒牙牙胚。

2. 辅助检查　X 线检查：①移位乳牙显示牙根变长，说明根尖腭侧移位；显示牙根变短，说明根尖唇侧移位。②必须明确是否累及正在发育中的继承恒牙胚。

【治疗】

1. 乳牙震荡　牙冠变色时，X 线片示无根端病变，临床无症状，可不必处理。若有病变或牙龈红肿时可行根管治疗，反复肿胀则拔除。

2. 乳牙冠折露髓时　麻醉下摘除牙髓，行根管充填治疗。

3. 乳牙移位时　复位后一般预后良好。

4. 乳牙挫入时　明确牙齿挫入方向，一般乳牙根多偏向唇侧，距恒牙胚还有一段距离，如无根尖症状可不作处理；牙冠偏向唇侧者乳牙根尖偏向恒牙胚，应立即拔除乳牙。

5. 乳牙脱出或部分脱出时　如患儿不合作，可不行再植术。

第五章　口腔黏膜病

第一节　口腔黏膜感染性疾病
一、口腔单纯疱疹

【概述】　口腔单纯疱疹是由单纯疱疹病毒引起的口腔黏膜感染性疾病。临床分口腔原发性单纯疱疹和口腔复发性单纯疱疹。

【诊断】

1. 口腔原发性单纯疱疹　多见于婴幼儿，发病急，全身反应重，口腔黏膜的任何部位和口唇周围可出现成簇的小水疱，破溃后形成浅溃疡，口周皮肤可形成痂壳。口腔损害主要为龈口炎与口周皮炎，口腔黏膜广泛充血水肿，损害主要为浅溃疡，持续时间为1～2周，患儿流涎、拒食、烦躁不安，伴发热、颌下淋巴结肿大、触痛。

2. 口腔复发性单纯疱疹　成人多见，感染性疾病与机械刺激、创伤、日晒、月经、进食某些食物、情绪波动等都可促发。一般复发的部位在口唇或接近口唇处，水疱小而局限、全身症状轻，可伴淋巴结肿大，唇部复发前瘙痒与灼热感明显，病程为7～10天，愈后不留瘢痕。全身反应轻，口角、唇缘及皮肤仍出现典型成簇小水疱。

【辅助检查】

1. 涂片　①查找包涵体；②电镜检查受损细胞中是否含有不成熟的病毒颗粒进行形态学诊断。

2. 通过抗原抗体检测进行免疫学检查。

【治疗】

1. 抗病毒药物

（1）阿昔洛韦：一般原发性患者，200 mg 口服，每4 h 1次（每天5次，成人），疗程5～7天。复发性患者，可用静脉滴注，5～10 mg/kg，每8 h 1次，疗程5～7天。

（2）利巴韦林：又名病毒唑，口服每天0.6～1 g，分3～4次；肌内注射每千克体重10～15 mg，分2次。

（3）干扰素和聚肌胞：干扰素用于复发频繁或免疫力低下的患者，每天1～2次，肌内注射或皮下注射。聚肌胞每天或间隔1天肌内注射给药。

2. 免疫调节剂　胸腺素、转移因子、左旋咪唑片。

3. 环氧化酶抑制剂　如吲哚美辛25 mg，每天3次，口服；布洛芬每次服200 mg，每天4次，使用1个月至数月。

4. 局部用药　①0.1%～0.2%葡萄糖酸氯己定（氯己定）溶液、复方硼酸溶液（多贝尔漱口液）、0.1%依沙吖啶溶液漱口。②5%金霉素甘油糊剂或5%四环素甘油糊剂局部涂搽。0.5%达克罗宁糊剂局部涂搽可止痛。③5%阿昔洛韦软膏或阿昔洛韦眼药水局部涂搽。

5. 物理疗法　可用氦-氖激光治疗。局部照射点功率密度100 mW/cm^2，每处照射60 s，照射3～5处；每次总共照射3～5 min，每天1次，共治疗6～7次。重型口腔复发性单纯疱疹治疗10次。

6. 对症处理和支持疗法　对症处理包括抗感染、镇痛等，如全身使用抗生素。疼痛剧烈者局部用麻醉药涂搽。支持疗法：病情严重者应卧床休息，保证饮入量，维持体液平衡。进食困难者，可静脉输液，补充维生素B、维生素C等。肾上腺皮质类固醇全身应用时，因之能导致病毒感染扩散故应绝对禁止。

【预防】　口腔原发性单纯疱疹感染因接触了单纯疱疹病毒引起。单纯疱疹病毒可经口、呼吸道传播，也可通过皮肤、黏膜、眼角膜等疱疹病灶处传染，故本病患者应避免接触其他儿童与幼婴儿。

口腔复发性单纯疱疹感染的发生是由于体内潜伏的单纯疱疹病毒被激活以后引起的，目前尚无理想的预防复发的方法，主要应消除诱发的刺激因素。

二、带状疱疹

【概述】　带状疱疹是由带状疱疹病毒所引起的皮肤黏膜病，以出现单侧带状群集分布的水疱和神经痛为特征。本病可发生在任何年龄，春秋季多见，愈合后不再复发。

【诊断】　本病发病前有不同程度的发热，困倦，1～2天后出现红色斑疹，然后出现成簇的透明水疱，如绿豆大小。

发生在头面部者，疱疹沿三叉神经的一支或几支支配的皮肤或黏膜呈带状分布，疼痛剧烈，甚至愈合后疼痛仍持续一段时间。

发生在口腔的水疱破裂后形成糜烂和溃疡，而发生在皮肤者则易感染而成黄褐色的脓疱。

【治疗】

1. 局部治疗　发生在口腔者可选用消毒防腐漱口水含漱，0.1%碘苷眼液涂布。皮肤损害则采用局部湿敷以促进痂皮脱落和局部消毒。

2. 全身治疗　止痛药如卡马西平片0.2 g，口服，每天3次；转移因子2～4 ml注射后能终止新水疱的发生。抗病毒类药物，如阿昔洛韦片200 mg，口服，每天5次，用药5～7天。

三、口腔念珠菌病

【概述】　口腔念珠菌病是念珠菌属感染所引起的口腔黏膜疾病。由于广谱抗生素与免疫抑制剂的广泛使用，既抑制免疫功能，又引起菌群失调，从而诱发真菌感染（尤其是白念菌）。口腔念珠菌病按其病变部位可分为念珠菌性口炎、念珠菌性唇炎与念珠菌性口角炎。

【诊断】

1. 念珠菌性口炎

（1）急性假膜型：可发生于任何年龄的人，但以新生婴儿最多见，发生率为4%，又称新生儿鹅口疮或雪口病。新生儿鹅口疮多在出生后2～8天发生，好发部位为颊、舌、软腭及唇，损害区黏膜充血，有散在的色白如雪的柔软小斑点，并可互相融合为白色或蓝白色丝绒状斑片，严重者蔓延及扁桃体、咽部、牙龈，早期黏膜充血较明显，斑片附着不十分紧密，稍用力可擦掉，暴露出红的黏膜糜烂面及轻度充血。患儿烦躁不安、啼哭、哺乳困难，有时有轻度发热，但少数病例可引起念珠菌性食管炎或肺念珠菌病，并发幼儿泛发性皮肤念珠菌病、慢性黏膜皮肤念珠菌病。

（2）急性红斑型：又称为萎缩型念珠菌性口炎，多见于成年人，常患有消耗性疾病，如白血病、营养不良、内分泌紊乱或肿瘤化疗后等。某些皮肤病在大量应用青霉素、链霉素的过程中，也可发生念珠菌性口炎，因此，本型又称为抗生素口炎。其主要表现为黏膜充血糜烂及舌背乳头呈团块萎缩，周围舌苔增厚。患者常首先有味觉异常或味觉丧失，口腔干燥，黏膜灼痛。

（3）慢性肥厚型：或称增殖型念珠性口炎，可见于颊黏膜、舌背及腭部。其颊黏膜病损常发地位于口角内侧三角区，呈结节状或颗粒状增生，或为固着紧密的白色角质斑块，类似一般黏膜白斑。腭部病损可由义齿性口炎发展而来，黏膜呈乳头状增生。

（4）慢性红斑型：又称义齿性口炎，损害部位常为上颌义齿腭侧面接触的腭、龈黏膜，多见于女性患者。黏膜呈亮红色水肿，或有黄白色的条索状或斑点状假膜。

2. 念珠菌性唇炎　多发于高龄（50岁以上）患者，一般发生于下唇，可同时有念珠菌性口炎或口角炎。糜烂型者在下唇中份长期存在鲜红色的糜烂面，周围有过角化现象，表面脱屑；颗粒型者表现为下唇肿胀、唇红、皮肤交界处常有散在突出的小颗粒。镜检念珠菌性唇炎糜烂部位的边缘鳞屑和小颗粒状组织，可发现芽生孢子和假菌丝。

3. 念珠菌性口角炎 见口角区的皮肤与黏膜发生皲裂，常有糜烂和渗出物，或结有薄痂，张口时疼痛或溢血，邻近的皮肤与黏膜充血。念珠菌性口角炎多发生于儿童、身体衰弱患者和血液病患者，儿童唇周皮肤呈干燥状并附有细的鳞屑，伴有不同程度的瘙痒感。

【治疗】

1. 局部药物治疗 ①2%～4%碳酸氢钠溶液：用于哺乳前后洗涤婴幼儿口腔，轻症患儿病变在2～3天即可消失，但仍需继续用药数日，以预防复发。也可用本药在哺乳前后洗净乳头，以免交叉感染或重复感染。②氯己定：选用0.2%氯己定溶液或1%氯己定凝胶局部涂布、冲洗或含漱。可与制霉菌素配伍成软膏或霜剂，加入少量曲安奈德，以治疗口角炎、义齿性口炎等。③西地碘（华素片）：每次1片含化后吞服，每天3～4次。④制霉菌素：局部可用5万～10万 U/ml 水混悬液涂布，每2～3 h 1次，涂布后可咽下，疗程7～10天。⑤咪康唑：散剂可用于口腔黏膜，霜剂适用于舌炎及口角炎，疗程10天。此外，克霉唑霜及中成药西瓜霜、冰硼散等均可局部应用治疗口腔白念珠菌感染。

2. 全身抗真菌药物治疗 ①酮康唑：成人剂量为每天1次口服200 mg，2～4周为1个疗程。酮康唑可引起肝损害，有肝病史者应慎用。②氟康唑：对口腔念珠菌感染的疗效优于酮康唑。首次一天200 mg，以后每天100 mg，连续7～14天。③伊曲康唑：每天口服100 mg。它可治愈80%以上的浅部皮肤黏膜真菌或酵母菌感染，其作用强于酮康唑。

3. 增强机体免疫力 注射胸腺素、转移因子。

4. 手术治疗 对于白念珠菌白斑中的轻度、中度上皮异常增生这种癌前损害，在治疗期间应严格观察，若疗效不明显，应考虑手术切除。

【预防】

1. 避免产房交叉感染，分娩时应注意会阴、产道、接生人员双手及所有接生用具的消毒。

2. 经常用温开水，拭洗婴儿口腔，哺乳用具煮沸消毒，并应保持干燥，产妇乳头在哺乳前，最好用1/5000盐酸氯己定溶液清洗，再用凉开水拭净。

3. 长期使用抗生素和免疫抑制剂的患者，或患慢性消耗性疾病的患者，均应警惕白念珠菌感染的发生。

第二节　口腔黏膜变态反应性疾病

一、药物过敏性口炎

【概述】 药物过敏性口炎是指药物通过口服、肌内注射或局部涂擦、含漱等不同途径进入机体内，是过敏体质者发生变态反应而引起的黏膜及皮肤的炎症反应性疾病。

【诊断】

1. 发病前有用药史，且用药时间与发病时间的潜伏期符合。

2. 本病为突然发生的急性炎症。口腔黏膜红肿，有红斑、疱疹及大面积糜烂，且渗出多。皮肤有圆形红斑、虹膜状红斑、疱疹及丘疹等病变。

【治疗】

1. 首先找出可疑致敏药物，并立即停药。

2. 给予抗组胺药物，可选用氯苯那敏、阿司咪唑等。

3. 10%葡萄糖酸钙加维生素 C 作静脉注射。

4. 肾上腺皮质激素，视病情轻重选用。

5. 为预防继发感染，必要时谨慎选用一种抗生素。

6. 口腔局部以对症治疗及预防继发感染为主。

（1）用 0.1% 依沙吖啶溶液或 0.05% 氯己定溶液局部湿敷或含漱，病损局部涂抹消炎、防腐、止痛药物（抗生素、氟轻松软膏、中药养阴生肌散等）。

（2）皮肤病损可用 2% 硼酸钠溶液或生理盐水洗涤后扑以消毒粉剂或炉甘石洗剂，氟氢可的松霜等。

【预防】

1. 不得再接触已知为过敏原的药物以及与其同类结构的其他药物。

2. 用过敏性抗原（已确定的过敏药物）浸出液作脱敏治疗。

二、多形性红斑

【概述】 多形性红斑又称多形性渗出性红斑，是黏膜皮肤的一种急性渗出性炎症性疾病。本病发病急，具有自限性和复发性；黏膜和皮肤可以同时发病，或先后发病；病损表现为多种形式，如红斑、丘疹、疱疹、糜烂及结节等。

【诊断】

1. 唇部表现 为糜烂、出血、水肿，极易出血，结厚痂，若继发感染则形成脓痂，颊、舌、腭等处黏膜大面积糜烂，疼痛剧烈。

2. 皮肤损害 常对称性分布，多发生在颜面、头颈及四肢末端，有斑疹、丘疹、红斑合并水疱等多种形式，典型者为靶样红斑，即同心圆样病损。

3. 史-约综合征 起病急，高热，体温高达 39～40℃，全身症状明显，皮肤病损除红斑外可发生疱上丘疹结节等，疱破后皮损形成大片糜烂，还可累及眼、鼻、生殖器等处黏膜，发生结膜炎、角膜炎、鼻出血等，以及尿道、龟头、大小阴唇、肛门等处糜烂溃疡。

4. 实验室检查 末梢血嗜酸粒细胞数可增高，红细胞沉降率（血沉）加快，可有蛋白尿。

【治疗】

1. 支持治疗 重症者应卧床休息，保持水和电解质平衡。进软食，补充维生素。

2. 对症治疗 局部冷敷抗菌药物，漱口水含漱，保持口腔卫生。

3. 皮质激素治疗 泼尼松 30～50 mg/d，口服，数日后逐渐减量。

第三节 口腔黏膜溃疡类疾病

一、复发性口腔溃疡

【概述】 复发性口腔溃疡为孤立的、圆形或椭圆形的浅表性溃疡，具有周期性复发和自限性。其病因复杂，相关因素有感染、免疫因素、遗传因素、系统性疾病、环境因素等。

【诊断】 根据溃疡大小、深浅及数目等不同分为轻型、疱疹样和重型溃疡。

1. 轻型阿弗他溃疡（minor aphthous ulcer，MiAU） 最常见，约占复发性口腔溃疡的 80%。好发于唇、舌、颊黏膜角化程度较差的区域，初起为细小红点，后扩大为圆形或椭圆形，表面覆有浅黄色假膜，溃疡中央凹陷，基底不硬，外周有约 1 mm 的充血红晕带，灼痛感明显。每次 1～5 个溃疡孤立散在，直径 2～4 mm。一般分为发作期、愈合期和间歇期，发作期又细分为前驱期和溃疡期。前驱期有黏膜局部不适、触痛或灼痛感；约 24 h 后出现白色或红色丘疹状小点，2～3 天后上皮破损，进入溃疡期；再经 4～5 天后红晕消失，溃疡愈合，不留瘢痕。发作期一般持续 1～2 周，有不治而愈的自限性。间歇期长短不一，因人而异。但一般初发间歇期较长，此后逐渐缩短，直至此起彼伏、连绵不断。

2. 疱疹样阿弗他溃疡（herpetiform ulcer，HU） 又称复发性阿弗他口炎，好发部位与形态类似轻型阿弗他溃疡。溃疡小而多，散在分布，直径小于 2 mm，黏膜充血发红，疼痛较重。唾液分泌增加,可伴头痛、低热、全身不适、局部淋巴结肿大等症状,愈合后不留瘢痕。

3. 重型阿弗他溃疡(major aphthous ulcer,MjAU) 又称复发性坏死性黏液腺周围炎或腺周口疮,溃疡大而深,"似弹坑",直径可达 10~30 mm,深及黏膜下层直至肌层。周边红肿隆起,扪之基底较硬,但边缘整齐清晰。溃疡常单个发生,或在周围有数个小溃疡。初始好发于口角,其后有向口腔后部(如咽旁、软腭、舌腭弓等部位)移行的趋势。发作期可长达月余,甚至数月,也有自限性。溃疡疼痛较重,淋巴结肿大、头痛、低热等全身不适症状明显,可留瘢痕。

根据临床体征和复发性及自限性的病史规律,无论哪一型都有其共同体征,即红(周围红晕)、黄(黄色假膜)、凹(中央凹陷)、痛(疼痛明显)。4 种症状都有,或有其中几项,即可诊断并分型。对大而深且长期不愈的溃疡,需要做活检明确诊断,以排除癌肿。

【治疗】

1. 局部治疗 以消炎、止痛、促进愈合为主要原则。

(1)消炎类药物:①药膜,保护溃疡面,延长药物作用效果。②软膏,如 0.1%曲安西龙软膏、甲硝唑糊剂。③含漱液,0.1%依沙吖啶液,3%复方硼酸液。④含片,华素片,含服,具有广谱杀菌、收敛作用;溶菌酶片,含服,有抗菌、抗病毒和消肿止血作用。⑤散剂,中药锡类散、珠黄散、青黛散、冰硼散、养阴生肌散、西瓜霜等,少量局部涂布。⑥超声雾化剂,将庆大霉素注射液 8 万 U、地塞米松注射液 5 mg、2%利多卡因或 1%丁卡因 2 ml 加入生理盐水 200 ml 内,制成雾化剂,每天 1 次,每次 15~20 min,3 天为 1 个疗程。

(2)止痛类药物:0.5%盐酸达克罗宁液,用棉签蘸取涂布于溃疡处,或 2%利多卡因液用于饭前漱口,有止痛作用。

(3)腐蚀性药物:可烧灼溃疡使蛋白凝固,形成假膜,促进愈合,如 10%硝酸银、50%三氯醋酸等。

(4)局部封闭:对持久不愈或疼痛明显的溃疡,可于溃疡部位行黏膜下封闭注射。用曲安西龙 6~10 mg/ml 或醋酸泼尼龙混悬液 25 mg/ml 加等量 1%普鲁卡因液,每次 0.5~1.0 ml,溃疡下局部浸润,每周 1~2 次,有止痛、促进愈合的作用。

(5)理疗:利用激光、微波等治疗仪或口内紫外灯照射,有减少渗出、促进愈合的作用。

2. 全身治疗 以对因治疗、减少复发、促进溃疡愈合为主要原则。

(1)抗生素:症状严重并伴有全身发热者可考虑应用广谱抗生素。

(2)肾上腺皮质激素及其他免疫抑制药:①肾上腺皮质激素类,泼尼松片,每片 5 mg,每天 3 次,每次 10~30 g,口服。镇痛控制后逐渐减量。地塞米松片,每片 0.75 mg,每天 3 次,每次 0.75~1.50 mg,口服。②细胞毒类,环磷酰胺片,每片 50 mg,每天 2 次,每次 1/2 片,口服。硫唑蝶呤片,每片 50 mg,每天 2 次,每次 1/2 片,口服,连服不超过 4~6 周。

(3)免疫增强药:①主动免疫制剂,转移因子(TF),每周 1~2 次,每次 1 支,注射于上臂内侧或大腿内侧皮下淋巴组织较丰富部位。左旋咪唑片,每片 15 mg 或每片 25 mg,每天用 150~250 mg,分 3 次口服,连续 2 天后停药 5 天,4~8 周为 1 个疗程。胸腺素注射液,每支 2 mg 或 1 支肌内注射,3 个月为 1 个疗程。②被动免疫治疗,胎盘球蛋白、丙种球蛋白等,肌内注射,每隔 1~2 周注射 1 次,每次 3~6 ml。胎盘脂多糖有抗感染、抗过敏反应作用,每次 0.5~1 mg,每天 1 次,肌内注射,20 天为 1 个疗程。

(4)中医药:①成药,昆明山海棠片,有良好的抗炎作用,长期使用应注意血常规改变。每片 0.25 mg,每天 3 次,每次 2 片,口服。②辨证施治,根据四诊八纲进行辨证。

(5)其他:针对病因可用 H_2 受体拮抗药治疗胃溃疡;用谷维素、安神补心丸等稳定情绪、减少失眠。

【预防】 摸索复发规律,寻找复发诱因,避免和减少诱发因素的刺激。注意调节生活、工作节律,调整情绪,均衡饮食,少吃刺激性食物。

二、白塞综合征

【概述】　白塞综合征又称贝赫切特综合征、口眼生殖器三联征，是累及全身多个系统的血管炎性疾病。其临床表现以口腔溃疡、生殖器溃疡、关节病、皮肤病损以及其他系统疾病为特征。

【临床表现】

1. 口腔溃疡　类似于轻型阿弗他溃疡。

2. 眼疾　结膜炎、脉络膜炎、视网膜炎、虹膜睫状体炎、视神经乳头、前房积脓、视神经萎缩等，可有视力减退，甚至失明。

3. 生殖器溃疡　男性的阴囊、阴茎、龟头处好发，亦可伴附睾炎。女性好发于大阴唇、小阴唇，亦可发于阴道和子宫颈。溃疡与口腔溃疡相似。

4. 皮肤损害　结节性红斑、毛囊炎、面部疖肿、皮肤针刺反应阳性。

5. 其他少见症状　累及大关节但无游走性的关节疼痛；心血管系统的血管病变，心脏扩大、心肌炎、心包炎等；非特异性消化道溃疡和腹痛、腹泻；肺部阴影和肺梗死表现；脑膜炎综合征、脑干综合征、器质性精神错乱综合征；反复高热或低热等。

【诊断】　1990年白塞病国际研讨会提出的诊断为：复发性口腔溃疡为基础，并且具有下述4项中的2项者可以确诊：①复发性生殖器溃疡；②眼疾；③皮肤损害；④皮肤针刺反应阳性。

活体组织检查：镜下见有血管内玻璃样栓塞，管周类纤维蛋白沉积，小动脉中膜均质化，血管内皮肿胀等血管病损。

【治疗】

1. 局部治疗　以止痛消炎为原则。

（1）口腔溃疡治疗方案同本章复发性口腔溃疡。

（2）外阴溃疡可用具有消炎和清热解毒作用的药液外洗，如高锰酸钾液坐浴等，每天数次。

（3）眼部炎症可采用有消炎作用的眼药水、眼药膏等。

（4）皮肤损害采用外用药物。

2. 全身治疗　以减少复发为原则，可考虑采用肾上腺皮质激素，例如，泼尼松，或用非甾体类抗炎药物，如保泰松、吲哚美辛等；或用雷公藤总苷等中成药；或用转移因子等，适用于细胞免疫功能低下者。

3. 中医中药治疗　以活血化瘀、化湿解毒为主。如四物黄连解毒汤，桃红四物汤，甘草泻心汤加减等。

有累及口腔之外其他系统症状者，应转相关学科治疗或请相关学科会诊。

三、口腔黏膜大疱类疾病——天疱疮

【概述】　天疱疮是一种严重的，慢性皮肤黏膜的自身免疫性疾病，出现不易愈合的大疱性损害。临床上根据皮肤损害特点分为寻常型、增殖型、落叶型和红斑型，口腔黏膜病损以寻常型天疱疮最为多见。

【诊断】

1. 寻常型天疱疮

（1）口腔：口腔是早期出现病损的部位。在起疱前，常先有口干、咽干，或吞咽时感到刺痛，有1～2个或广泛发生的大小不等的水疱，疱壁薄而透明，水疱易破，出现不规则糜烂面，破后留有残留的疱壁，并向四周退缩。若将疱壁撕去或提取时，常连同邻近外观正常的黏膜一并无痛性地撕去一大片，并遗留下一鲜红的创面，这种现象被称为揭皮试验阳性。若在糜烂面的边缘处将探针轻轻置入黏膜下方，可见探针无痛性伸入，这是棘层松解的现象，对诊断是有意义的。

（2）皮肤：易出现于前胸、躯干以及头皮、颈、腋窝、腹股沟等易受摩擦处。用手指轻推外表正常的皮肤或黏膜即可迅速形成水疱，或使原有的水疱在皮肤上移动；在口腔内用舌舔及黏膜，可使外观正常的黏膜表层脱落或撕去。这些现象称为尼氏征。但需注意的是，在急性期的类天疱疮和大疱型多形性红斑有时也出现此征。

（3）其他部位黏膜：如鼻腔、眼、肛门、外生殖器等亦可出现类似病征。全身症状重，可出现恶病质，可因感染而死亡。

2. 增殖型天疱疮 基本同寻常型天疱疮，其特点为疱破后疱底有肉芽组织增生呈乳头状，并伴有角化性表现。

3. 落叶型天疱疮 疱破后有黄褐色鳞屑痂，边缘翘起呈叶状，形成广泛的剥脱性皮炎。

4. 红斑型天疱疮 损害特点是在红斑基础上的鳞屑并结痂。典型损害是位于两颧与跨越鼻梁的蝶形叶状损害。

2、3、4 型很少出现口腔病损。

5. 诊断要点

（1）临床损害特征：口腔黏膜疱性或糜烂性损害，尼氏征阳性，揭皮试验阳性。尼氏征阳性多出现在病程活动期，若为阴性不能完全排除天疱疮的诊断。患者全身情况表现为体质日益下降，甚至恶病质，也有益于诊断。

（2）细胞学检查及活体组织检查：通过疱底组织涂片可发现天疱疮细胞或棘层松解细胞，该细胞核大而圆，染色深，胞质少。活体组织检查的镜下特征为上皮内棘细胞层松解和上皮内疱，疱底见不规则的绒毛状乳头突起，疱内有松解的棘细胞。

（3）免疫学检查：可发现天疱疮抗体及血清抗体。

【治疗】

1. 支持疗法 应给予高蛋白、高维生素饮食，进食困难的由静脉补充，全身衰竭者少量多次输血。

2. 肾上腺皮质激素 为本病的首选药物。根据用药过程，可动态地分布为起始、控制、减量、维持 4 个阶段。泼尼松的起始量国内学者推荐为 60～100 mg/d。

3. 免疫抑制药 如环磷酰胺、硫唑嘌呤，病情控制后即可递减，每次递减 5 mg，直到每天 5～15 mg 为维持量。此类药物与肾上腺皮质激素联合运用，可以达到减少后者用量、降低副作用的目的。环磷酰胺 15～25 mg，每周 1 次；硫唑嘌呤 50～100 mg/d。

4. 抗生素 长期应用皮质激素时应注意加用抗生素以防止并发感染。并要预防念珠菌感染。

5. 局部用药 在进食前可用 1%～2%利多卡因液涂擦。0.25%四环素或金霉素含漱有助于保持口腔卫生。可适用于口腔的皮质激素、软膏糊剂、凝胶等，促进口腔创面的愈合。

6. 中医中药。

第四节 口腔黏膜斑纹类疾病

一、口腔扁平苔藓

【概述】 扁平苔藓（lichen planus，LP）是一种伴有慢性浅表性炎症的皮肤黏膜角化异常性疾病。皮肤及黏膜可单独或同时发病。病程迁延，反复波动，较难自愈。各年龄段均可发病，但以中年女性居多。

【诊断】

1. 皮肤损害 见扁平而有光泽的多角形丘疹，丘疹微高出皮肤表面，粟粒至绿豆大，多角形，边界清楚。融合后状如苔藓。皮肤为紫红色，可有色素减退、色素沉着或正常皮色。有的小丘疹可见到白色小斑点或浅网状白色条纹，称为 Wickham 纹。病损发生于身体各部位，但四肢较躯干更多见。患者感瘙痒，皮肤上可见抓痕，溃疡性损害可有疼痛。发生在头皮时，破坏皮囊可致秃发。皮损痊愈后可遗留褐色色素沉着，并可因色素减少成为稍微萎缩的淡白色斑点。

2. 口腔黏膜损害 特点为珠光白色条纹，好发于颊、前庭沟及唇黏膜。大多左右对称，87.5%的病损发生于颊部，患者多无自觉症状，常偶然发现。有些患者有黏膜粗糙、木涩感、烧灼感、口干，偶有虫爬样感。黏膜充血糜烂。遇辛辣、热、酸、咸味刺激时，局部敏感灼痛。病损表现为白色小丘疹，一般为针头大，属角化病损。由白色丘疹组成的各种花纹，以白色条纹、白色斑块为主，有网状、树枝状、环状或半环状。黏膜可发生红斑、充血、糜烂、溃疡、萎缩和水疱等，环状及丘疹样改变，还可见充血糜烂，舌背部可表现为乳头萎缩，表面光滑。

3. 分类 根据病损部位分为以下几类：

（1）颊扁平苔藓：以磨牙前庭沟为好发部位，其次为颊咬合区及磨牙后垫翼下颌韧带，前方可延伸到口角处。局部病损可呈多种形态。

（2）舌扁平苔藓：舌部常见萎缩型损害，舌背丝状及菌状乳头萎缩，上皮变薄，呈光滑红亮状，易形成糜烂。舌背病损可呈丘疹斑点状，或圆形、椭圆形灰白斑块损害。舌腹病损往往为网状、线条状的斑纹，可同时有充血、糜烂，单侧或左右对称发生。舌缘及腹部白色花纹、充血并有自发性疼痛者，应注意观察并进行活体组织检查。

（3）唇扁平苔藓：下唇唇红多于上唇，病损多为网状或环状，白色条纹可延伸到口角，伴有鳞屑。

（4）龈扁平苔藓：附着龈充血，接近前庭沟处可见白色花纹，牙龈表面发生糜烂，呈剥脱性龈炎表现。

根据病损形态分为网状型、环状型、条纹型、斑块型、丘疹型、水疱型、糜烂型、萎缩型。

指（趾）甲病损甲板增厚或变薄。甲部扁平苔藓最多见于拇指，甲板常有纵沟及变形。甲部损害一般无自觉症状，如有继发感染，可引起周围组织疼痛。

根据口腔白色病损间以红色充血或正常黏膜，白色细线条及针帽头大小的丘疹组成网状、环形、树枝状斑块、条纹等图形可诊断；特殊检查：活体组织检查。

【治疗】

1. 应详细询问病史，调理全身情况，如精神状态、睡眠、月经状况、消化功能等。

2. 局部治疗 应用肾上腺皮质激素软膏、凝胶和油膏，以及选用药膜、含片、气雾剂，如新净界、重组人表皮生长因子外用溶液、口腔炎喷雾剂等。糜烂型可用泼尼松龙与 2%利多卡因混凝悬剂局部注射。

（1）肾上腺皮质激素：口服应慎重，采用小剂量，短疗程。泼尼松 15～30 mg/d，口服 1～3 周。

（2）昆明山海棠：每次 0.5 g，每天 3 次，可较长期服用，不良反应小。

（3）雷公藤总苷片：0.5～1.0 mg/（kg·d）。

（4）去除机械刺激因子：刮治牙面结石，为避免刷毛刺伤损害区黏膜，可用棉签洗拭代替刷牙。

（5）氯喹：每次 125 mg，每天 2 次。注意血常规变化。另外，还可选用左旋咪唑、转移因子、聚肌胞、多抗甲素等。

迁延不愈的口腔扁平苔藓：应注意可能有白念珠菌感染。用氯己定漱口液或制霉菌素含漱液漱口，局部还可用制霉菌素药膜或糊剂。全身给予 B 族维生素、烟酸肌醇片（酌情）。有时可手术治疗。

3. 中医中药治疗。

二、口腔白斑

【概述】 口腔白斑（oral leukoplakia）是口腔黏膜上一种不能诊断为其他任何疾病的以白色病变为主的疾病，有组织病理的上皮异常增生特征，不包括吸烟等局部刺激因素去除后可以消退的白色角化病。口腔白斑是口腔黏膜上以白色为主的损害，不具有其他任何可定义的损害特征；一部分口腔白斑可转化为癌。

【诊断】

1. 斑块状 口腔黏膜上出现白色或灰白色均质较硬的斑块，平或稍高出黏膜表面，不粗糙或略粗糙，柔软，可无症状或有轻度不适感。

2. 颗粒状 亦称颗粒结节状白斑，口角区黏膜多见。在充血的黏膜上白色损害呈颗粒状突起，表面不平，可有小片状或点状糜烂、刺激痛。本型白斑多数可查到白念珠菌感染。

3. 皱纹纸状白斑 多发于口底及舌腹，表面粗糙，边界清楚，周围黏膜正常。白斑呈灰白色或白垩色，有粗糙不适感。

4. 疣状 损害呈乳白色，厚而高起，表面呈刺状或绒毛状突起，粗糙，质稍硬。疣状损害多发生于牙槽嵴、唇、上腭、口底等部位。

5. 溃疡状 在增厚的白色斑块上，有糜烂或溃疡，可有局部刺激因素。可有反复发作史，疼痛。

口腔白斑好发部位为颊、唇、舌、口角区、前庭沟、腭及牙龈，双颊咬合线处白斑最多见。患者主观症状有粗糙感、刺痛、味觉减退、局部发硬，有溃烂时出现自发痛及刺激痛。

根据临床表现、病理检查，辅以脱落细胞检查及甲苯胺蓝染色，可对口腔白斑作出诊断。白斑属癌前病变，白斑患者 3%～5%发生癌变，但不是白斑就一定是癌变。有以下情况者，则有癌变倾向，应定期复查：①60 岁以上年龄较大者。②吸烟人群，特发性白斑恶变可能性大。③吸烟时间越长、烟量越大者可能性越大。④舌缘、舌腹、口底及口角部位属于白斑危险区。⑤疣状、颗粒型、溃疡或糜烂型恶变。⑥具有上皮异常增生者，程度越重越易恶变。⑦有白念珠菌感染者。⑧病变时间较长者。⑨自觉症状有刺激性痛或自发性痛者。

【治疗】

1. 去除刺激因素，如戒烟、禁酒，少吃烫、辣食物等。去除残根、残冠、不良修复体。

2. 0.1%～0.3%维 A 酸软膏局部涂布，但不适用于充血、糜烂的病损。50%蜂胶玉米朊复合药膜或含维生素 A、维生素 E 的口腔消斑膜局部敷贴。

3. 局部用鱼肝油涂搽，也可内服鱼肝油，或维生素 A 每天 5 万 U。局部可用 1%维 A 酸衍生物 RAⅡ号涂搽。

4. 在治疗白斑过程中如有增生、硬结、溃疡等改变，应及时手术切除活检。对溃疡型、疣状、颗粒型白斑应手术切除全部病变并活检。

三、口腔红斑

【概述】 口腔红斑（oral erythroplakia）是指口腔黏膜上出现边界清晰的天鹅绒样鲜红色斑块，且在临床和病理上不能诊断为其他疾病者。红斑属于癌前病变。

【诊断】

1. 好发于 41～50 岁，多见于舌腹部，牙龈、前庭沟、腭部次之。

2. 分类

（1）均质型：损害呈鲜红色，表面光亮，状似天鹅绒样。平伏或微隆起，界线清楚。触诊柔软。

（2）间杂型：红斑的基底上有散在的白色斑点。

（3）颗粒型：在天鹅绒区域内或外周可见散在的点状或斑块状白色角化区（此型即为颗粒状白斑），稍高出黏膜面。

3. 诊断要点 均质型的天鹅绒样红斑为诊断依据。活体组织检查具有重要的诊断价值，镜下可见角质层极薄甚至缺乏，乳头层上有 2～3 层棘细胞，上皮异常增生。颗粒型往往为原位癌或早期鳞癌。

【治疗】 一旦确诊，立即作根治术。手术治疗较冷冻治疗更为可靠。

四、盘状红斑狼疮

【概述】 盘状红斑狼疮（discoid lupus erythematosus，DLE）是一种皮肤-黏膜的慢性结缔组织的自身免疫性疾病，病损主要局限于皮肤及口腔黏膜。女性患者约为男性的2倍。本病与感冒、受凉、精神创伤、日晒、药物刺激因素和遗传因素有关。

【诊断】

1. 口腔黏膜损害 下唇唇红黏膜是盘状红斑狼疮的好发部位。初起为暗红色丘疹或斑块后形成的红斑样病损，片状糜烂，中心凹下呈盘状，周边有红晕，在红晕四周是呈放射状排列的白色短条纹，病变区可超出唇红缘而累及皮肤，唇红与皮肤界线消失，慢性病损边缘有黑色素沉着；口腔内的损害，呈局限性片状糜烂面，圆形或椭圆形，中心微凹呈盘状，周围有白色细而短的条纹呈放射状排列，病程发展慢，有疼痛或痒感。

2. 皮肤损害 多发生于面部突起部位，呈持久性圆形或不规则的红斑状，稍隆起，边界清楚，表面有毛细血管扩张和灰褐色附着性鳞屑覆盖。去除鳞屑可见扩张毛囊孔，而取下的鳞屑状似"圆钉"即角质栓。其典型病损常发生在鼻梁和鼻侧以及双侧颧部皮肤所构成的，状似蝴蝶形的区域，故称为"蝴蝶斑"。

3. 实验室检查

（1）直接免疫荧光检查：可见上皮基膜区有一连续的、粗细不均匀的翠绿色荧光带，呈颗粒状、块状，称为"狼疮带"。

（2）血沉加快，球蛋白升高，类风湿因子、抗核抗体、红斑狼疮细胞均可呈阳性。

【治疗】

1. 避免日晒等诱因。

2. 皮质类固醇药物全身应用 唇红部和皮损部可湿敷后涂激素软膏，病损部局部注射类固醇。

3. 氯喹 磷酸氯喹 0.25 g/d，分2次服用。

4. 昆明山海棠和雷公藤总苷片 昆明山海棠副作用小，可较长期服用，0.5 g，3次/d。雷公藤总苷片 0.5～1 mg/（kg·d），分3次服用。

5. 全身免疫调整 环磷酰胺、硫唑嘌呤等。

6. 维生素类药物 B族维生素、维生素C和维生素E及烟酸等治疗。

7. 中药 应用延年益肾、养阴清热、活血疏肝、解毒利湿药物。

第五节 唇、舌疾病

一、慢性唇炎

【概述】 慢性非特异性唇炎（chronic cheilitis）又称慢性唇炎，病因不明，可能与某些慢性长期持续刺激因素有关，如舐唇、咬唇不良习惯；嗜好烟酒，烫食等，多见于高原寒冷地区或气候干燥季节；与温度、化学、机械刺激因素有关。

【诊断】 本病以干燥脱屑、发痒灼痛、渗出结痂为主。好发于下唇唇红部，有淡黄色干痂，伴灰白色鳞屑，周围轻度充血。患者唇红部干胀发痒，灼热疼痛，常不自觉咬唇、舐唇或用手揉擦唇部，致病损区皲裂渗出，血痂复结，肿胀明显。反复继发感染则出现脓痂覆盖，皲裂更深，疼痛愈烈，肿胀持久不退。严重者会影响唇部活动。

【治疗】

1. 干燥脱屑为主时，局部可用抗生素软膏或激素类软膏（如金霉素眼膏，氟氢松软膏）等。

2. 有皲裂渗出结痂时，先用 0.1% 依沙吖啶溶液或 3% 硼酸溶液湿敷，待痂皮脱落，渗出消除，皲裂基本愈合后,才能涂布软膏类药物,轻者可用金霉素甘油局部涂布。

也可用维生素 A 2.5 万 U/片,每天 1 片。

【预防】 避免刺激因素,改变咬唇、舔唇等不良习惯,戒除烟酒,忌食辛辣食物,减少风吹、寒冷刺激。

二、光化性唇炎

【概述】 光化性唇炎是过度的日光照射引起的唇炎,分急性和慢性两种,病因为对日光中紫外线过敏。

【诊断】 本病好发于夏季,分急、慢性表现。

1. 急性光化性唇炎 表面为唇红区广泛水肿、充血、水疱、糜烂、结痂,发病急骤,常于暴晒后当天发作,灼热感明显,伴有剧烈的瘙痒。继发感染后则疼痛加重,渗出结痂。病损较深者愈后留有瘢痕。

2. 慢性光化性唇炎 唇部反复持久暴晒后,唇炎反复发作。唇红部干燥皲裂,充血、肿胀,不断出现白色细小秕糠样鳞屑,脱落后又再生,口周皮肤脱色变浅,伴灰白色角化条纹和肿胀,病程迁延不愈,少瘙痒和痂皮。患者常因干燥不适而用舌舔唇,引起口周 1～2 cm 宽的口周带状皮炎。少数患者有局限性唇红黏膜增厚和鳞屑过多。

【治疗】

1. 唇部有渗出、糜烂结痂时,用抗感染溶液或漱口液湿敷。

2. 干燥脱屑型可局部涂布激素类或抗生素类软膏。

3. 氯喹每片 0.25 g,每次 0.5～1 片,每天 2 片,口服。

【预防】

1. 尽可能避免日光暴晒。

2. 户外活动时戴遮光帽或戴口罩。

3. 唇部涂避光软膏,如 5%氯喹软膏,5%二氧化钛软膏等。

三、舌 乳 头 炎

【概述】 舌乳头炎为由多种原因引起的丝状乳头、菌状乳头、叶状乳头、轮廓乳头炎症性反应、疼痛和不适。其发病与局部刺激、细菌或真菌感染、贫血、维生素缺乏等因素有关。

【诊断】

1. 丝状乳头炎 表现为舌背丝状乳头萎缩,舌黏膜充血发红。

2. 菌状乳头炎 分布于丝状乳头之间的菌状乳头表现为充血水肿、肿胀和红色病损,点状分布呈草莓状,灼痛明显。

3. 叶状乳头炎 叶状乳头位于两侧舌后缘近舌根部,呈上下垂直排列的皱褶。发炎时局部充血、水肿,常有明显的刺激痛和不适感。

4. 轮廓乳头炎 轮廓乳头位于舌根部,似高粱米粒大小,人字形排列。发炎时局部疼痛充血,可有味觉障碍。

本病应根据舌乳头所在部位及临床表现进行诊断。丝状乳头炎以萎缩为主,其他乳头炎以充血肿胀为主。

【治疗】

1. 针对病因治疗 如纠正贫血,补充维生素和其他营养物质,抗感染,抗真菌等。

2. 去除局部刺激因素 保持口腔卫生。可用抗炎含漱剂、止痛剂等。

3. 中医中药治疗 辨证施治。心火上炎者用清心降火法,方用导赤丹。阴虚内热者用滋阴清热法,方用知柏地黄汤。气滞血瘀者用活血理气法,方用桃红四物汤、血府逐瘀汤。

四、游走性舌炎

【概述】　游走性舌炎（migratory glossitis）又称地图舌，是一种浅表性非感染性的舌部炎症，形态各异，常类似于地图，故名。本病病因尚不明，相关因素有胃肠道慢性疾病，月经周期，贫血，精神因素，失眠，劳累，病灶感染，变态反应等。

【诊断】　本病可发生于任何年龄。损害好发于舌尖、中央及边缘，表现为圆形或椭圆形红斑，单个或几个都可出现，并能很快扩大或融合，类似"地图"。特征：损害外围为白或黄白色微隆起的弧形边缘，宽 2～3 mm，中央为火红色的丝状乳头剥脱区，损害具有游走性。损害区感麻刺不适，进食时可有灼痛不适感。

【治疗】

1. 询问本病的发作规律与药物、食物、月经、劳累、精神因素、消化道情况的关系。

2. 进行血常规、贫血分类、免疫指标、肝肾功能等有关实验室检查。

3. 根据不同情况予以处理。酌情给碱性含漱剂，保持口腔卫生。

第六节　口腔黏膜病治疗技术

黏膜局部用药药物多为抗菌、止痛、抗炎、防腐、生肌、收敛类制品。目的是保持口腔卫生，防止继发感染，保护创面，隔离外界对病损的刺激，促进愈合，减轻客观症状。药物的主要剂型有水、膏、膜、散、霜、片多种。

一、药物含漱

【原理】

1. 含漱动作机械冲刷病损表面食物残渣、渗出物及细菌等。

2. 含漱药液使口腔黏膜广泛直接接触药物，起到治疗作用。

【适应证】

1. 溃疡、糜烂、水肿、充血者。

2. 病损范围较大，渗出较多，分布口腔多部位者。

【方法】　口含 15 ml 药物，鼓漱 1～3 min，鼓漱时让药液冲刷病损处，漱后吐出药液。

【注意事项】

1. 较强抗菌含漱剂不宜长期使用，避免菌丛失调。

2. 止痛药液饭前含漱，抗菌药液饭后含漱。

二、局部喷雾

【原理】

1. 超声波将药液变成雾状颗粒均匀直接接触口腔各部位病损起局部治疗作用，药物被患者吸入肺中，起全身治疗作用。

2. 药物直接喷到上腭、咽喉部，解决该处不易上药的难处。

3. 解决含漱时药液接触病损时间短的问题。

【适应证】

1. 黏膜病损面积较大，口腔多部位受累。

2. 需较长时间局部治疗或黏膜吸收的药物。

3. 病损在腭、咽喉不易上药处。

【术前准备】　超声雾化仪，已消毒的导管、喷口，配好药液。

【方法】　见药雾从喷口喷出后，将喷口对准病损处，并吸药雾入肺。

【注意事项】　注意调节呼吸，不要被药雾呛噎。

三、局 部 湿 敷

【原理】

1. 蘸有饱和药液的棉花、纱布敷在病损处，能较长时间使药液在局部起作用。

2. 对干燥、有厚痂的病损，药物可以渗入病损、痂皮，起到润泽及治疗作用。

【适应证】

1. 需要较长时间局部治疗的病损。

2. 病损在药液不易存留的部位：唇、舌、颊、口角、腭、面部。

3. 糜烂、干燥、有厚痂的病损。

【方法】

1. 将薄纱布或薄棉片剪成能覆盖病损的大小，蘸药液达饱和状态，敷在病损处，持续 20 min 或更长时间，其间可滴加药液以保持纱布药棉饱和状态。湿敷后擦干局部，并涂药膏或药粉。

2. 如为厚痂，需较长时间将痂敷软，逐渐将敷软的痂皮擦去，在病损表面涂药膏。

【注意事项】

1. 湿敷过程中纱布、棉花要保持药液饱和状态。

2. 敷厚痂时不能急躁，要等痂软了再擦去。

四、局 部 烧 灼

临床常用腐蚀性药物如 10%硝酸银、50%三氯醋酸酊局部涂抹治疗溃疡。

【原理】

1. 药物与组织蛋白质结合使其沉淀，在病损表面形成一层膜，保护溃疡面，促进愈合。

2. 药物与细菌蛋白质结合使其沉淀，有抑菌、杀菌的作用。

3. 烧灼神经末梢能暂时缓解疼痛。

【适应证】

1. 适于溃疡面积小，溃疡数目少，发作不频繁的病例。

2. 溃疡初期疼痛明显者。

【方法】

1. 2%丁卡因表面麻醉。

2. 隔离唾液，将病损及周围黏膜擦干。

3. 用小于溃疡面的棉球蘸药液小心涂于患处致颜色变白。

【注意事项】

1. 不要将药液涂到正常黏膜上。

2. 下列情况慎用 溃疡直径大于 5 mm，数目超过 2 个，溃疡已趋愈合。

五、局部药物含化

【原理】 药物直接接触病损，增加药物在局部病损的浓度，提高疗效。

【适应证】

1. 病损局限于口腔。

2. 药物不能被肠道吸收。

3. 全身应用副作用较大的药物。

【方法】 将药片含于病损处，药物溶解后将其徐徐咽下。

【注意事项】

1. 治疗义齿性口炎时，含药时需将义齿摘下，使药物直接接触病损表面。

2. 需用免疫抑制剂时，选择可被黏膜吸收者。

六、局部药物涂布、粘贴

【原理】

1. 散剂吸附渗出液，膏剂、膜剂保护创面免受外界刺激。

2. 药物直接作用局部，止痛、消炎、防腐、生肌。

【适应证】

1. 散剂适于渗出多的病损。

2. 膏剂适于渗出少、皲裂脱屑的病损。

【方法】

1. 上药前将病损擦干，如有厚痂时，需将厚痂去除。

2. 散剂直接涂于患处，如病损在上腭或咽后部，可将药粉放在一张窄纸管或纸卷的一端，将有药的一端伸进口腔，接近患处，令患者屏住呼吸，将药粉吹到病损处。

3. 将药膏涂于患处，用手轻轻涂擦几分钟。

【注意事项】

1. 散剂不宜用于唇部皲裂、脱屑等病损，膏剂不适于渗出多的病损。

2. 药物有腐蚀性时，注意控制涂抹范围，药物应局限于病损区内，不要接触到周围正常组织。

七、局部封闭

【原理】　将药液注射于病损基底，增加局部药物浓度，提高疗效。

【适应证】

1. 腺周口疮、扁平苔藓、盘状红斑狼疮等长期溃疡糜烂不愈合的病损，肉芽肿性唇炎局部使用激素。

2. 结核性溃疡局部抗结核治疗。

【方法】

1. 常规消毒，将细长的黏膜针头刺入皮肤或黏膜后，沿病损基底，在结缔组织内走行。

2. 边进针边推药液，拔针时，边退边把剩余药液注射在病损基底处。

3. 如果病损较大，可在病损基底变换针头走行方向，仍然是边走边推药，最后将药液均匀注射于病损基底。

【注意事项】

1. 黏膜局部封闭较疼痛，一般药液与 2% 普鲁卡因溶液混合后注射。对普鲁卡因过敏者用 2% 利多卡因。

2. 注射激素时每周 1 次，最多 4～5 次。

3. 病损表面张力随基底药液的注入而增加，注意张力不要过大，以免病损表面撑破。

第六章　口腔内科急症的处理

第一节　牙龈出血的处理

一、原　因

1. 妊娠期龈炎和妊娠期龈瘤。

2. 坏死性溃疡性龈炎。

3. 洁治后牙龈出血。

4. 牙龈部位的血管瘤，牙龈癌及肿瘤转移到牙龈。

5. 维生素 C 缺乏。

6. 血液病，如白血病、血友病、血小板减少等。

7. 与凝血功能障碍有关的全身疾病。

8. 高血压、脾亢、长期服用抗凝血药物史等。

二、诊断要点

1. 详细询问病史　既往是否有血液病病史（血友病、血小板减少等），是否有肝硬化、脾亢及服用抗凝血药史，是否为妊娠期，是否为洁治后。

2. 出血的诱因　是刺激后出血还是自动渗血，能否自行停止。

3. 出血的时间长短，发生频率。

4. 出血的部位　是局限于个别牙龈乳头还是全口牙龈泛发。

5. 实验室检查　包括血常规、出凝血时间、血小板计数，必要时作凝血酶原、血块收缩时间等检查。

三、处理原则

1. 根据病史、临床检查和实验室检查确定出血原因是局部因素还是全身因素。

2. 急性牙龈出血者，首先找出活动性出血点。可采取压迫止血，如用牙周塞治剂；也可配合局部用药，如肾上腺素、吸收性明胶海绵、云南白药或 3%过氧化氢溶液擦洗，待出血稍缓解后再放牙周塞治剂。

3. 必要时全身用止血药，如酚磺乙胺、维生素 K、云南白药等。高血压患者服用降压药。全身症状明显者补液、输血。

4. 全身因素引起的牙龈出血，局部症状缓解后及早去综合医院诊治，以免延误病情。

第二节　急性牙周脓肿的处理

一、原　因

1. 重度牙周炎深牙周袋内的感染进入深部牙周组织，引起化脓性炎症，脓液未能引流。

2. 患牙为复杂性牙周袋迂回曲折，特别是根分叉部位时，袋内脓性渗出物引流不畅。

3. 深牙周袋刮治不彻底，袋壁收缩，袋口变紧。袋底仍有残余牙石和炎症，渗出物及脓液排出受阻。

4. 龈上洁治或龈下刮治中，将感染组织或牙石碎片推入深部组织，或治疗时损伤牙龈。

5. 机体抵抗力下降，如糖尿病患者易患牙周脓肿。

6. 牙周-牙髓联合病变或牙髓治疗中根管侧穿。劈裂牙、根折牙或食物嵌塞等也可发生牙周脓肿。

二、诊断要点

1. 部位明确的局限性肿胀、搏动性疼痛及相应牙齿伸长感。

2. 突发于牙周袋壁近龈缘的圆形突起，色红、水肿、表面光亮。脓液形成或局限后可有波动感，表面形成脓头。挤压时有脓液流出或从牙周袋溢出。

3. 检查患牙探及深牙周袋，牙齿松动，叩痛。

4. 可伴有全身不适，发热，白细胞增多及淋巴结肿大。

三、处理原则

1. 脓肿未形成前，可清除牙石，牙周袋内置入消炎收敛药物。

2. 脓肿出现波动时，可用尖探针从袋内壁将其刺破或局麻下尖刀切开引流。

3. 切开后局部用复方碘液、氯己定含漱，全身配合使用抗生素。

4. 调磨造成创伤的早接触点，减轻疼痛。

5. 慢性牙周脓肿应在基础治疗后行翻瓣术或脓肿切除。

第三节　口腔黏膜病急症处理

一、疱疹性龈口炎

1. 原因及诊断　见本篇第五章。

2. 治疗

（1）抗病毒治疗：阿昔洛韦，每天 4 次，每次 200 mg，连用 5 天。中药制剂：双黄连口服液、板蓝根冲剂、银黄口服液等，每次 1～2 支，每天 2 次。

（2）全身支持疗法：补充营养，口服大量维生素，如维生素 C 或 B 族维生素。

（3）局部对症疗法：消炎、止痛、促进愈合。1%～2%普鲁卡因含漱，或用 0.1%依沙吖啶漱口，外用金霉素软膏涂擦。

二、药物过敏性口炎

1. 原因及诊断　见本篇第五章。

2. 治疗

（1）立即停止服用致敏药物。

（2）口服阿司咪唑、氯苯那敏或苯海拉明。

（3）10%葡萄糖酸钙 20 ml 加维生素 C 0.5～1.0 ml 静脉注射，速度要缓慢。

（4）重者可全身应用肾上腺皮质激素，每次 5～15 mg，每天 3 次，逐渐减量后停药，1～2 周为 1 个疗程。

（5）口腔局部对症处理，保持清洁，防止感染。

第四节　牙体外伤急症处理

一、应急处理程序

1. 详细询问并记录外伤前病史。

2. 伤口处理、护髓。

3. 移位牙立即复位固定。

4. 根据牙体外伤的情况选择相应的牙髓治疗方法。

5. 控制感染。

二、前牙外伤的牙髓处理

1. 间接盖髓术 牙本质暴露浅层或深层因牙本质小管粗大，易感染牙髓均应予以护髓。

2. 直接盖髓术 牙髓已暴露，但髓孔较小，外伤后仅有1～2 h，没有外界环境的污染，特别是根尖孔较大者，应在无菌条件下行直接盖髓术，作暂时性冠修复复位。

3. 活髓切断 牙髓暴露面积较大，外伤后2 h以上，可作活髓切断，待根尖基本形成后，再作牙髓摘除术及根管治疗术。

4. 外伤牙齿伴有急性根尖周炎及根尖囊肿 必须行牙髓摘除术，缓解压力，解除疼痛，畅通引流，控制感染，同时注意固位，炎症消退后可行根管治疗术。

三、外伤松动牙的固定

（一）"8"字形环绕结扎固定

1. 适应证

（1）单个牙外伤松动固定。

（2）儿童牙及牙槽突损伤的固定。

（3）危重伤员的暂时固定。

2. 步骤

（1）局部阻滞麻醉。

（2）用直径为0.5 mm的不锈钢丝将伤牙与邻牙作"8"字形环绕结扎（图6-1）。

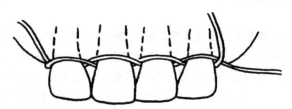

图6-1 "8"字形环绕结扎固定

（二）尼龙丝-树脂夹板固定

1. 适应证 单纯性牙齿损伤和范围小且移位不大的牙槽突损伤的固定。

2. 步骤

（1）局部阻滞麻醉。

（2）3%过氧化氢和75%乙醇清洁牙齿（包括伤牙及其两侧1～2个健康牙）。

（3）用直径0.2～0.25 mm的尼龙丝自结扎区一侧的正常牙冠部龈上1～3 mm处打单结或多结结扎，然后向另一侧各牙冠逐个作连续结扎，如此往返1～2道后打双结终止结扎。

（4）无水乙醇清洗已结扎的牙冠，隔湿、吹干牙面，将调拌好的复合树脂涂于各牙邻面和尼龙丝结之间，待树脂聚合后夹板即形成。

（5）固定时间一般为6～10周（图6-2）。

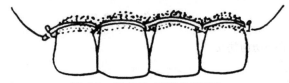

图6-2 尼龙丝-树脂夹板固定

（三）牙弓夹板固定

1. 适应证 范围较大的牙和牙槽突损伤的固定。

2. 步骤

（1）局部阻滞麻醉。

（2）用铝丝做牙弓夹板或不锈钢预成的牙弓夹板，将其弯成与局部牙弓一致的弧度，使之与每个牙面紧贴。

（3）用直径 0.25 mm 的不锈钢丝将每个牙与夹板结扎固定在一起，结扎部位在牙颈部。先结扎两侧健康牙，后结扎损伤牙。

（4）固定时间一般为 4～6 周。

第五节　急性牙髓炎的处理

一、应 急 处 理

（1）患急性牙髓炎时，疼痛难忍，最有效的急诊处理方法是开髓引流。当无条件进行急诊处理时，或缺少牙科治疗器械时，可进行应急处理，缓解疼痛。

（2）尽可能清除窝洞内的食物残渣和腐败物，龋洞内置镇痛消炎药，如樟脑酚、丁香油酚、牙痛水等。

（3）口服镇痛药，如布洛芬。一般镇痛效果较差，要特别注意，勿过量服用。缓解急性牙髓炎疼痛的最好办法是看牙医，由医生进行急诊处理。

二、急 诊 处 理

1. 开髓引流　是急性牙髓炎时最主要的缓解疼痛的方法。为保证无痛治疗原则，开髓前应进行局部麻醉。由于牙髓严重的充血状态和炎症物质的浸润，可能使常规麻醉的效果欠佳，应适当增大麻醉药量 50%～100%，并尽可能使用神经阻滞麻醉。

2. 要按照第二章中的开髓法打开髓腔，充分暴露髓腔，使有足够的引流通道。

3. 当麻醉效果理想并已确定进行根管治疗者，应尽可能同时拔出牙髓组织，若拔出牙髓后渗出不多，可在髓腔内置樟脑酚小棉球，以暂封剂封闭。这样做，一方面可以减少处理步骤，另一方面也可以减少根管内进一步感染的机会。

4. 若渗出较多，则应开放引流。

5. 对因麻醉效果不完全未能拔髓的牙，可在髓腔内置一干碘酊棉球或丁香油酚棉球，开放处理，3 天后麻醉下拔髓，或药物失活。

6. 术后可给予口服抗炎和镇痛药物。

三、复 　 诊

急性牙髓炎急症处理后的患者，急性疼痛症状消失后，应尽早复诊行牙髓治疗，以减少根管内感染的机会。

第六节　急性根尖周围炎的处理

一、应 急 处 理

1. 急性根尖周围炎炎症的中心多数在根尖周的牙槽骨内，应尽早从髓腔开放引流。如无条件进行急诊处理或缺少器械时，可进行应急处理，缓解疼痛。

2. 口服消炎药物。

3. 口服镇痛药物。

二、急 诊 处 理

1. 开放引流　是缓解疼痛的首要措施。可根据对炎症中心的判断，采用髓腔开放或齿槽脓肿切开引流，或二者同时进行。

2. 局部麻醉 为避免感染的扩散，应尽可能采用神经阻滞麻醉法。

3. 从髓腔引流 需开髓（参见开髓法），拔髓，疏通、清洗髓腔和根管，建立有效的引流通道。必须注意，在器械进入根管时，应同时使用杀菌清洗剂，如 3%过氧化氢、2%氯胺-T。但不得向根管内加压，以防感染扩散。

4. 开髓后的髓腔内应放置小棉球 防止开髓引流通道被食物阻塞。

5. 对已到达骨膜下或黏膜下的脓肿，应同时切开黏骨膜，排脓引流。

6. 术后应给予口服镇痛药和抗生素 如病变广泛，并开始波及面部间隙，面部肿胀明显或有全身反应，应肌内注射抗生素，并嘱注意休息。

三、复　　诊

炎症消退之后应立即复诊，进一步处理，防止再度感染。

第七节　儿童急性牙槽脓肿的处理

儿童的急性根尖周炎极易发展为颌面部间隙感染。由于儿童颌骨处在发育期，组织疏松，血运丰富，防御力低，感染发展迅速，常可伴有全身感染症状，如得不到及时处理，甚至可能出现更严重的并发症，如脓毒血症、败血症和颅脑感染。因此，对儿童的急性根尖周炎，尤其是发生于上颌尖牙和后牙区的感染，处理要谨慎、及时和彻底。

一、诊　断　要　点

1. 对于发生于儿童的根尖周炎并伴有面部肿胀的病例，要全面观察患儿的全身反应情况，如有无发冷发热、全身不适等。

2. 必须测量患儿的体温。对体温升高的患儿要进一步检查血常规。

3. 观察并记录脓肿的范围和面部肿胀的范围。

二、处　理　要　点

1. 一旦发现脓肿形成，应及时切开引流。尽可能采用神经阻滞麻醉或表面麻醉，以减少感染扩散的机会。

2. 患儿情况允许时，应同时进行髓腔引流。

3. 术后应给予抗生素。对有全身症状者，应肌内注射抗生素并给予全身支持疗法。

4. 必须告知家长病情加重时应立即复诊。

5. 遇严重间隙感染或出现并发症，应及时请口腔外科专家会诊或共同处理，必要时收入院密切观察。

第二篇　口腔颌面外科部分

第七章　口腔颌面部损伤

第一节　软组织损伤

一、擦　伤

【诊断】

1. 面部擦伤多发生于较为突出的部位,如颏、额、颧、鼻、唇等。

2. 临床表现主要是表皮破损,并有少量渗血和疼痛,创面上常附有砂粒或其他异物。

【治疗】

1. 主要是清洗创面和预防感染。

2. 多数情况下可任创面暴露而无须包扎,待其干燥结痂自行愈合。

3. 如发生感染,应行湿敷,一般1周左右即能愈合。

二、挫　伤

【诊断】

1. 挫伤系没有皮肤开放创口的软组织损伤,不仅是皮下组织,而且肌、骨膜和关节也可同时受伤。

2. 在暴力较大的情况下,伤处的小血管和小淋巴管发生破裂,常导致组织内出血,形成瘀斑,甚至形成血肿,较大的血肿继发感染,还可能形成脓肿。

3. 颞下颌关节发生挫伤后,可发生关节内或关节周围出血、疼痛、张口受限或错𬌗,还可因血肿的纤维化而导致关节强直。

【治疗】

1. 主要是止血、镇痛、预防感染、促进血肿吸收和恢复功能。

2. 局部血肿的处理,首先应制止出血,在早期可用冷敷或绷带加压包扎,在止血后可用热敷或理疗,以助血肿消散吸收。

3. 如血肿较大,或颞下颌关节囊内出血,止血后在无菌条件下,可用粗针头将血液抽出,然后加压包扎。

4. 如因血肿压迫上呼吸道或血肿继发感染,应手术切开,清除血凝块和感染物,同时用抗生素控制感染。

5. 中医选用内服大成汤、外敷新伤药等有较好的疗效。

三、螫　伤

【诊断】　螫伤为蜂、蝎等昆虫所带毒刺的损伤。伤后局部红肿明显,疼痛剧烈。

【治疗】

1. 先用镊子取出刺入皮内的毒刺,局部用5%～10%的氨水涂擦,以中和毒素。

2. 可外敷清热解毒的中药,如夏枯草等;或局部封闭,以减轻肿痛。

四、挫 裂 伤

【诊断】　挫裂伤是较大机械力量的钝器伤,伤口的特点是创缘不整齐,裂开较大,创缘周围的皮肤常有擦伤,并有紫色坏死组织,还可伴发开放性骨折。

【治疗】

1. 清创时应刮除没有出血的坏死组织,修正创缘,彻底止血,常行减张缝合,充分引流。

2. 如伴发骨折,应同时处理骨折。

3. 若有组织缺损,可同期整复或待后期整复。

五、刺 伤

【诊断】

1. 因尖锐的刀、锥、钉、笔尖、树枝等物的刺入而发生。

2. 伤口常为小入口,伤道深,多呈盲管状,也可以是穿通伤。

3. 致伤物可刺入口腔、鼻腔、鼻窦、眶内,甚至深达颅底;可能损伤重要的血管神经。

4. 深入骨面的刺入物末端可能折断而存留于组织内。

5. 衣服碎屑、砂土及病原菌均可被带入伤口内而引起继发感染。

【治疗】

1. 清创时应彻底清除异物和止血,应用抗生素防治感染。

2. 为取出深部异物、修复神经或彻底止血,必要时需要扩创。

3. 对于颈部大血管附近的异物,要在做好预防继发性出血准备的前提下摘除异物;否则,可能造成致命的大出血。此点必须引起高度的警惕。

六、切 割 伤

【诊断】　切割伤系被锋利的刃器、玻璃片等所割。伤口特点是边缘整齐。如知名血管被割断,则出血严重;如切断面神经,可造成面瘫;如切断腮腺导管,可造成涎瘘。

【治疗】

1. 切割伤如无感染,缝合后,可望一期愈合。

2. 遇有面神经较大分支或腮腺导管被切断时,应尽可能在清创时立即进行神经或导管吻合。

七、撕 裂 伤

【诊断】　撕裂伤为较大的机械力量造成组织撕裂或撕脱。如长发卷入机轮中,即可将大块头皮撕脱。伤口特点是边缘不整齐,出血多,常伴有肌、血管、神经和骨骼暴露,容易继发感染。

【治疗】

1. 撕裂伤应及时清创、复位缝合。

2. 如撕脱的组织有血管可行吻合者,应即刻吻合血管后行再植术。

3. 如无血管可供吻合,伤后 8 h 以内,应将撕脱的皮肤在清创后,制成全厚或中厚皮片再植。

4. 如组织已有缺损,应待感染控制后尽早进行皮肤移植,消除创面。

5. 大面积撕脱的组织如不能再植,可以进行吻合血管的游离组织移植。

八、砍 伤

【诊断】

1. 为较大机械力的利器如刀、斧等所致的损伤。

2. 伤口的特点是创口较多,深浅不等,多伴有挫伤、开放性粉碎性骨折等。

【治疗】　砍伤处理方法是耐心地进行清创,尽量保持可以保留的组织,复位缝合。

九、咬 伤

【诊断】

1. 常见被犬、鼠、猪等动物咬伤，被人咬伤也不罕见。

2. 伤口特点是创缘常有咬痕，组织常被撕裂，甚至撕脱。

3. 犬咬伤，可致狂犬病。

【治疗】

1. 首先应彻底清洗创面，用含有抗生素的溶液湿敷，控制感染。

2. 眼睑、耳、鼻、唇、舌等处即使组织大部分游离，也应尽量缝回原位。

3. 完全离体的上述组织，最大径小于 2 cm 时，在没有感染的情况下，伤后 6 h 内，可用生理盐水 50 ml 加入庆大霉素 16 万 U 的稀释液浸泡 30 min，然后，将其边缘修整齐，形成新创面，对位原位缝合，仍有可能愈合。

4. 对已有的缺损，一般应待新生肉芽组织生长后，先行游离植皮，消除创面。遗留畸形可在后期处理。

5. 如为犬咬伤，应酌情注射狂犬疫苗。

十、颜面部烧伤

【诊断】

1. 头面部皮下组织疏松，血管、神经及淋巴管丰富，烧伤后组织反应大而快，水肿严重，渗出多。在伤后 24 h 内水肿逐渐加重，48 h 后最明显。

2. 颜面凹凸不平，烧伤深度常不一致，加上颜面为人体仪表至关重要的部分，眼睑、耳、鼻、唇、面等处烧伤后，组织缺损或瘢痕挛缩畸形造成容貌的毁损，如睑外翻、唇外翻、鼻孔缩窄、小口畸形等，伤员的精神创伤较其他部位的烧伤更为严重。

3. 颜面烧伤的同时，常可因热空气或烟雾吸入而发生呼吸道灼伤，伤后由于黏膜水肿，有出现呼吸困难，甚至窒息的危险。必要时需立即进行气管造口术。

4. 颜面烧伤创面易受到口鼻腔分泌物或进食时的污染而感染，不易护理。

5. 颜面部与颈部相连，该部烧伤常伴有颈部烧伤，可引起颏颈粘连以及颈部活动受限。

【治疗】

1. 颜面部烧伤 治疗应遵循全身与局部相结合的原则，并注意颜面部烧伤的特点。全身治疗与一般外科相同。

2. Ⅰ度烧伤 局部创面无须特殊处理，主要是防止创面的再度损伤。

3. Ⅱ度烧伤 主要是防止感染。清创前，应剃净创面周围的毛发，然后用灭菌生理盐水或消毒液冲洗创面，并清除污物。水疱完整的可以保留，较大的水疱可抽出其内的疱液。颜面部的烧伤创面一般都采用暴露疗法，创面上可喷涂虎杖、桉液浓煎剂，促使创面迅速干燥，争取早期愈合。如痂下积液、积脓，应及时用抗生素液湿敷，脱痂引流，以免创面加深。

4. Ⅲ度烧伤 清创后应待创面生长肉芽组织，尽早进行刃厚皮片移植以消灭创面。还应注意固定头颈部呈仰伸位，以防止瘢痕粘连可能造成的挛缩。

虎杖油治疗颜面烧伤效果肯定，其成分为：虎杖 65%，土黄连 15%，地榆 10%，苦参 10%，冰片和麻油适量。制法：将虎杖等药研成极细的粉末，用麻油调拌均匀成糊状即可。

【面部几个特殊部位软组织损伤的处理特点】

1. 颊部损伤 原则上应尽早关闭创口，注意预防张口受限，特别是磨牙后区的损伤。①如无组织缺损，应将黏膜、肌、皮肤分层相对缝合。②皮肤缺损较多而口腔黏膜无缺损或缺损较少者，应立即缝合口腔黏膜，消除口内外穿通创口。皮肤缺损在无感染的情况下应立即转瓣修复，如皮肤缺损较多，应力争作带蒂皮瓣或游离皮瓣移植，遗留的畸形后期再行矫正。③如穿通口腔黏膜以及口外皮肤均有大面积缺损，可将创缘皮肤和口内黏膜相对缝合，遗留的洞穿缺损，待后期整修。

2. 鼻部损伤 ①鼻部软组织撕裂伤，如无组织缺损，应按正常的解剖位置作准确的对位缝合。如组织缺损不大，创面无感染，应立即转瓣或游离植皮关闭创面。②组织缺损过大，有时还伴有软骨和骨组织的缺损。在清创缝合时，需将软骨置于软骨膜中，再行缝合皮肤，切忌暴露软骨。对骨创面也应尽力关闭，遗留畸形待后期修复。③在清创缝合时，应特别注意鼻腔的通畅，可以用与鼻孔相应口径的管裹以碘仿纱布支撑鼻孔，以免鼻道阻塞引起呼吸障碍，并防止鼻孔瘢痕挛缩。

3. 唇部损伤 ①唇部的撕裂伤，特别是全层撕裂时，在清创后要特别注意缝合口轮匝肌，恢复其连续性，然后按正常的解剖形态（如唇弓、唇峰）准确对位缝合皮肤和黏膜。②唇部的贯通伤有时内口大、外口小，通道内有时还可存留牙碎片。清创时，应先缝合黏膜，然后再冲洗，最后缝合皮肤，以减少缝合机会。③唇部损伤缺损大者，切记强行拉拢缝合，以免引起张口受限。如条件许可，应立即用唇周围组织瓣转移修复，遗留的小口畸形或缺损畸形留待后期矫正。

4. 腭部损伤 多见于儿童，也可见于成人。①腭部损伤如无组织缺损，清创后应立即对位缝合，较小的损伤也可不缝合。②腭部损伤如有组织缺损而致口腔鼻腔穿通，不能直接缝合时，应转移邻近黏骨膜瓣以关闭穿通口。

5. 舌部损伤 ①舌部创口大或有组织缺损，缝合时，应最大限度地保持舌的纵长度，以免功能障碍。②舌腹部的创面，在清创缝合时应避免与口底或牙龈粘连，应先缝合舌组织，其余创面可视情况进行转瓣或游离植皮以关闭创面。③舌组织较脆，在缝合时应采用大针粗线，缝合进针点应距离创缘至少 5 mm 以上，并多带深层组织并作褥式缝合。

6. 眉、睑部损伤 眉损伤在清创后应及时做准确对位缝合，避免出现眉毛的断裂和上下错位畸形。睑部的损伤在清创缝合时应尽量保持上睑的垂直长度，如有组织缺损，应在无感染的情况下立即进行全厚皮片移植术，避免日后睑外翻畸形。注意当眼睑撕裂伤损及睑缘时，必须准确对位、妥善缝合，以免眼睑内翻或外翻畸形。

7. 腮腺及腮腺导管损伤 清创时应将损伤的腺泡缝扎，并缝合腮腺咬肌筋膜，严密缝合皮下组织和皮肤，局部加压包扎。腮腺导管损伤时，应及时找出两断端，经腮腺导管开口插入细塑料管，并固定于口腔黏膜上，然后缝合导管断端及其周围组织。塑料管保持 10 天左右，待断端愈合后抽出。如有导管缺损而吻合困难时，可作导管再造术，或将导管的腺体侧断端结扎，配合腮腺区加压，使用药物抑制腺体分泌，使腮腺萎缩而达到治疗目的。

8. 面神经损伤 颜面部开放性损伤应检查面神经功能，发现面瘫体征，清创时应探查面神经分支，如发现神经断裂而无神经缺损时，应在适当减张处理后行神经吻合术；如有神经缺损或神经对端吻合仍有张力时，可就近切取耳大神经作神经移植术，以免贻误治疗时机，造成晚期修复困难。神经吻合和神经移植术的要点是无张力缝合和准确对位。

十一、口腔颌面部火器性损伤

【诊断】 口腔颌面部火器性损伤是由于弹片、铁砂或其他碎片高速穿透组织造成的严重损伤，牙颌骨碎片可作为"二次弹片"而加重损伤程度，常见粉碎性骨折和骨缺损。此类伤的伤口多在，形状多样，伤道深邃，非贯通伤常见，并常有异物存留，容易损伤面颈部的知名血管，造成严重出血，清创时还易发生继发性大出血。细菌污染伤口也较其他损伤严重。对贯通伤可以从伤口的入出口判断致伤性质，一般是高能小弹片致伤时入口大于出口，能量较小的致伤物则入口小于出口。

【治疗】

1. 口腔颌面部火器性损伤的处理比较特殊。因致伤因素复杂，伤道周围分为坏死区、挫伤区和震荡区，坏死区和挫伤区分界犬牙交错。

2. 清创去除坏死组织一般不超过 5 mm，应清除异物，彻底止血，先作湿敷，充分引流，尽早使用抗生素，预防感染。

3. 伤后 2～3 天如无感染征象，进一步清创后可作初期缝合。

4. 严重肿胀或因大量组织缺损而难以初期缝合创口时，可用钢丝、铅丸或纽扣作定向减张缝合。

5. 对于有骨膜相连的骨折片，应尽量保留，在延期缝合时再作妥善固定。

6. 对深部非贯通伤，缝合后必须引流。

7. 如仍有创面裸露，则用抗生素溶液湿敷，待新鲜肉芽组织形成后尽早植皮，或以皮瓣移植消除创面。

第二节　硬组织损伤

一、牙槽突骨折

【概述】　牙槽突骨折，主要发生在前牙区，可单独发生，也可与颌面部其他损伤同时发生。治疗以恢复牙及正常咬合关系、形态、美观和功能为原则。

【诊断】

1. 临床表现　①常伴有唇和牙龈撕裂、出血或肿胀及牙松动、牙折或牙脱落。②可触及黏膜下骨台阶及咬合紊乱。

2. 诊断要点　①数个牙联体松动。②拍 X 线片确定骨折线。

【治疗】

1. 在恢复正常咬合关系的基础上复位固定，固定时间不少于 4 周。

2. 撕裂的牙龈应缝合，伴牙折者应同时处理。

二、上颌骨骨折

【概述】　上颌骨位于面中部，左右各一，两侧上颌骨在中线连接。其上方与颅骨中的额骨、颞骨、筛骨及蝶骨相连。在面部与颧骨、鼻骨、泪骨和腭骨相连。上颌骨骨折严重时可并发颅脑损伤与颅底骨折。

【诊断】

1. 临床表现

（1）骨折局部肿胀、淤血，张闭口运动受限或异常。

（2）咬合关系错乱，合并颅脑创伤，伴昏迷、呕吐及头痛史，并可伴脑脊液鼻漏耳漏。

（3）眼部损伤伴"眼镜症状"，眼球移位则伴复视。

2. 诊断要点

（1）上颌骨骨折分型

1）Le fort Ⅰ型：骨折线自梨状孔底部，牙槽突及上颌结节方向两侧水平延伸至翼突。

2）Le fort Ⅱ型：骨折线过鼻骨，沿眶内侧壁斜向外下到眶底，再经上颌缝到翼突，还涉及筛突、额窦及颅前窝，并可伴脑脊液鼻漏。

3）Le fort Ⅲ型：骨折线横过鼻骨，经眶尖，颧额缝向后达翼突根部，造成颅面分离，伴颅脑损伤、颅底骨折、眼球创伤。

（2）有骨块移位，咬合错乱，上颌骨骨折常向后下移位，后牙早接触，前牙开𬌗，面中 1/3 变长。

（3）颅脑损伤或眼球创伤可伴瞳孔散大。

（4）影像学检查：多用华特位，头颅后前位，或 CT（三维 CT 重建）等。

【治疗】

1. 首先抢救生命。

2. 软组织损伤应先清创，关闭伤口。注意有脑脊液鼻漏者禁鼻腔填塞局部，全身应用抗生素。

3. 尽早复位固定，不超过 3 周。

4. 复位固定 以恢复正常咬合关系为标准，分别采用手法复位，牵引复位及切开复位；复位后可采用医用钢丝，牙弓夹板或钛板固定或石膏帽作颅颌固定，一般固定需要 3～4 周。方法：①手法复位。②牵引复位。③颌间牵引。④颅颌牵引。⑤切开复位。

三、下颌骨骨折

【概述】 下颌骨位于面下 1/3 及两侧面中 1/3 的一部分，位置突出，易受损伤而致骨折发生率高。所发生的骨折称为下颌骨骨折。下颌骨按部位可分为颏部、体部、角部、支部及髁状突部骨折，好发于颏正中联合、颏孔区、下颌角及髁突颈部等部位；可单发，也可多发或呈粉碎性骨折；分开放性或闭合性骨折。

【诊断】

1. 临床表现 ①骨折处软组织肿胀，压痛，皮下淤血。②伴张口受限，咬合关系错乱及下唇麻木。③面部畸形，不对称。④骨折部位可触及台阶状，骨擦音。

2. 诊断要点 ①依骨折部位方向等出现不同骨折类型，正中联合部位骨折、颏孔区骨折、下颌角骨折及髁状突骨折。②拍 X 线片，三维 CT 片。

【治疗】

1. 治疗原则 为复位固定。

（1）复位以恢复伤前咬合关系为标准。无牙颌以恢复全口总义齿的正常咬合关系为标准。

（2）骨折线上的牙原则上应尽量保留，如明显松动折断者除外。

（3）骨折部位应有足够软组织覆盖。

2. 复位方法

（1）手法复位：适于早期，单纯线形骨折。

（2）牵引复位：用于多发骨折或已纤维愈合者。

（3）手术复位：用于开放性骨折，错位愈合的陈旧线形骨折。

3. 固定方法

（1）单颌牙弓夹板固定：用于无明显移位或线形骨折。

（2）颌间固定：用于骨折后咬合关系不稳定者。

（3）骨内固定：用于复杂骨折，开放性骨折或错位愈合的陈旧性骨折。

4. 髁突骨折

（1）骨折处无明显移位及张口受限者，可行颅颌强力绷带制动 2 周。

（2）儿童囊内骨折及髁突移位角度不大时保守治疗。

（3）成人髁突囊外骨折及骨折角度过大时行手术治疗。

四、颧骨、颧弓骨折

【概述】 颧骨与上颌骨、额骨、蝶骨和颞骨相联结，常伴发上颌骨骨折，颧弓较细，更易骨折。

【诊断】

1. 临床表现

（1）颧面部塌陷：受伤初出现，肿胀后不明显，但肿胀消退后又显现塌陷畸形。

（2）张口受限。

（3）眶周及结膜下瘀斑。

（4）复视：因眶外侧及眶底下移，以及眶内容物嵌入骨折线所致。骨移位者明显。

（5）神经症状：眶下神经出现眶下区麻木，累及面神经颧支出现眼睑闭合不全。

2. 诊断要点　①颧面部外伤史。②局部压痛。③局部塌陷。④影像学检查：采用华特位、颧弓切线位及三维 CT 扫描。

【治疗】

1. 骨折如移位不明显，面部无畸形又无张口受限、复视等，可不作复位；有功能障碍或有明显畸形者应及时复位。

2. 复位固定

（1）中钳、单齿拉钩牵拉法。

（2）口内切开复位法：适于单纯性颧骨、颧弓骨折。

（3）颞部切开复位法：适于单纯性颧骨、颧弓骨折。

（4）上颌窦填塞复位法：适于颧骨粉碎性骨折或合并上颌窦前壁骨折。

（5）面部切开复位法。

（6）头皮冠状切口复位法：适于错位明显，多发性骨折，陈旧性骨折。

（7）眶底植骨复位法。

五、鼻 骨 骨 折

【概述】　鼻骨是突出于面中部的菲薄的骨块，易遭受损伤而发生骨折，多见双侧粉碎性骨折，可单独发生，亦可并发颅面骨折。

【诊断】

1. 临床表现

（1）鼻梁有塌陷或歪斜畸形。

（2）鼻腔出血，鼻骨骨折伴有鼻腔黏膜撕裂。

（3）鼻呼吸障碍：可因骨折移位，鼻黏膜水肿，鼻中隔断裂，移位或血肿而引起鼻阻塞。

（4）鼻根部及眼睑内淤血。

（5）脑脊液鼻漏：伴颅底或筛骨骨折时伴发。

2. 诊断要点　①鼻部外伤史。②鼻外形畸形、出血、鼻阻塞。③X 线片　头颅正侧位片，三维 CT 片。

【治疗】

1. 闭合性骨折　①鼻外复位：适于侧方移位的骨折。②鼻内复位：适于内陷骨折。

2. 开放性骨折　清创同时将骨折复位。

3. 陈旧性骨折　鼻骨骨折应及早复位，由于血运丰富，易错位愈合，采用手术复位。

4. 术后固定

（1）外固定：用印模膏作成外鼻型夹板，用胶布固定 1 周。

（2）内固定：用碘仿油纱条填塞鼻腔，1 周后抽出，脑脊液鼻漏者禁用。

第八章　口腔颌面部感染

第一节　智齿冠周炎

【定义】　智齿冠周炎为牙萌出期或阻生而引起的牙冠周围软组织的炎症,临床上多见于下颌第三磨牙。

【临床表现及分型】　智齿冠周炎多见于青年人,尤以18～30岁最多见,常有全身诱发因素(月经来潮、过度疲劳等)或反复发作史。

1. 亚急性期

(1)患处局部胀痛不适,咀嚼、吞咽时疼痛加重。

(2)无明显全身症状。

(3)临床检查时可见智齿萌出不全,或垂直阻生或前倾阻生,冠周有一盲袋;局部牙龈稍有红肿、触痛。

2. 急性期

(1)患牙冠周肿痛加重、面部肿胀,疼痛向耳颞部放射。可伴有不同程度张口受限,咀嚼、吞咽困难。

(2)一般有体温升高,全身不适,头痛,影响睡眠等。

(3)局部检查可见智齿冠周牙龈红肿明显,龈瓣边缘糜烂,触痛明显,可见龈瓣下有脓液溢出。

(4)多伴相应面部软组织肿胀,有时盲袋内有脓液或形成冠周脓肿。患侧下颌下、颈部淋巴结肿大、压痛。

(5)X线片示下颌第三磨牙可有各种类型的阻生。

3. 慢性期　慢性期多无自觉症状,仅局部偶有轻度肿胀,压痛,长期多次冠周脓肿,可在咬肌前缘和颊肌后缘间形成皮下脓肿,也可穿破皮肤出现经久不愈的面颊瘘。在全身抵抗力下降时可反复急性发作。

【诊断】

1. 病史

(1)局部检查可探及未完全萌出或阻生的牙冠,X线片可发现智齿的存在。

(2)冠周红肿、触痛,盲袋内可有脓性分泌物,可伴有不同程度的张口受限。

(3)下颌下及颈部淋巴结肿大、压痛。

(4)患者体温可升高、白细胞计数可增加。

2. 可推荐检查

(1)血液检查:白细胞、中性粒细胞计数升高。

(2)影像学检查:可帮助了解未萌出或阻生牙的生长方向、位置、牙根的形态和牙周情况。

【治疗】

1. 急性期

(1)局部治疗:用 3%过氧化氢溶液和生理盐水交替冲洗龈袋,拭干后龈袋内置入碘酚或碘甘油。如有冠周脓肿形成则应切开引流。

(2)药物治疗:在局部治疗的基础上结合患者全身情况合理使用抗生素,必要时全身输液和支持疗法。

(3)物理疗法:局部红肿、疼痛、张口受限时可采用超短波、红外线等理疗。

2. 慢性期　根据智齿的生长情况进行处理，如牙位置不正不能萌出时应择期拔除智齿；如为正常萌出期智齿，有足够位置萌出，且上颌有对应正常牙时可行冠周龈瓣切除，以消除龈袋，避免冠周炎再次发生。

第二节　眶下间隙感染

【定义】　眶下间隙感染为发生于眼眶下方、上颌骨前壁与面部表情肌之间的蜂窝织炎及脓肿。感染多来自上颌尖牙及第一前磨牙与上颌切牙的根尖化脓性炎症和牙槽脓肿，也可因上颌骨骨髓炎的脓液穿破骨膜或上唇底部与鼻侧的化脓性炎症扩散至眶下间隙引起。

【临床表现】

1. 眶下区肿胀常波及内眦、眼睑、颧部皮肤，肿胀区皮肤发红，张力增大，眼睑水肿，睑裂变窄，鼻唇沟消失。

2. 脓肿形成后，眶下区可触及波动感，口内病源牙的根尖部前庭龈颊沟处常有明显肿胀、压痛，极易扪得波动。

3. 感染向上可形成眶内蜂窝织炎，也可向颅内扩散，并发海绵窦血栓性静脉炎。

4. 患者可伴有发热等全身症状。

【诊断】

1. 病史

（1）以眶下区为中心肿胀、压痛，可出现上下眼睑水肿，眼裂变窄，睁眼困难，鼻唇沟消失。

（2）病原牙的根尖部前庭沟红肿、压痛、丰满，触有波动感时可穿刺抽出脓液。

（3）患者可有发热、白细胞计数升高。

2. 可推荐检查

（1）影像学检查：多有根尖病变。

（2）血常规检查：白细胞计数升高。

【治疗】

1. 全身支持疗法及应用抗生素，增强机体抵抗力，控制感染。

2. 脓肿形成时从口内病原牙根尖部前庭沟最丰满处及时切开引流，排出脓液。

3. 待炎症控制后应立即处理病灶牙。

第三节　颊间隙感染

【定义】　颊间隙感染为颊部皮肤与颊黏膜之间颊肌所在部位潜在间隙的蜂窝织炎和脓肿。感染来源常见于上、下颌磨牙的根尖脓肿或牙槽脓肿穿破骨膜侵入颊间隙；也可因颊部皮肤损伤，颊黏膜溃疡继发感染，或颊、颌上淋巴结的炎症扩散所致。

【临床表现】

1. 感染在颊黏膜与颊肌之间时，磨牙区前庭沟红肿、触痛明显，皮肤红肿较轻。

2. 感染在颊部皮肤与颊肌之间时，颊部皮肤红肿严重，发亮。

3. 红肿压痛的中心一般以面下部为重。

4. 脓肿形成时可触及波动感，可穿出脓液。

5. 患者可伴有发热等全身症状。

6. 如感染波及颊脂垫时，则炎症发展迅速，肿胀范围波及整个颊部，并向相邻间隙扩散，形成多间隙感染。

【诊断】

1. 病史

（1）以颊肌所在位置为中心红肿、压痛，可有凹陷性水肿及张口受限。

（2）脓肿形成时可穿刺出脓液。

（3）患者可有发热、白细胞计数升高。

2. 可推荐检查

（1）影像学检查：B超检查颊间隙软组织内有液体集聚影。

（2）血常规检查：白细胞计数升高。

【治疗】

1. 抗感染，增强机体抵抗力。

2. 脓肿形成后，应按脓肿部位决定口内或面部行切开引流。

3. 急性炎症消退后，应对病灶牙进行处理。

第四节 颞间隙感染

【定义】 颞间隙感染为发生于颞肌深浅层之间及颞肌与颞骨鳞部之间的蜂窝织炎和脓肿。感染由咬肌间隙、翼下颌间隙、颞下间隙、颊间隙感染扩散引起，也可因耳源性感染（化脓性中耳炎、颞骨乳突炎、颞部疖痈）以及颞部损伤继发感染波及而引起。

【临床表现】

1. 单纯颞间隙感染，炎症仅局限于颞部区域。颞肌部位肿胀、疼痛。

2. 病变区表现有凹陷性水肿、压痛、咀嚼痛和不同程度的张口受限。

3. 脓肿形成后，颞浅间隙脓肿可触及波动感。

4. 患者可伴发热等全身症状，颞深间隙感染时更为明显。

【诊断】

1. 病史

（1）有颞顶部皮肤的感染、外伤、上后牙牙源性感染史；颞深间隙感染也可能与耳源性感染、全身菌血症、脓毒血症有关。

（2）颞肌部位肿胀、疼痛，张口受限。

（3）有脓肿形成时，颞浅间隙可有凹陷性水肿，可触及波动感。而颞深间隙感染由于颞肌间隔，波动感不明显，主要靠全身感染体征，局部持续肿痛，经穿刺抽出脓液证实。

（4）患者高热、头痛、白细胞计数升高，颞肌间隙感染者更为明显。

2. 可推荐检查

（1）B超、CT：可见颞部间隙有液体集聚影。

（2）穿刺：有脓液。

（3）血常规检查：白细胞计数升高。

【治疗】

1. 静脉给予大剂量、有效抗生素，最好根据药敏试验结果选择用药。全身支持疗法，提高机体抵抗力。

2. 浅部脓肿可在颞部发际内作单个皮肤切口即可。

3. 深部脓肿可作两个以上与颞肌纤维方向一致的直切。

4. 当疑有颞骨骨髓炎时，可沿颞肌附着作弧形切口，切开颞肌附着，由骨面翻起颞肌，使颞鳞完全敞开引流。

第五节 颞下间隙感染

【定义】 颞下间隙感染为发生于上颌骨与茎突之间及下颌支与翼突外侧板之间的蜂窝织炎和脓肿。感染可以由翼下颌等相邻间隙感染扩散而来；也可因上颌结节、卵圆孔、圆孔阻滞麻醉时带入感染；或由上颌磨牙的根周感染或拔牙后感染而引起。

【临床表现】

1. 颧弓上、下及下颌升支后方微肿，有深压痛，伴有不同程度的张口受限。

2. 常存在相邻间隙的感染，伴有颞部、腮腺咬肌区、颊部和上颌结节区的肿胀。

3. 合并间隙感染的相应症状时，临床表现有同侧眼球突出，眼球运动障碍，眼睑水肿，头痛，恶心等症状。

【诊断】

1. 病史

（1）有牙源性感染或局部注射史。

（2）临床表现有张口受限，患侧上颌结节黏膜转折处红肿、压痛，颧弓上下及颌后靠上部肿胀、压痛；脓肿形成时可穿刺出脓液；患者全身中毒症状明显，高热，头痛。

2. 可推荐检查

（1）影像学检查：CT 检查可见颞下区肿胀，边界不清，脓肿形成时可有局限低密度区。

（2）血常规检查：白细胞总数升高，中性粒细胞明显升高。

【治疗】

1. 抗感染，增强机体抵抗力。全身给予大剂量有效抗生素及支持疗法。

2. 经口内或口外途径穿刺，有脓时应及时行切开引流。单纯颞下间隙脓肿，可经上颌结节外侧切开。口内在上颌结节外侧前庭沟黏膜转折处切开，以血管钳沿下颌支喙突内侧向后上分离直至脓腔处；口外切开多沿下颌角下作弧形切口，通过下颌支后缘与翼内肌之间进入脓腔。伴有翼下颌间隙感染时，由下颌下切开贯通翼下颌及颞下间隙，达到有效引流；如同时伴有颞间隙感染应由颞上线切开颞肌达颞下间隙直至下颌下缘的上下贯通引流。

3. 急性期过后治疗病灶牙。

第六节 咬肌间隙感染

【定义】 咬肌间隙感染为发生于咬肌与下颌升支外侧骨壁之间的蜂窝织炎和脓肿。感染主要来自下颌智齿冠周炎，下颌磨牙的根尖周炎，牙槽脓肿，也可因相邻间隙如颞下间隙感染的扩散而来。偶有化脓性腮腺炎波及者。

【临床表现】

1. 以下颌支及下颌角为中心的咬肌区红肿、变硬、压痛，明显张口受限。

2. 脓肿形成，不易扪到波动感，有凹陷性水肿，穿刺有脓液。

3. 患者可伴有发热等全身症状。

【诊断】

1. 病史

（1）常有下颌智齿冠周炎病史。

（2）临床可见以咬肌为中心的红肿、跳痛、压痛，张口受限严重；脓肿形成时有凹陷性水肿，穿刺抽出脓液可证实诊断。

2. 可推荐检查

（1）穿刺：可抽出脓液。

（2）血常规检查：白细胞计数升高。

（3）影像学检查：可有下颌支边缘性骨髓炎表现。

【治疗】

1. 早期 全身应用抗生素，局部可用物理疗法或用外敷中药治疗。

2. 晚期 脓肿切开。

（1）口内从翼下颌皱襞稍外侧切开，分离进入脓腔引流。

（2）口外从下颌支后缘绕过下颌角，距下颌下缘 2 cm 处切开，切口长 3～5 cm，逐层切开皮下组织、颈阔肌以及咬肌，在下颌角区的部分附着，用骨膜分离器由骨面推起咬肌，进入脓腔引出脓液。放置引流条，每天换药。

3. 炎症缓解后治疗病灶牙。

第七节　翼下颌间隙感染

【定义】　翼下颌间隙感染为发生于翼内肌与下颌升支内侧壁之间的蜂窝织炎和脓肿。感染常为下颌智齿冠周炎及下颌磨牙根尖周炎扩散所致；下牙槽神经阻滞麻醉时消毒不严或下颌智齿拔除时创伤过大也可引起。此外相邻间隙炎症波及也可导致，如颞下间隙、咽旁间隙等。

【诊断】

1. 病史

（1）常先有牙痛史，继而出现张口受限，咀嚼食物及吞咽疼痛。

（2）翼下颌皱襞处黏膜水肿，下颌支后缘稍内侧轻度肿胀，深压痛。

（3）病程 5～7 天以上常有脓肿形成，可由下颌角内侧穿刺出脓液。

（4）重者，炎症可向邻近间隙扩散，形成颞下、咽旁、颌下多间隙感染。

（5）患者可有发热、白细胞计数升高。

2. 可推荐检查

（1）穿刺检查：可抽出脓液。

（2）血常规检查：白细胞计数升高。

【治疗】

1. 初期　应用大剂量抗生素，控制炎症扩散。

2. 脓肿形成时　切开引流：

（1）口内切开：因张口受限较少采用。

（2）口外切口：与咬肌间隙感染相类似。在分离暴露下颌下缘时，在其内侧切开部分翼内肌附着及骨膜，分离剥开翼内肌后，进入间隙，引出脓液，用生理盐水或 1%～3% 的过氧化氢溶液冲洗脓腔，放置橡皮引流条引流。

（3）炎症缓解后治疗病灶牙。

第八节　舌下间隙感染

【定义】　舌下间隙感染为位于舌下口底区的蜂窝织炎和脓肿。感染可由下颌牙的牙源性感染、口底黏膜损伤、溃疡及舌、颌下腺导管的炎症而引起。

【临床表现】

1. 一侧或双侧的舌下肉阜或口底颌舌沟区肿胀，黏膜充血，舌体抬高向健侧。舌体运动受限，语言、进食、吞咽困难、疼痛。

2. 感染向口底后份扩散时，可出现张口受限和呼吸不畅。

3. 脓肿形成后在口底可扪及波动。

4. 腺源性感染，颌下腺导管口可有脓液排出。

5. 患者可伴有发热等全身症状。

【诊断】

1. 病史

（1）一侧舌下肉阜区及口底颌舌沟黏膜水肿，舌下皱襞肿胀，舌体抬高，舌体移向健侧，扪诊压痛明显。下颌下淋巴结可肿大压痛，下颌下腺体受炎症激惹可肿大、变硬、压痛。

（2）患者进食、讲话困难，语言不清，重者出现呼吸不畅。

（3）脓肿形成时口底可扪及波动感，穿刺可抽出脓液。

2. 可推荐检查 血常规检查：白细胞计数升高。

【治疗】

1. 全身应用抗生素治疗，并增强机体抵抗力。

2. 切开引流时，与下颌体平行切开黏膜，钝分离进入脓腔，注意勿伤及舌神经、舌动脉、颌下腺导管。对已溃破者，沿溃破口稍扩大，置入橡皮引流条即可。

3. 炎症消退后治疗病灶牙。

4. 消除口腔损伤、溃疡等病灶。

第九节　咽旁间隙感染

【定义】 咽旁间隙感染为发生于咽腔侧方咽上缩肌与翼内肌及腮腺深叶之间的蜂窝织炎和脓肿。感染多为牙源性，特别是下颌智齿冠周炎以及腭扁桃体炎和相邻间隙感染的扩散，偶由腮腺炎、耳源性炎症及颈上深淋巴结炎继发感染所致。

【临床表现】

1. 咽侧壁红肿，腭扁桃体突出，肿胀可波及同侧软腭、舌腭弓、咽腭弓，悬雍垂被推向健侧。

2. 局部疼痛剧烈，吞咽、进食、呼吸困难，张口受限。伴有喉头水肿时可出现声音嘶哑，进食呛咳。

3. 颈部舌骨大角平面肿胀、压痛。

4. 重者致肺部感染，败血症及颈动脉血栓性静脉炎。

【诊断】

1. 病史

（1）有急性智齿冠周炎、急性扁桃体炎或邻近间隙感染史。

（2）咽侧壁红肿，局部疼痛剧烈，吞咽、进食时更甚。

（3）颈部舌骨大角平面肿胀、压痛，下颌下及颈深上淋巴结肿大、压痛。

（4）张口受限。

（5）脓肿形成时，可穿刺出脓液。

（6）患者呈急性病容，发热，严重时可出现语言不清、呼吸急促、脉搏浅快。

2. 可推荐检查

（1）影像学检查：咽旁间隙软组织肿胀，边界不清，脓肿形成时可见局限性密度减低区。

（2）血常规检查：白细胞计数升高。

（3）穿刺检查：可穿刺出脓液。

【治疗】

1. 全身抗感染治疗 增强机体抵抗力。

2. 切开引流 咽旁间隙位置深在，脓肿形成与否一般采用穿刺方法确诊。穿刺经翼下颌皱襞内侧进入咽上缩肌与翼内肌之间，抽出脓液后立即行切开引流。张口无明显受限时，可在翼下颌皱襞稍内侧行纵行切口，钝分离，进入脓腔。黏膜切口不宜过深，以防误伤大血管及神经。

3. 炎症控制后治疗病灶牙。

第十节　下颌下间隙感染

【定义】 下颌下间隙感染为发生于下颌下三角内的蜂窝织炎和脓肿。感染来源多见于下颌智齿冠周炎，下颌后牙根尖周炎，牙槽脓肿等牙源性感染或下颌下淋巴结炎的扩散。化脓性下颌下腺炎有时亦可继发下颌下间隙感染。

【临床表现】

1. 下颌下区丰满，淋巴结肿大、压痛。如波及舌下间隙可出现同侧口底肿痛体征。

2. 下颌下缘轮廓消失，皮肤紧张、按压有凹陷性水肿。

3. 脓肿形成后，中心区皮肤充血，可触及波动感，穿刺可抽出脓液。

【诊断】

1. 病史

（1）有下颌磨牙的化脓性根尖周炎、智齿冠周炎、牙周炎或下颌下淋巴结炎史。

（2）下颌下三角区肿胀、压痛。

2. 可推荐检查

（1）血常规检查：白细胞计数升高。

（2）穿刺检查：可抽出脓液。

【治疗】

1. 抗感染 增强机体抵抗力，全身给予大剂量、有效抗生素。

2. 脓肿形成后切开引流 切口部位、长度应参考脓肿部位、皮肤变薄的区域来决定。一般在下颌骨体部下缘以下 2 cm 处作与下颌骨下缘平行切口，切开皮肤、颈阔肌后，用血管钳钝分离进入脓腔。如系淋巴结内脓肿应分开淋巴结包膜，同时注意多个淋巴结脓肿的可能。术中应仔细检查，分别予以引流。

3. 急性炎症控制后治疗病灶牙。

第十一节　颏下间隙感染

【定义】　颏下间隙感染为发生于颏下三角内的蜂窝织炎和脓肿。感染多来自颌下、颏下淋巴结炎感染，下唇、颏部、口底、舌下肉阜、下颌前牙及牙周组织的淋巴回流，可直接汇入颏下淋巴结。故以上区域溃疡、损伤等均可引起颏下淋巴结炎，然后继发颏下间隙感染。

【临床表现】

1. 可有下前牙、口底、下唇、颏部的损伤、溃疡、炎症表现或原有颏下淋巴结肿大、压痛的慢性病史。

2. 早期，仅局限于淋巴结的肿大，临床症状不明显。

3. 淋巴结炎症扩散时，可引起颏下三角区弥漫性肿胀，皮肤充血，发红，有压痛。

4. 脓肿形成后，局部皮肤紫红，扪压有凹陷性水肿及波动感。

【诊断】

1. 病史

（1）颏下区肿胀、压痛、皮温升高。

（2）局部有波动感时穿刺可抽出脓液。

（3）患者全身可发热。

2. 可推荐检查

（1）B 超检查：颏下区可见软组织肿胀，脓肿形成区可见液体腔影。

（2）穿刺检查：可抽出脓液。

（3）血常规检查：白细胞计数升高。

【治疗】

1. 全身应用抗生素控制感染及必要的支持疗法，增强机体抵抗力。

2. 脓肿形成后，可在颏下肿胀最突出区作横行切口，分开颈阔肌达颏下间隙建立引流。

第十二节　口底多间隙感染

【定义】　口底多间隙感染指口底舌下、颏下及双侧颌下间隙同时受累的广泛蜂窝织炎和脓肿。其来源于下颌牙的根尖周炎、牙周脓肿、骨膜下脓肿、冠周炎、颌骨骨髓炎的感染扩散，或颌下腺炎、淋巴结炎、急性扁桃体炎、口底软组织和颌骨的损伤等。其感染可能是金黄色葡萄球菌为主的化脓性炎症；也可能是厌氧菌或腐败坏死性细菌为主引起的腐败坏死性炎症。

【临床表现】

1. 化脓性病原体感染　早期一侧颌下或舌下肿胀，晚期扩散至整个口底时，双颌下、舌下口底均有弥漫性肿胀，常伴有呼吸困难，张口受限。

2. 腐败坏死性病原菌感染　软组织广泛性水肿，上及面颊，下至颈部锁骨水平，颌周自发性剧痛，灼热感，肿胀区皮肤充血，凹陷性水肿，无弹性，深层有波动感，皮下捻发音。切开后有大量咖啡色、稀薄、恶臭、混有气泡的液体。肌组织呈现棕黑色，结缔组织呈灰白色，无明显出血。口底黏膜水肿，舌体抬高，僵硬，运动受限，语言不清，肿胀发展时，可出现呼吸困难，口唇青紫、发绀，甚至"三凹征"。

3. 全身症状较严重，高热，寒战，体温可达 39～40℃甚至以上，呼吸短浅，脉搏频弱，继之血压下降，出现休克。

【诊断】

1. 病史

（1）局部表现为下颌下、口底和颏下广泛、弥漫性肿胀，压痛明显。

（2）病情的发展迅速，红肿范围可短期内波及颈部、上胸部和面部。

（3）全身症状严重，发热、寒战、烦躁不安或嗜睡，体温可高达 39～40℃，全身抵抗力下降时，体温可不升高，但全身中毒症状明显。

2. 可推荐检查

（1）血常规检查：白细胞计数升高。

（2）B超检查：弥漫性软组织肿胀，脓肿形成区可见液体腔影。

【治疗】

1. 及时掌握患者生命体征、水电解质状态及重要脏器功能，警惕败血症及中毒性休克发生，及时给予大剂量有效抗生素、全身支持疗法、输液、吸氧，保证水、电解质平衡，必要时输血和补充蛋白质。

2. 有呼吸困难或窒息者，行气管切开术，以保持呼吸通畅。

3. 早期行切开减压及引流术，腐败坏死菌感染者用3%过氧化氢溶液或 1/5000 高锰酸钾溶液反复冲洗。

4. 肿胀范围广泛，或有呼吸困难现象时，则应作广泛切开，其切口可在双侧颌下、颏下作与下颌骨相平行的"衣领形"或倒"T"形切口，以保证充分引流。

5. 对腐败坏死性病菌感染者，可在引流术后辅以高压氧治疗。

第十三节　中央性颌骨骨髓炎

【定义】　中央性颌骨骨髓炎的感染来源于牙源性感染，多在化脓性根尖周炎及根尖脓肿的基础上发生。炎症先在骨髓腔内发展，再由颌骨中央向外扩散，可累及骨密质及骨膜。

【临床表现及分期】　中央性颌骨骨髓炎多见于青壮年，一般以 16～30 岁发病率最高。多发生在下颌骨，按临床发展过程可分为急性期和慢性期。

1. 急性期

（1）病变区牙疼痛剧烈，向半侧颌骨或三叉神经分支区放射，可有下唇麻木。

（2）病源牙可有明显叩痛、松动及伸长感。牙龈明显肿胀充血，可有脓液从牙龈袋流出。相应面部可有肿胀、压痛。

（3）病变波及下颌支可激惹下颌肌群引起张口受限。

（4）全身发热、寒战，疲倦无力，食欲减退。

（5）局部有剧烈跳痛，口腔黏膜及面颊部软组织肿胀充血，可继发颌周急性蜂窝织炎。

（6）1周后X线片可见病变区骨质疏松或不规则破坏。

2. 慢性期

（1）局部肿胀，皮肤微红，口腔内或面颊部可出现多数瘘孔溢脓，肿胀区牙松动。如有大块死骨或多数死骨形成，在下颌骨可发生病理性骨折，出现咬合错乱与面部畸形。

（2）全身症状轻，体温正常或仅有低热。

（3）全身消瘦，贫血，机体呈慢性中毒消耗症状，病情发展缓慢。

（4）X线片显示骨质破坏。同时存在骨膜增生及硬化，骨膜反应明显；可见死骨形成或病理性骨折。

【诊断】

1. 急性期

（1）常有牙痛史。

（2）病变区有多数牙松动、叩痛，牙龈红肿，牙周溢脓。

（3）下唇麻木。

（4）全身感染症状严重。

2. 慢性期

（1）在急性期2周后，口腔内及颌面部皮肤可形成多个瘘管，长期排脓，有时排出死骨片。病变区牙松动、叩痛。

（2）可发生病理性骨折，致咬合关系紊乱，面部畸形。

（3）X线片显示颌骨骨质破坏及骨膜增生、硬化，可见死骨形成或病理性骨折。

（4）全身情况较差，可有贫血和消瘦表现。

3. 可推荐检查

（1）影像学检查：急性期可见病变区骨质疏松或不规则破坏；慢性期显示颌骨骨质破坏，同时有骨膜增生及硬化，可见死骨形成或病理性骨折。

（2）血常规检查：急性期白细胞计数升高，粒细胞增多。

【治疗】

1. 急性期

（1）全身使用足量有效抗生素，全身支持疗法。

（2）一旦判定骨髓腔内有化脓病灶，应及早拔除病灶牙及相邻的松动牙，建立引流。必要时应考虑凿去部分骨外板，以达到敞开髓腔充分排脓，迅速解除疼痛的效果。

2. 慢性期

（1）死骨分离后，施行死骨摘除术。

（2）病灶清除术。

第十四节　边缘性颌骨骨髓炎

【定义】　边缘性颌骨骨髓炎是指继发于骨膜或骨膜下脓肿的骨密质外板的炎性病变，常在颌周间隙感染基础上发生。下颌骨为好发部位，其中以咬肌间隙和翼下颌间隙感染引起的下颌支和下颌角部边缘性骨髓炎居多，很少波及下颌体。

【临床表现及分类】

1. 按疾病过程分类

（1）急性期

1）与颌周间隙，如咬肌间隙、翼颌间隙感染表现相似。

2）多有不同程度张口受限、进食困难。

3）压痛点局限或有凹陷性水肿。

4）患者可有发热等全身症状。

（2）慢性期

1）病程较长，且反复发作，症状逐渐加重。

2）局部弥散性肿胀，组织变硬，轻微压痛，无波动感。

3）不同程度张口受限、进食困难。

4）全身症状一般不明显。

2. 按病理及影像学分类

（1）骨质增生型

1）多发生于青年人，身体抵抗力强，致病的病原菌毒力相对较弱时。

2）患侧下颌支及咬肌区肿、硬，皮肤无急性炎症。

3）局部压迫有不适感或轻微疼痛。

4）X线片见下颌支外侧骨皮质明显的骨膜增厚或骨质增生，呈致密影像。

（2）骨质溶解破坏型

1）本型多发生在急性化脓性颌周间隙蜂窝织炎之后。

2）病程长，皮肤遗留瘘孔长期不愈，反复溢脓。

3）X线片上可见病变区骨密质破坏，骨质疏松脱钙形成不均匀的骨粗糙面。

【诊断】

1. 病史

（1）有下颌智齿冠周炎或咬肌间隙感染史，表现为咬肌区急性或慢性肿痛。

（2）临床表现为局部肿胀，组织坚硬，轻微压痛，不同程度的张口受限，如有瘘口，探查时可发现骨粗糙面。

（3）X线片表现为下颌支外侧有明显的骨皮质增生，骨质呈致密影像或病变区骨皮质破坏，骨质疏松脱钙，形成不均匀的骨粗糙面。

2. 可推荐检查

（1）血常规检查：急性期白细胞计数升高，中性粒细胞计数升高。

（2）X线检查：见临床表现之描述。

【治疗】

1. 急性期 全身支持治疗并应用大剂量有效抗生素。及时切开引流，尽早去除病灶。

2. 慢性期 以手术治疗为主，刮治或清除死骨及病灶，并配合有效抗生素。

第十五节 新生儿颌骨骨髓炎

【定义】 新生儿颌骨骨髓炎一般指发生在出生后3个月内的化脓性中央型颌骨骨髓炎。其感染多来源于血源性，感染细菌多为金黄色葡萄球菌、链球菌；也可因牙龈损伤或母亲患化脓性乳腺炎，哺乳时病原菌直接侵入引起。泪囊炎或鼻泪管炎有时可伴发上颌骨骨髓炎。

【临床表现】

1. 主要发生在上颌骨，下颌骨罕见。

2. 发病突然，全身有高热，寒战，脉快，哭啼，烦躁不安，甚至呕吐。

3. 重者可并存败血症而出现昏睡，意识不清、休克，白细胞计数升高，中性多核粒细胞计数升高。

4. 局部症状为早期主要出现面部，眶下及内眦部皮肤红肿，以后病变迅速向眼睑周围扩散，出现眼睑肿胀，睑裂狭窄甚至完全闭合，结合膜外翻或眼球外突。

5. 如感染波及上牙槽突，可出现上牙龈及硬腭黏膜红肿。

6. 面部眶下区可形成脓肿，脓液常从龈缘、腭部及鼻腔破溃溢出，形成脓瘘。

7. 如眶下缘或颧骨的骨质破坏，形成颗粒状死骨从瘘管排出。

8. 眶下区的瘢痕形成可致下睑外翻、颧面部塌陷等畸形。

【诊断】

1. 病史

（1）发病急，全身感染重。

（2）面部、眶下及内眦部皮肤红肿。

（3）眼睑肿胀，睑裂狭窄，结合膜外翻或眼球外突表现。

（4）牙龈、硬腭、黏膜红肿。

（5）面部、眶下区形成脓肿，在龈缘、腭部及鼻腔形成脓瘘。

（6）有颗粒状死骨从瘘口排出。

2. 可推荐检查 血常规检查：白细胞计数明显升高，中性多核粒细胞计数升高。

【治疗】

1. 首先用大量有效抗生素，同时应注意患儿全身情况的变化，给予必要的对症及支持治疗。

2. 脓肿形成后，及早切开引流，可获得缓解全身中毒症状以及防止局部感染继续扩散的效果。

3. 面部及眶周遗留的瘢痕及塌陷畸形可待适当时机行二期整复。

第十六节　放射性颌骨骨髓炎

【定义】　放射性颌骨骨髓炎是由放射线损伤引起的渐进性颌骨坏死及伴随的骨髓炎症。临床多继发于头颈部恶性肿瘤放射治疗后。如口腔卫生不佳，牙源性感染及损伤或施行拔牙手术等均可导致继发化脓菌感染，形成放射性颌骨骨坏死或骨髓炎。

【临床表现】

1. 本病病程长，发展慢。往往在放射治疗后数月乃至十年余才出现症状。

2. 发病初呈持续性针刺样剧痛，皮肤破溃，牙槽骨、颌骨骨面外露，呈黑褐色。

3. 继发感染后露出骨面的部位长期溢脓，形成久治不愈的溃疡或洞穿缺损畸形。

4. 下颌支部的病变因肌肉萎缩及纤维化可出现明显的张口受限。

5. 本病病程长，患者呈慢性消耗性衰竭，常表现为消瘦及贫血。

【诊断】

1. 病史

（1）有头颈部恶性肿瘤放疗史。

（2）放射区出现经久不愈的瘘口或因拔牙、局部创伤后创口不愈，骨组织外露，呈黑褐色；瘘口有脓液溢出。

（3）患者呈慢性消耗性衰竭，消瘦和贫血。

（4）X线检查可见病变区骨质破坏，密度减低。有斑块状透光区，无骨质增生与骨膜反应，有时可见病理性骨折。

2. 可推荐检查 影像学检查：同病史（4）。

【治疗】

1. 全身治疗 应用抗菌药物控制感染。疼痛剧烈，给予镇痛剂，同时应积极加强营养，必要时输血、高压氧治疗。

2. 局部治疗　为控制感染，每天应使用低浓度过氧化氢溶液或抗生素冲洗，对已露出的死骨，可用骨钳分次逐步咬除。

3. 外科手术　死骨切除术；遗留骨缺损可待二期修复。且必须将健康侧骨端残留病灶彻底消除干净，否则仍有病变再发的可能。目前多数人主张应在健康骨质范围内施行死骨切除术，可收到预防病变扩大的效果。

【预防措施】

1. 放疗前应常规行牙周洁治，注意口腔卫生，对口腔内可引起感染的病灶牙要进行处理，无法治愈的应予以拔除，放疗前取出口腔内金属义齿。

2. 放疗过程中，口腔内发现溃疡，可局部用抗生素软膏，以防感染。

3. 放疗后一旦发生牙源性炎症，必须进行手术或拔牙时，应尽量减少手术损伤，术前、术后使用有效抗生素。

第十七节　面颈部淋巴结炎

【定义】　面颈部淋巴结炎以继发于牙源性及口腔感染为最多见，也可来源于颜面部皮肤损伤、疖、痈等感染之后。小儿大多数由上呼吸道感染及扁桃体炎引起。病原菌为化脓性金黄色葡萄球菌，链球菌。由结核菌、结核杆菌感染引起的称为结核性淋巴结炎。

【临床表现】

1. 急性化脓性淋巴结炎

（1）发病急，病程短，进展快。

（2）早期表现为淋巴结内出现充血，水肿，淋巴结可移动，边界清，与周围组织无粘连，全身反应轻。

（3）感染发展成脓肿后，局部疼痛加重，淋巴结与周围组织粘连，不移动，局部压痛，凹陷性水肿，浅在脓肿有波动感。

（4）全身反应加重，高热、寒战，头痛，全身无力，食欲减退。

（5）小儿可烦躁不安，白细胞计数急剧升高，如治疗不及时可并发毒血症、败血症等。

2. 慢性化脓性淋巴结炎

（1）病程长，淋巴结有消长史，全身症状不明显。

（2）淋巴结呈微痛的硬结，淋巴结活动，有压痛。

3. 结核性淋巴结炎

（1）常见于儿童及青年。

（2）病程长，轻者仅有淋巴结肿大，全身症状不明显。

（3）可有肺、肠、骨等器官的结核病变或病史。

（4）重者可伴体质虚弱、营养不良或贫血、低热、盗汗、疲倦等症状。

（5）颌下、颏下或颈侧可扪及单个或多个成串的淋巴结，缓慢肿大，较硬，无疼痛。

（6）淋巴结中心可发生干酪样坏死，组织液化变软，形成冷脓肿。

（7）脓肿破溃后可形成经久不愈的瘘管，流出稀薄分泌物或干酪样坏死组织。

【诊断】

1. 急性化脓性淋巴结炎

（1）病史

1）发病急。

2）淋巴结肿大，疼痛明显。

3）全身有体温升高等不适感觉。

（2）可推荐检查

1）血常规检查：白细胞计数急剧升高。

2）B 超检查：显示淋巴结肿大，化脓时可见结内有液体集聚影。

2. 慢性化脓性淋巴结炎

（1）病程长。

（2）淋巴结时大时小，易反复，抗感染治疗有效。

（3）全身症状不明显。

3. 结核性淋巴结炎

（1）病史

1）病史长。

2）颌下、颈部单个或成串淋巴结肿大。

3）一般抗炎药物无效。

4）淋巴结肿大破溃形成经久不愈的瘘管，有稀薄分泌物或干酪样坏死组织排出。

（2）可推荐检查

1）穿刺或排出物细胞学检查：可查到结核杆菌。

2）结核菌素皮肤试验（OT 试验）：呈阳性结果可协助诊断。

【治疗】

1. 急性化脓性淋巴结炎

（1）全身抗感染治疗。

（2）脓肿形成时及时切开引流。

（3）全身支持治疗，加强营养，增强机体抵抗力。

2. 慢性化脓性淋巴结炎

（1）治疗原发病灶。

（2）淋巴结肿大不能彻底消退，疑为肿瘤转移性淋巴结者可手术摘除，送病理以明确诊断。

3. 结核性淋巴结炎

（1）全身治疗：常用抗结核药物如异烟肼、利福平等。异烟肼常用量 300 mg/d[小儿 10～15 mg/（kg·d）]，分 3 次口服；利福平常用量 300 mg/次，每天 2 次。

（2）局部治疗：可用异烟肼 50～100 mg 加入 0.25%利多卡因 5～10 ml 中作病灶周围环行封闭，隔日 1 次或每周 2 次。

（3）局限、可移动淋巴或多个淋巴结经药物治疗不明显者，可予以手术摘除。

（4）已化脓的冷脓肿，皮肤未破溃者可施行穿刺抽脓，同时脓腔内注入异烟肼 50～100 mg，隔日 1 次，或每周 2 次。每次穿刺应从脓肿周围正常皮肤进针，以免造成脓肿破溃或感染扩散。

第十八节　面部疖痈

【定义】　疖：指皮肤毛囊及皮脂腺周围组织单发的急性化脓性炎症。

痈：指相邻多数毛囊及附件同时发生急性化脓性炎症，可由一个疖的扩散或多个疖融合而成。病原菌主要为金黄色葡萄球菌。

【临床表现】

1. 疖

（1）初期皮肤上出现红、肿、热、痛小硬结，有触痛。

（2）2～3 天内硬结顶出现黄白色脓头，周围为红色硬盘，患者自觉局部瘙痒、烧灼感及跳痛，若处理不当，可扩散。

（3）经数日后其顶端脓栓与周围组织分离脱落，炎症逐渐消退，创口愈合。

（4）如处理不当如挤压排脓、热敷、药物烧灼等不当治疗可使炎症扩散。

2. 痈

（1）好发于唇部，上唇受累最多，感染范围及组织坏死深度较疖严重，并伴剧烈疼痛。

（2）唇部极度肿胀，疼痛。张口受限，言语困难，局部淋巴结肿大压痛。

（3）全身中毒症状明显，如畏寒、高热，头痛，食欲减退，白细胞计数及中性粒细胞比例升高。

（4）位于"危险三角区"内的痈较疖更易伴发颅内海绵窦静脉炎、败血症、脓毒血症，危及生命。

【诊断】

1. 疖

（1）病史

1）皮肤上出现单个红、肿、热、痛小硬结，有触痛。

2）硬结顶出现黄白色脓头，周围为红色硬盘，局部瘙痒，有烧灼感及跳痛。

（2）可推荐检查 血常规检查：白细胞计数可升高。

2. 痈

（1）病史

1）唇部极度肿胀，疼痛；张口受限，言语困难，局部淋巴结肿大、压痛。

2）全身中毒症状明显，如畏寒、高热，头痛，食欲减退，白细胞计数及中性粒细胞比例升高。

3）唇痈易伴发颅内海绵窦静脉炎、败血症、脓毒血症，危及生命。

（2）可推荐检查

1）血常规检查：白细胞计数明显升高。中性粒细胞比例升高。

2）肝、肾功能检查：根据病情发展可有改变。

【治疗】

1. 疖

（1）以局部治疗为主，局部治疗宜保守，危险三角区避免挤压。

（2）用2%碘酊涂擦局部，每天数次。脓头形成后用针头挑破脓头表皮取出脓栓。

（3）根据情况全身应用抗生素治疗。

2. 痈

（1）全身应用大剂量有效抗生素。

（2）局部用高渗盐水或含抗生素的盐水纱布湿敷。破溃口坏死组织用剪刀去除，切忌牵拉，以免炎症扩散。

（3）加强营养，注意水、电解质平衡。

（4）密切观察生命体征，肝、肾功能，正确、及时处理并发症。

（5）伴发海绵窦血栓性静脉炎者可加用尿激酶治疗。

第十九节 颌面骨结核

【定义】 颌面骨结核是由结核杆菌引起并多经血源播散而累及颌面诸骨的疾病。常见于儿童及青少年，好发部位在上颌骨颧骨结合部和下颌支。

【临床表现】

1. 一般为无症状的渐进性发展，偶有自发痛或低热。

2. 病变区软组织呈弥漫性肿胀，可扪及质地坚硬的骨性隆起，有压痛，肿胀区皮肤、黏膜无化脓性炎症表现。

3. 骨质破坏，感染穿透密质骨及软组织，形成黏膜下冷脓肿。

4. 脓肿破溃或切开引流，引流口有稀薄脓性分泌物溢出。脓液中混有灰白色块状或棉团状物质，可形成经久不愈的瘘管，偶有死骨排出。

【诊断】

1. 病史

（1）病变区软组织呈弥漫性肿胀，可扪及质地坚硬的骨性隆起，有压痛，肿胀区皮肤、黏膜无化脓性炎症表现。

（2）骨质破坏，感染穿透密质骨及软组织，形成黏膜下冷胀肿。

（3）肿胀破溃或切开引流，引流口有稀薄脓性分泌物溢出。

（4）脓液中混有灰白色块状或棉团状物质，可形成经久不愈的瘘管，偶有死骨排出。

2. 可推荐检查

（1）影像学检查：X 线片可见边缘清晰而不整齐的局限性骨质破坏，死骨及骨膜增生少见。

（2）脓液涂片检查：可见抗酸杆菌。

【治疗】

1. 全身支持、营养疗法。

2. 抗结核治疗。

3. 静止期病变有死骨者应行死骨及病灶清除术。

第二十节　颌面部放线菌病

【定义】　颌面部放线菌病是由放线菌引起的慢性感染性肉芽肿性疾病，发生在人体的主要是 Wolff-Israel 型放线菌，约 60% 发生于面颈部软组织。

【临床表现】

1. 以 20～45 岁多见，病程缓慢，早期无自觉症状。

2. 病菌可由死髓牙根尖孔、牙周袋、智齿盲袋、慢性瘘管、拔牙创伤等进入深层组织而发病，患者常有张口受限，咀嚼、吞咽时疼痛。

3. 有的部位呈紫红色或青紫色。

4. 软化灶破溃或瘘管内溢出黄色黏糊脓液，内含硫黄样颗粒，涂片检查或病理检查可见放线菌。

5. 如侵犯颌骨，影像学可见多发性骨质破坏的稀疏透光区。

6. 白细胞计数升高、血沉加快。

【诊断】

1. 病史

（1）病菌可由死髓牙根尖孔、牙周袋、智齿盲袋、慢性瘘管、拔牙创伤等进入深层组织而发病，患者常有张口受限，咀嚼、吞咽时疼痛。

（2）有的部位呈紫红色或青紫色。

（3）软化灶破溃或瘘管内溢出黄色黏糊脓液，内含硫黄样颗粒，涂片检查或病理检查可见放线菌。

（4）如侵犯颌骨，影像学可见多发性骨质破坏的稀疏透光区。

（5）白细胞计数升高、血沉加快。

2. 可推荐检查

（1）影像学检查：可见多发性骨质破坏的稀疏透光区。

（2）涂片检查：可见革兰阳性呈放射状菌丝。

【治疗】

（一）药物治疗

1. 抗生素 对青霉素、头孢菌类高度敏感的应首选大剂量青霉素治疗：每天 200 万～500 万 U 以上，肌内注射 6～12 周为 1 个疗程。亦可用青霉素加普鲁卡因行局部封闭注射。如与磺胺类药物联合应用，可能会提高疗效，此外，红霉素、林可霉素、四环素等也可选用。

2. 碘制剂 口服碘制剂对颌面部病程较长的放线菌病可有一定效果。常用 5%～10%碘化钾口服，每天 3 次。

（二）手术治疗

1. 切开引流及肉芽组织刮除术 已形成脓肿或破溃后遗留瘘口，常有坏死肉芽组织增生者，可采用外科手术切开排脓或刮除肉芽组织，以加强抗菌药物的治疗效果。

2. 死骨刮除术 放线菌侵及颌骨或已有死骨时，应采用死骨刮除术，将增生的病变和已形成的死骨彻底刮除。

3. 病灶切除术 经以上治疗无效，且反复伴发化脓性感染的病例，可考虑病灶切除。但局部血供丰富，应有血源准备。术前每天给予青霉素 1000 万 U；术后每天 200 万～300 万 U，持续应用 12 周或更长时间，以防复发。

附1 颌骨骨髓炎病灶摘除术

一、适应证

1. 经药物治疗，拔牙或切开引流以后，仍遗留久治不愈的瘘管，长期流脓；或从瘘管探得骨面粗糙，甚至发现已有活动的死骨；或虽无瘘管，但炎症仍反复发作者。

2. X 线片已发现有颌骨骨质破坏者。

3. 患者全身条件能耐受手术者。

二、术前准备

1. 术前应配合抗菌药物治疗，机体抵抗力弱，而又有贫血者，应给予少量输血及相应的支持治疗法。

2. 如因死骨范围大有可能出现病理性骨折者，或因健康骨质较少，由于摘除死骨手术而可能造成骨折者，均应在术前制备固定颌骨的夹板，作好颌骨固定准备，以防术后颌骨错位而造成功能及咬合障碍。

3. 病变较大的弥漫性颌骨骨髓炎，需行大块或全下颌骨死骨摘除术时，应防止可能出现舌后坠而发生窒息。术前或术后应作预防性气管切开，以保证呼吸道通畅。

4. 手术范围较大，估计出血量多，且时间较长者，术前备血待用。

三、术后处理

1. 术后应配合抗菌药物，根据病情行肌内注射或静脉滴注。

2. 引流条可在术后 2 天抽出，也可根据病情需要定期交换引流条。

3. 上颌窦内填塞的碘仿纱条，可分期抽出。口腔及皮肤缝线，可于术后 7 天拆除。

4. 大块死骨摘出后，为防止发生颌骨骨折或畸形，可利用口腔内剩余的牙，视情况作单颌结扎或颌间夹板固定；如已发生骨折，更应立即固定，以维持正常的咬合关系。

5. 若因颌骨体缺失而引起舌后坠，出现呼吸困难，并有可能发生窒息的危险时，应行气管切开术。

6. 死骨摘除后造成的颌骨缺损过多，影响功能时，应于后期酌情行骨移植术及义颌修复。

7. 为了加速创口愈合，改善局部血运及张口度，术后可配合理疗。

附2 口腔颌面部脓肿切开引流术

一、适应证

1. 疼痛加重，并呈搏动性跳痛，炎性肿胀明显，皮肤表面紧张、发红、光亮；触诊时有明显压痛点、波动感，呈凹陷性水肿；或深部脓肿经穿刺有脓液抽出者。

2. 口腔颌面部急性化脓性炎症，经抗生素控制感染无效，同时出现明显的全身中毒症状者。

3. 儿童颌周蜂窝织炎（包括腐败坏死性），如炎症已累及多间隙感染，出现呼吸困难及吞咽困难者，可以早期切开减压，能迅速缓解呼吸困难及防止炎症继续扩散。

4. 结核性淋巴结炎，经局部及全身抗结核治疗无效，皮肤发红已近于破溃的寒性脓肿，必要时也可行切开引流术。

二、术前准备

1. 应确定有无脓肿形成；并确定脓肿形成的所在部位。

2. 口腔，尤其是面颈部软组织的化脓性感染，易通过血流及淋巴道扩散，或向各筋膜间隙，甚至颅内扩散。因此，对范围较大或较深在之脓肿、全身中毒症状较显著者；以及原已有心脏瓣膜疾病者，在切开引流前，应先用抗菌药物。反之，脓肿较小，较浅者，则不必用抗菌药物。

3. 败血症可疑的患者在用抗菌药物前，应先抽血作细菌培养。

4. 有水、电解质紊乱者应在术前适当补充液体与电解质。输入液种类及剂量，视血、尿检查及全身情况而定。

5. 口内作切口者应先用漱口剂反复漱口；在口外皮肤作切开者，按常规备皮及铺手术巾。

6. 麻醉一般以局麻为主，必要时可加用镇静剂；不合作的儿童或有深部脓肿者，可以选择全麻。但必须注意保持呼吸道的通畅；已有呼吸道梗阻症状者，禁用全麻。

三、术后处理

1. 常规应用抗生素，全身症状明显者以静脉途径给药。

2. 口内脓肿切开后，应注意适当体位，以免脓液误咽及吸入。一般嘱患者术后勤漱口，并给漱口剂。注意创口出血及引流条脱出。

3. 口外脓肿切开后，应注意创口出血。排脓较易者，应随时更换覆盖敷料。引流条一般在 24 h 后更换，深部脓肿有渗血者，可推迟到 48 h 后更换。

4. 脓肿切开引流后，局部炎症症状如仍无好转趋势，应进一步检查是否由于：①排脓不畅；②尚有邻近之脓腔间隙未被打开；③骨髓形成可能；④特异性感染等引起。

5. 张口无限制时，应检查是否有病灶牙，如经确定后，应尽早予以拔除。

6. 伤口已愈合，但肿胀未褪净者，可辅以理疗或热敷。

第九章 唾液腺疾病

第一节 唾液腺炎症

一、急性化脓性腮腺炎

【概述】 急性化脓性腮腺炎是指腮腺的急性化脓性炎症。现所见大多数是慢性腮腺炎基础上的急性发作或系邻近组织急性的扩散，偶见于全身大手术后，多发生于成年人，多为单侧腮腺受累。

【诊断】

1. 临床表现

1. 发病急，早期症状轻微或不明显。

2. 炎症早期 腮腺区有轻微疼痛，导管口轻度红肿。炎症未控制，进一步发展，疼痛加剧，呈持续性疼痛或跳痛，腮腺区以耳垂为中心肿胀明显，耳垂被上抬。腮腺导管口充血、肿胀，有时可溢脓，皮肤发红、水肿，呈硬性浸润，触痛明显。

3. 形成脓肿 多为散在的多发性脓肿，可侵及周围邻近组织及间隙，引起其他间隙的蜂窝织炎或脓肿。

4. 患者全身中毒症状明显 体温可高达 40 ℃以上，脉搏、呼吸增快。

2. 辅助检查 血常规检查：白细胞计数增加，中性粒细胞比例明显上升，核左移，可出现中毒颗粒。

3. 鉴别诊断 本病需与以下疾病鉴别。

（1）流行性腮腺炎：大多发生于 5～15 岁的儿童，有传染接触史，常双侧腮腺同时或先后发生。腮腺肿大，充血，疼痛，但腮腺导管口无红肿，唾液分泌清亮无脓液。血液中白细胞计数正常，分类中淋巴细胞比例增高。

（2）咬肌间隙感染：主要系牙源性感染，如下颌智齿冠周炎，有牙痛史。肿胀中心及压痛点位于下颌角部，张口受限明显，腮腺导管口无红肿，分泌物清亮。

【治疗】

1. 全身治疗 主要包括：抗感染治疗，合理选用抗生素；支持疗法，提高机体抗病能力；对症处理，药物或物理降温。

2. 局部保持导管排流通畅 如导管无阻塞，可应用促唾药物或其他酸性饮料，以加强引流；保持口腔卫生，应用温热的消毒漱口剂，有助于控制炎症。

3. 脓肿已形成时，应及时切开引流 腮腺区脓肿常形成多数脓肿，故手术时应彻底打开腮腺筋膜。腮腺内手术时要特别注意保护面神经。

4. 急性炎症时禁忌作腮腺造影。

二、慢性复发性腮腺炎

【概述】 慢性复发性腮腺炎（chronic recurrent parotitis）以前统称为慢性化脓性腮腺炎，儿童和成人均可发生。现在认为，成人复发性腮腺炎为儿童复发性腮腺炎迁延不愈转变而来。

【诊断】

1. 临床表现

（1）儿童复发性腮腺炎可发生于任何儿童期，但以 5 岁左右最为常见，男性多于女性。

（2）可突发，也可逐渐发病，部分患者有流行性腮腺炎病史。

（3）腮腺反复肿胀，伴不适，仅有轻度水肿，皮肤可潮红。

（4）挤压腺体可见导管口有脓液或胶冻状液体溢出，少数有脓腔形成。

（5）间隔数周或数月发作一次不等，一般间隔时间随年龄而延长。

（6）一般青春期后可自愈，部分迁延不愈至成年。

2. 辅助检查　腮腺造影：显示末梢导管成点状、球状扩张，排空迟缓，主导管及腺内导管无明显异常。

3. 鉴别诊断

（1）流行性腮腺炎：常双侧同时发生，伴发热，肿胀更明显，腮腺导管口分泌正常，罹患后多终身免疫，无反复肿胀史。

（2）舍格伦综合征继发感染：多见于中年女性，中年发病，常有口干、眼干及自身免疫病。腮腺造影显示主导管扩张不整，边缘毛糙，呈葱皮样或花边样改变。

【治疗】

1. 治疗原则　儿童复发性腮腺炎具有自愈性，大多在青春期后痊愈，以增强抵抗力、防止继发感染、减少发作为原则。

2. 治疗方案　①多饮水，每天按摩腺体帮助排空唾液；②用淡盐水漱口，保持口腔卫生；③咀嚼无糖口香糖，刺激唾液分泌；④急性炎症期，按一般炎症处理原则进行治疗。

三、慢性阻塞性腮腺炎

【概述】　慢性阻塞性腮腺炎（又称腮腺管炎）主要是由于创伤、结石、感染和解剖等原因，导致导管分泌受阻，产生阻塞症状，并可引发逆行性感染。

【诊断】

1. 临床表现

（1）大多发生于中年，男性略多于女性，多为单侧受累。

（2）常无明确起病时间，多因腮腺反复肿胀而就诊。

（3）约半数患者肿胀与进食有关，发作次数变异较大，发作次数多者每次进食都肿胀，少者一年内很少发作。发作时伴有轻微疼痛。

（4）检查时腮腺稍肿大，中等硬度，轻微压痛。导管口轻微红肿，挤压腮腺可从导管口流出混浊的"雪花样"或黏稠的蛋清样唾液，有时可见黏液栓子。

（5）病程久者，可在颊黏膜下扪及粗硬、呈索条状的腮腺导管。

2. 辅助检查　腮腺造影：主导管、叶间、小叶间导管部分狭窄，部分扩张，呈腊肠样改变。

3. 鉴别诊断

（1）成人复发性腮腺炎：有幼儿发病史，造影片上除非有逆行性感染而使主导管稍扩张不整外，叶间、小叶间导管均无变化，只是末梢导管呈散在点、球状扩张。

（2）舍格伦综合征继发感染：亦可有腮腺反复肿胀流脓史，鉴别在于：

1）发病多为中年女性。

2）有口干、眼干及结缔组织疾病。

3）造影片上以末梢导管点、球状扩张为特征，主导管出现特征性改变。

4）组织病理学表现明显不同。

【治疗】

1. 去除阻塞病因　有涎石者，先去除涎石。导管口狭窄，可用扩张法，用钝头探针扩张导管口。

2. 保守治疗　包括从后向前按摩腮腺、进酸性食物或服促唾药物促进唾液分泌。保持口腔卫生，减少逆行性感染。

3. 药物冲洗灌注疗法 腮腺造影示导管扩张明显，导管口反复溢脓，已丧失正常分泌功能者可选用。先采用抗菌药物冲洗，待炎症控制后，可用碘化油等药物行导管内灌注。

4. 上述治疗无效，可考虑手术治疗

（1）腮腺导管结扎术：结扎前应控制感染，手术在导管口没有脓性分泌物时进行。

（2）保留面神经腮腺切除术：适用于其他各种治疗手段疗效不明显，因长期炎症导致纤维组织形成，腮腺无正常分泌功能者。

四、涎石病和颌下腺炎

【概述】 涎石病是指在腺体或导管内发生结石（钙化性团块）而引起的一系列病变。主要发生在中年人，男性多于女性，颌下腺涎石最常见，其次是腮腺，舌下腺及小涎腺少见。

涎石常使唾液排出受阻，并继发感染，造成腺体急性或反复发作的炎症。

【诊断】

1. 临床表现

（1）小的涎石一般不造成涎腺导管阻塞，无任何症状。

（2）导管阻塞时，出现唾液排出障碍症状，进食时，腺体肿大，患者自觉胀感及疼痛。停止进食后不久腺体自行复原，疼痛亦随之消失。

（3）急性发作可见导管口黏膜红肿，挤压腺体可见少量脓性分泌物自导管口溢出。并伴发全身症状。

（4）常伴涎腺慢性炎症表现，腺体肿大，变硬，轻压痛，导管口红肿等。

（5）扪诊可触及结石或导管变粗，因长期炎症影响，导管呈硬性结节状条索。

（6）涎石阻塞引起腺体的继发感染，并反复发作，炎症扩散到邻近组织，可引起颌下间隙感染。

（7）慢性颌下腺炎患者临床症状较轻，主要表现为进食时反复肿胀，检查腺体呈硬结性肿块。

2. 辅助检查

（1）X线检查：选用下颌横断颌片检查口底，在片上出现射线阻射区可确诊，必要时加拍颌下腺侧位片。

（2）唾液腺造影：在X线片难以显示的阴性涎石，在急性炎症消退后，可用唾液腺造影检查，涎石所在处表现为圆形、椭圆形或梭形充盈缺损。

（3）CT检查：对阴性涎石具有一定的诊断价值。

3. 鉴别诊断

（1）舌下腺肿瘤：绝大多数舌下腺肿瘤无导管阻塞症状。X线检查无阳性结石。

（2）颌下腺肿瘤：呈进行性肿大。无进食肿胀或颌下腺炎症发作史。

（3）慢性硬化性颌下腺炎：呈硬结性肿块，但仔细询问患者，可有进食肿胀或排出涎石的病史。肿块虽硬但一般不大，无进行性增大的表现。

（4）颌下淋巴结炎：反复肿大，但与进食无关，颌下腺分泌正常，淋巴结位置较表浅，很容易扪及并常有触痛。

（5）颌下间隙感染：患者有牙痛史并能查及病源牙。颌下区肿胀呈硬性浸润，皮肤潮红，并可出现凹陷性水肿。颌下腺导管分泌可能减少，但唾液正常，无涎石阻塞症状。

【治疗】

1. 治疗原则 去除结石，消除阻塞因素，尽最大可能地保留颌下腺。当腺体功能丧失或腺体功能不可能逆转时，则应将病灶清除。

2. 治疗方案

(1)保守治疗：很小的涎石，可嘱患者口含蘸有柠檬酸的棉签或维生素 C 片或食酸性水果等，促使涎石排出。

(2)手术治疗：颌下腺导管内结石，腺体正常者，应行涎石摘除术，腺体内结石或导管后段结石，如腺体已有纤维化者，应行颌下腺摘除术。

(3)对症治疗：合并涎腺炎的患者应加用抗生素治疗，常用漱口剂漱口等。

第二节　舍格伦综合征

【概述】　舍格伦综合征（Sjogren syndrome）是一种以侵犯外分泌腺为主的自身免疫性疾病。特征表现为外分泌腺的进行性破坏，导致黏膜及结膜干燥，并伴有各种自身免疫性病征。主要累及唾液腺和泪腺，又称干燥综合征。多见于中年以上女性，患者的主要症状有眼干、口干、唾液腺及泪腺肿大、类风湿关节炎等结缔组织疾病。

【诊断】

1. 临床表现

(1)口腔表现：出现口干，严重者言语、咀嚼及吞咽困难，检查见口腔黏膜干燥，舌表面乳头萎缩，舌质绛红，可出现裂纹。部分患者可出现猖獗龋，白念菌感染。

(2)唾液腺表现：以腮腺为最常见，也可伴颌下腺、舌下腺及小唾液腺肿大，多为双侧，也可单侧发生。腮腺呈弥漫性肿大，边界不明显。继发感染，表现为腮腺反复肿痛。部分患者腺体内出现结节状肿块，可多个同时或先后出现。

(3)泪腺受侵：泪液分泌减少或停止，引起干燥性角膜炎、结膜炎等。

(4)其他外分泌腺受累的表现：可有上、下呼吸道分泌腺及皮肤外分泌腺受累。检查：鼻腔干燥结痂；声音嘶哑及干咳，皮肤干燥等。

(5)结缔组织疾病：约占半数的患者伴有类风湿关节炎，约占 10% 的患者伴系统性红斑狼疮。此外，尚可有硬皮病，多发性肌炎等。

(6)其他并发症：可累及肾、耳咽管、神经血管肌肉等，出现肾小管功能不全、中耳炎、感觉神经末梢神经炎等。表现为麻木、麻刺感，或感觉过敏等。

2. 辅助检查

(1)希尔默（Schirmer test）试验（泪腺流量测定）：闭眼夹滤纸 5 min 后检查滤纸湿润长度，低于 5 mm 表明泪液分泌减少。

(2)四碘四氯荧光素染色（玫瑰红染色）：检测角膜上皮干燥状态。

(3)方糖（Faber test）试：完全溶解时间超过 30 min。非刺激状态下的总唾液流量<1.5 ml/15 min。

(4)唾液腺造影：可见主导管呈羽毛状、花边状或葱皮状改变，末梢导管有程度不等的扩张，排空延迟。

(5)实验室检查：可见血沉增高，抗 SS-A、抗 SS-B、类风湿因子等抗体滴度增高。

(6)病理检查：唇腺活检应为首选，可见淋巴细胞呈灶性分布。诊断时应紧密结合临床。

3. 鉴别诊断　本病应与慢性复发性腮腺炎相鉴别，后者一般有幼儿发病史，不伴有其他全身症状，腮腺造影示主导管无异常，末梢导管呈点、球状扩张，排空延迟。

【治疗】

1. 药物治疗　根据病变的程度，可选用免疫调节剂及激素等。

2. 对症治疗　眼干可用 0.5%甲基纤维素滴眼，口干可采用促唾药物或酸性食物，伴发急性炎症时可用抗生素治疗。

3. 手术治疗　对于结节型舍格伦综合征可采用手术治疗，切除受累腺体，以防止恶性病变，单发性病变，腺体破坏严重，或继发感染明显者，也可考虑切除患侧腮腺。

4. 中药治疗 亦可缓解症状，阻止病变进展。采用"益气健脾，滋阴补肾"为主的方剂。

第三节 涎 瘘

【概述】 涎瘘是指唾液不经导管系统排入口腔而经瘘管流向面颊皮肤表面的疾病。腮腺是本病最常见的发病部位，可分为腺体瘘及导管瘘。损伤是主要的原因，偶可为先天性或继发于感染。

【诊断】

1. 临床表现 腮腺涎瘘根据瘘口所在的位置，可分为腺体瘘及导管瘘。

（1）腺体瘘

1）腺体区皮肤有小的点状瘘孔，其周围有瘢痕。

2）从瘘口经常有少量的清亮唾液流出，其排出量与饮食有密切关系。

3）口腔内由导管口流出的唾液尚正常。

（2）导管瘘：根据导管断裂的情况，可分为完全瘘及不完全瘘。

1）前者指唾液经瘘口全部流向面部，口腔内导管口无唾液分泌；后者有部分唾液流入口腔内。

2）由瘘口流出的唾液清亮，并发感染者为混浊液体。

3）完全瘘流出的唾液量可多达 2000 ml 以上，瘘口周围皮肤被唾液激惹而表现为潮红、糜烂或伴发湿疹。

2. 辅助检查 导管口注入亚甲蓝，以判断瘘口的部位。

碘油造影检查：有助于涎瘘的诊断，可确定是腺体瘘（量少）或导管瘘（量多）。

【治疗】 本病治疗主要采用外科手术。

1. 较小的腺体瘘，可用烧灼性药物如硝酸银或电灼器破坏瘘管口的上皮组织，再加压包扎。比较大的腺体瘘管可在切除周围瘢痕及上皮组织后，将瘘管口周围紧密缝合，皮下及皮肤分层缝合，加压包扎。同时口服或注射阿托品，减少唾液分泌，促进瘘管口自行愈合。

2. 腮腺导管瘘缺损不大者，可用吻合手术整复，缺损较多者，需作导管再造术、导管改道或导管结扎术。

第四节 唾液腺瘤样病变

一、黏液腺囊肿

【概述】 黏液腺囊肿为口腔黏膜下小唾液腺因导管口阻塞、分泌物潴留黏液外渗入组织间隙而形成的囊肿。

【诊断】

1. 好发于下唇内侧、舌尖及舌腹，口底、颊及腭黏膜少见。

2. 囊肿位于黏膜下，呈淡蓝色半透明状的小泡，状似水泡，质地软而有弹性，边界清楚。

3. 囊肿破裂后流出透明无色黏液，囊肿消失。破裂愈合后，囊肿复发。

4. 反复损伤及复发，表现为较厚的白色瘢痕状突起，瘢痕透明度降低。

【治疗】

1. 手术治疗 囊肿与黏膜无粘连者，沿表面纵向切开黏膜，囊膜外面钝性分离囊壁，取出囊肿。必要时将囊肿与其相连的腺体一并切除，尽量减少损伤。

多次复发，囊肿周围有瘢痕者，在囊肿两侧作梭形切口，将瘢痕、囊肿及其邻近组织一并切除。

2. 保守治疗 不愿手术者，可在抽尽囊液后，2%碘酊 0.2～0.5 ml 腔内注射后停留 2～3 min，再抽出碘酊。

二、舌下腺囊肿

【概述】 舌下腺囊肿大多系外渗性黏液囊肿，是指舌下腺导管炎症、损伤或其他因素致使分泌物潴留在近心段形成的充盈膨胀，导管破裂及充盈膨胀部分破裂，分泌物外渗入组织间隙所致。

【诊断】

1. 临床表现 本病最常见于青少年，临床上可分为三种类型：

（1）单纯型：为典型的舌下腺囊肿表现，占舌下腺囊肿的大多数。

1）囊肿常位于口底的一侧，呈浅紫蓝色，扪之柔软有波动感。长大时可超越中线，较大囊肿可将舌抬起，状似重舌。

2）多有反复发作病史。囊肿破裂后流出黏稠蛋清样液体，囊肿暂时消失。数日后囊肿又长大如前。

3）囊肿体积很大或合并感染时，出现肿胀、疼痛，影响进食、语言及呼吸。

（2）口外型（又称潜突型）

1）囊肿主要表现为颌下区肿物，而口底囊肿表现不明显。

2）触诊柔软，与皮肤无粘连，不可压缩，低头时因重力关系肿物稍有增大，此型在临床上易被误诊为颌下腺囊肿。

（3）哑铃型：为上述两种类型的混合，即在口内舌下区及口外颌下区均可见囊性肿物。

2. 鉴别诊断 典型的舌下腺囊肿应与口底皮样囊肿鉴别，后者位于口底正中，呈面团样感觉，穿刺无物或有半固体状皮脂性分泌物。

潜突型应与颌下区囊性水瘤鉴别：后者常见于婴幼儿，穿刺检查见囊腔内容物稀薄，淡黄清亮，涂片镜检可见淋巴细胞。

【治疗】

1. 本病主要的治疗方法为舌下腺摘除术。

2. 口外型经口内作舌下腺摘除术后，应将残余液体抽净，在颌下区加压包扎 1～2 周即可痊愈。

3. 保守治疗 全身情况不能耐受舌下腺切除的患者及婴儿，可用"袋形缝合术"，切除覆盖囊肿的部分黏膜及囊壁，放尽囊液，填入碘仿纱条。待全身情况改善或婴儿长至 4～5 岁后再行舌下腺切除。

三、颌下腺囊肿

【概述】 单纯的颌下腺囊肿极为少见，亦属阻塞性、潴留性囊肿。

【诊断】

1. 多有颌下腺导管阻塞病史，常见于舌下腺或口底手术后。

2. 颌下区囊肿位于颌下区，周界欠清晰，内容囊液黏度不大，如抽出物为黏液，则应为舌下腺囊肿的口外型，不应误诊为颌下腺囊肿。

【治疗】 本病治疗采用颌下腺摘除术。

四、腮腺囊肿

【概述】 腮腺囊肿是指发生于腮腺内的囊肿，分潴留性和先天性两大类。前者较少见，是由于导管弯曲或其他原因造成阻塞，分泌物在局部潴留。先天性囊肿包括皮样囊肿和鳃裂囊肿。

【诊断】

1. 临床表现

（1）腮腺潴留性囊肿：为腮腺区生长缓慢的无痛性肿块，无功能障碍。质地软，边界不十分清楚，肿大者可扪及波动感，穿刺可见无色透明液体。

（2）先天性囊肿：分皮样囊肿和鳃裂囊肿两类。

1）皮样囊肿：位置浅表者可扪及一般皮样囊肿的柔韧感。位于深部者，和一般的良性肿瘤难以区别。

2）腮腺部位的鳃裂囊肿：为无痛性单侧或双侧肿大，穿刺内容物稀薄，无黏液。易继发感染，自发破溃和切除后形成经久不愈的瘘。瘘管外口可在耳垂至下颌角的任何部位，经常从瘘口溢出黄白色豆渣样物。有的伴有外耳、下颌骨畸形及咀嚼肌群发育不足等，称为第一鳃弓综合征。

2. 辅助检查

（1）B超检查：先天性囊肿检查为囊肿影像，潴留性囊肿检查可见病变为无回声区，后壁及后方回声明显增高。

（2）穿刺液作唾液生化检测：潴留性囊肿囊液成分可检测出淀粉酶。

（3）细针吸细胞学检查：皮样囊肿可见分化良好的表皮样细胞。

（4）瘘管造影：可显示瘘管走行方向。

【治疗】

1. 手术切除腮腺囊肿及相伴的病变组织。

2. 潴留囊肿与周围腺体常有粘连，应切除部分腮腺组织。

3. 形成第一鳃裂瘘者，术前可经瘘口注射亚甲蓝，使瘘管蓝染，便于识别。

4. 第一鳃裂囊肿常伴发外耳道软骨畸形，面神经位置可有变异，应注意保护面神经。

5. 继发感染者，需先控制炎症，待急性炎症消退后进行手术。

五、唾液腺良性肥大

【概述】 唾液腺良性肥大（又称唾液腺肿大症或唾液腺退行性肿大）是一种非肿瘤、非炎症的慢性唾液腺退行病变。确切病因尚不清楚；可能与：①内分泌紊乱；②营养不良；③自主神经功能失调等全身性疾患有关。

【诊断】

1. 临床表现

（1）多见于腮腺，少数罹患颌下腺。多为双侧肿大。

（2）腮腺逐渐肿大可持续多年，肿大反复发作，无痛，有时大时小史，不能完全消除。

（3）肿大腺体触觉柔软且均匀一致，病程较久者则稍硬韧，但无肿块亦无压痛。

（4）导管口无红肿，分泌物正常。有时分泌减少，但患者无明显口干。

（5）患者可伴有系统性疾病，如肝脏疾病、糖尿病等。

2. 鉴别诊断

（1）单侧唾液腺肥大者：应与腺体占位性病变鉴别，此类患者可首选B超检查，如显示为回声均匀的增大腺体而无占位病变，可确诊。必要时行CT、MRI检查。

（2）舍格伦综合征：可有唾液腺肿大，但唾液腺造影片上，末梢导管扩张，排空功能迟缓明显，免疫学检查多有异常。

3. 辅助检查

（1）唾液腺造影：显示形态多正常，但体积明显增大，排空功能稍迟缓。

（2）B超检查：腺体弥漫性增大，无局限性回声异常。

【治疗】 本病目前尚无特殊治疗方法。

1. 青春发育期的单纯性肥大，可不予处理。

2. 有系统性疾病者，应首先治疗系统性疾病。

3. 药物反应性肥大可停服药或不予处理。

4. 有肿胀症状者，可嘱患者自行按摩腺体，咀嚼无糖口香糖，刺激唾液分泌。

第五节 唾液腺肿瘤

一、多形性腺瘤

【概述】 多形性腺瘤（又名混合瘤）因含有肿瘤性上皮肿瘤、黏液及软骨等多样组织而得名，是唾液腺肿瘤中最常见者。常见于腮腺，颌下腺次之，舌下腺极少见。发生于小唾液腺者，以腭部为最常见。以 30~50 岁为多见，女性多于男性。

【诊断】

1. 临床表现

（1）无痛性肿块，生长缓慢，常无自觉症状，病史较长。

（2）肿瘤呈球状、分叶状或不规则状，界线清楚，质地中等，扪呈结节状，一般可活动，位于颌后区及硬腭者，肿瘤活动度差。

（3）位于腮腺深叶者，当体积较大时，可见咽侧或软腭膨隆，出现咽部异物感或吞咽障碍。肿瘤向外生长，可造成面部畸形，但一般不引起功能障碍。

（4）当肿瘤突然出现生长迅速，并伴有疼痛、面神经麻痹等症状时，应考虑恶变可能。

2. 辅助检查

（1）B 超：对于腮腺病变较实用，可以判断有无占位性病变以及肿瘤的大小，并估计大致的性质。

（2）CT 检查或 MRI 检查：可明确肿瘤位置、边界，与周围组织、器官的关系，特别适用于腮腺深叶肿瘤。

3. 鉴别诊断 常与腮腺淋巴结结核，以及低度恶性的涎腺癌不易鉴别，结合病史、B 超检查可能有一定帮助。

【治疗】 本病采用手术治疗。

1. 位于腮腺者，手术应保留面神经，作浅叶或全部腮腺切除术。

2. 位于颌下腺者应包括颌下腺一并切除。

3. 小涎腺肿瘤，应在瘤体边界 0.5 cm 以上正常组织内切除肿瘤。腭部混合瘤应同时切除黏膜及骨膜，如骨质受累，可除去骨质，尽量保留鼻腔侧黏膜。

二、沃 辛 瘤

【概述】 沃辛瘤又名腺淋巴瘤，或乳头状淋巴囊腺瘤，是常见的腮腺良性肿瘤之一。好发于 40~70 岁的男性，男女比例约为 6:1，病史长，临床较多见。

【诊断】

1. 临床表现

（1）好发于腮腺后下极部位。

（2）肿瘤呈圆形或卵圆形，质地较软，边界清楚，扪诊有弹性感。肿瘤常呈多发性，双侧腮腺可同时发病。对同位素 ^{99m}Tc 有亲合力，常为扫描阳性。

2. 辅助检查 ECT 检查：^{99m}Tc 核素显像呈“热”结节，具有特征性。

【治疗】 本病采用手术治疗。

1. 可考虑作连同肿瘤以及周围 0.5 cm 以上正常腮腺切除的区域性切除术。

2. 术中应切除腮腺后下部及其周围淋巴结，保留面神经，术中应注意有无多灶性病变，以免遗留。

三、黏液表皮样癌

【概述】 黏液表皮样癌是唾液腺恶性肿瘤中最常见者，根据细胞的分化程度和生物学特性，可分为低度恶性（高分化）和高度恶性（低分化）两类。女性多见，女男患病比约为 1.5：1。发生于腮腺者居多，其次是腭部和颌下腺。也可发生于其他小唾液腺，特别是磨牙后腺。

【诊断】

1. 临床表现

（1）低度恶性者：较多见，呈无痛性生长，生长缓慢，可有轻度粘连或形似混合瘤，位于腭部及磨牙后区的低度恶性者，有时可呈囊性，表面黏膜呈浅蓝色。术后可复发，但很少发现颈淋巴结转移，血行转移更为少见。预后较好。

（2）高度恶性者：生长较快，可有疼痛，边界不清，与周围组织粘连。腮腺肿瘤常累及面神经，淋巴结转移率比较高，且可出现血行转移，术后易于复发，预后较差。

2. 辅助检查

（1）低度恶性者一般术中做冷冻确诊。

（2）X 线造影片：表现为恶性肿瘤的特征。

（3）CT 及 MRI 检查：肿瘤边界不清，呈浸润性破坏。

【治疗】

1. 以手术为主，高分化者应尽量保留面神经，除非神经穿入肿瘤或与肿瘤紧密相连。分离后的神经可加用术中液氮冷冻及术后放疗或二者合并应用。低分化者，则应牺牲面神经。

2. 高分化者如手术切除彻底可不加术后放疗，而低分化者宜加用术后放疗。

3. 高分化者不必作选择性颈淋巴清扫术；低分化者则应作选择性颈淋巴清扫术。

四、腺样囊性癌

【概述】 腺样囊性癌又名"圆柱瘤"，是最常见的涎腺恶性肿瘤之一，多发生于 40～60 岁，无明显性别差异。最常见于腭部小涎腺及腮腺，其次为颌下腺。发生于舌下腺的肿瘤，多为腺样囊性癌。

【诊断】

1. 临床表现

（1）多数肿瘤生长缓慢，病史长。

（2）肿瘤易沿神经扩散，常出现神经症状，如局部疼痛，面瘫，舌麻木或舌下神经麻痹。

（3）肿瘤形态不规则，边界可清可不清，质地较硬。肿块疼痛是突出的特征，可为自发性，也可为触发性。

（4）肿瘤浸润性极强，与周围组织无界线。

（5）肿瘤易侵入血管，易发生远处转移，转移部位以肺为最常见。颈淋巴结转移率低。X 线片上无明显的骨质破坏。

2. 辅助检查

（1）X 线造影片：表现为恶性肿瘤特征：X 线片上无明显的骨质破坏，因肿瘤细胞可沿骨髓腔浸润，因此，不能依据有无骨质破坏来判断受侵与否。

（2）胸片检查：确定有无肺转移。

【治疗】 手术切除：局部大块切除是根治腺样囊性癌的主要原则。瘤外正常组织内切除，并行术中冷冻切片检查，以确定周围界线是否正常。

由于腺样囊性癌具有沿神经扩散的特点，故应对相应的神经作特殊处理，牺牲被肿瘤侵犯的神经组织。

临床上怀疑有淋巴结转移时，应行治疗性颈淋巴清扫术。临床上颈淋巴转移率低，一般不作选择性颈淋巴清扫术，但对舌根部腺样囊性癌可考虑作选择性颈淋巴清扫术。

术后配合放疗，能降低肿瘤的复发率。术后可加用化疗，以预防血行转移。

第十章 口腔颌面部肿瘤

第一节 口腔颌面部囊肿
一、皮脂腺囊肿

【概述】 皮脂腺囊肿为皮脂腺排泄管阻塞而形成的潴留性囊肿。

【诊断】

1. 临床表现

（1）青壮年男性多见。

（2）常见于颜面部，也可见于胸、背部、四肢等，大小不等。

（3）生长缓慢，多无自觉症状，继发感染时可伴疼痛。

（4）囊肿圆形、质软，界线清楚，位于皮内、顶部，与浅面皮肤紧密粘连，高出皮肤。特征性表现为囊肿表面皮肤见一色素沉着点。

（5）囊肿内容物为乳白色粉粒状或油脂状。

（6）少数可恶变为皮脂腺癌。

2. 诊断要点

（1）皮下圆形囊性肿物，部分与皮肤粘连，其上皮肤有一色素沉着点。

（2）穿刺物为乳白色粉粒状或油脂状。

【治疗】 本病应手术摘除。

二、皮样囊肿及表皮样囊肿

【概述】 皮样囊肿为胚胎发育时期遗留于组织中的上皮细胞发展而形成的囊肿；表皮样囊肿可因损伤或手术植入上皮细胞而形成。皮样囊肿壁较厚，内含皮肤和皮肤附件，如毛发、毛囊、皮脂腺、汗腺等；表皮样囊肿囊壁无皮肤附件。

【诊断】

1. 临床表现

（1）本病多见于儿童及青年，好发于口底、颏下、眼睑、额、眼眶外侧及耳后等部位，生长缓慢，多无自觉症状。

（2）囊肿大小不一，呈圆形或卵圆形，边界清楚；触诊有面团样感觉，与四周无粘连，无触痛。

（3）囊肿若位于下颌舌骨肌上，则可使口底及舌抬高，影响语音功能，甚至发生吞咽和呼吸功能障碍。

（4）穿刺可抽出乳白色豆渣样分泌物。

2. 诊断要点

（1）触诊为面团样感觉。

（2）穿刺物为白色豆渣样。

（3）位于下颌舌骨肌上，囊肿应与舌下腺囊肿鉴别；发生于其他部位者应与相应部位发生的特征性囊肿物鉴别，如与甲状舌管囊肿、鳃裂囊肿、口外型舌下腺囊肿等鉴别；发生于额眶部者需与先天性颅裂（脑膨出）相鉴别。

【治疗】 本病应手术摘除。

三、甲状舌管囊肿

【概述】 甲状舌管囊肿为胚胎时甲状舌管退化不全的残留上皮发育而来的先天性囊肿。

【诊断】

1. 临床表现

（1）多见于1～10岁儿童。

（2）可发生于颈正中线，自舌盲孔至胸骨切迹间的任何部位，但以舌骨上下最为常见。

（3）生长缓慢，圆形、质软、周界清楚，无粘连。位于舌骨以下者，可随吞咽及伸舌动作而移动。

（4）可反复继发感染破溃，或因切开引流而形成甲状舌管瘘，称继发性甲状舌管瘘；出生后即表现为瘘者称原发性甲状舌管瘘。甲状舌管瘘如长期不治，还可以发生癌变。

（5）穿刺液为透明或微混浊的黄色液体并略带黏性。

（6）对甲状舌管囊肿行碘油造影可显示瘘管方向。

2. 诊断要点

（1）出生后不久在颈正中线或附近出现柔软囊性包块。

（2）生长缓慢，无粘连，位于舌管下者可随吞咽上、下移动。

（3）可扪及包块与舌骨之间的软组织条索。

（4）穿刺液为透明或微混浊略带黏性的黄色液体。

（5）舌骨上的甲状舌管囊肿应与口底正中的皮样或表皮样囊肿，肿大的淋巴结，鳃裂囊肿等鉴别。甲状舌管囊肿应特别注意与舌异位甲状腺鉴别，后者常位于舌根部，呈瘤状突起，表面紫蓝色，质地柔软。有典型的"含橄榄"语音，较大时有不同程度的吞咽及呼吸困难。核素 ^{131}I 扫描可见有核素浓聚。

【治疗】 本病手术行囊肿摘除术与瘘管切除术。

四、鳃裂囊肿

【概述】 鳃裂囊肿为胚胎发育时鳃裂残余组织所形成的囊肿。

【诊断】

1. 临床表现

（1）常见于20～50岁。

（2）囊肿位于颈部侧方，生长缓慢，上呼吸道感染时易继发感染。

（3）囊肿质地柔软，有波动感，无搏动感。

（4）穿刺可抽出黄绿色或棕色的清亮液体，含或不含胆固醇结晶。第一鳃裂囊肿穿刺液可伴皮脂样分泌物。

（5）囊肿可因继发感染或切开引流穿破而长期不愈合，形成鳃瘘，也有先天未闭合者，称原发性鳃裂瘘。鳃裂瘘可同时有内、外两个瘘口。第一鳃裂内瘘口在外耳道；第二鳃裂内瘘口通向咽侧扁桃体窝；第三、四鳃裂内瘘口则通向梨状隐窝或食管上段，碘油造影可显示瘘管走向及开口部位。

2. 诊断要点

（1）颈侧方生长缓慢，有波动感的囊性肿物，穿刺液为含或不含胆固醇结晶的黄绿色或棕色的清亮液体，第一鳃裂囊肿穿刺液可伴皮腺样分泌物。

（2）发生于下颌角部水平以上及腮腺区者，常为第一鳃裂来源；发生于颈中上部者多为第二鳃裂来源；发生在颈下部者多为第三、四鳃裂来源。其中以第二鳃裂来源的最多见，多位于舌骨水平，胸锁乳突肌上 1/3 前缘附近。

（3）碘油造影可显示瘘管方向及内瘘开口部位。

（4）鳃裂囊肿要与腮腺囊肿（囊液含淀粉酶）、囊性水瘤（囊液为淋巴液）、甲状腺转移癌（可抽出棕色液）及其他囊性转移癌等鉴别；质地坚实的鳃裂囊肿要与颈部肿大的淋巴结或其他实质性肿块鉴别，第一鳃裂要与耳前瘘鉴别。

【治疗】　手术摘除囊肿或切除瘘管。

五、牙源性颌骨囊肿

【概述】　牙源性颌骨囊肿是由成牙组织或牙的上皮或上皮剩余演变而来的。

【分型】

1. 根尖囊肿　是由慢性肉芽肿、炎症刺激引起牙周膜上皮残余中央变性液化，组织液渗出而形成。

2. 始基囊肿　是由牙体在形成前，炎症、损伤刺激使成造釉器的星网状层变性，渗液蓄积而形成。

3. 含牙囊肿　是由牙冠或牙根形成后，缩余釉上皮与牙冠面之间出现渗液而形成。

4. 角化囊肿　来源于原始的牙胚和牙板上皮残余。

【诊断】

1. 多见于青壮年，可发生于颌骨任何部位。根尖囊肿多生在前牙；始基囊肿、角化囊肿，则好发于下颌第三磨牙区及下颌升支部；含牙囊肿多发于下颌第三磨牙及上颌尖牙区。

2. 生长缓慢，早期无症状，骨质膨大时触诊有乒乓球样感，受累牙可松动、移位。

3. 根尖囊肿在口腔内可发现深龋、残根或死髓牙；其他牙源性颌骨囊肿可伴有缺牙或有多余牙。

4. 穿刺时有草黄色液体，可含胆固醇结晶；角化囊肿则可能为皮脂样物质或为乳白色角化物。

5. X线片　示圆形或卵圆形透光阴影（可为单房或多房），周围可有一白色骨质线（骨白线）。根尖囊肿为单房阴影，根尖在囊腔内；始基囊肿为单房或多房，不含牙；含牙囊肿为单房或多房阴影，含牙，牙冠在囊腔内；角化囊肿为单房或多房阴影，一般不含牙，常表现为沿颌骨长轴呈轴向生长。

【鉴别诊断】　成釉细胞瘤：来源于成釉器和造牙上皮，但肿瘤为实质性，可有囊性变，有一定的局部浸润性，有发生恶变的可能，X线摄片示单囊或多囊性溶骨性破坏，病源牙根可呈锯齿状吸收。

【治疗】

1. 手术摘除囊肿，囊腔内的牙应根据具体情况予以拔除或行根管治疗。

2. 角化囊肿易复发，易恶变，手术更应彻底，根据不同情况可用苯酚烧灼囊壁，辅以冷冻治疗，也可行颌骨方块切除，多次复发者应行颌骨部分切除，立即植骨。

六、面裂囊肿

【概述】　面裂囊肿是由胚胎发育过程中残存于面突连接处的上皮发展而来的。根据发生部位不同分为球上颌囊肿、鼻腭囊肿、正中囊肿、鼻唇囊肿。

【诊断】　本病多见于青少年，可发生于不同面突融合部位，其症状与牙源性囊肿大致相同，即主要表现为颌骨骨质的膨胀，根据不同胚裂部位可出现相应的局部症状。

（1）球上颌囊肿：发生于上颌侧切牙与尖牙之间，牙常被排挤而移位，X线片示囊肿阴影在牙根之间，而不在根尖部。

（2）鼻腭囊肿：位于切牙管内或附近，X线片可见到切牙管扩大的囊肿阴影。

（3）正中囊肿：位于切牙孔之后、腭中缝的任何部位。X线片上可见腭中缝间圆形囊性阴影，边界清楚，与牙无关。

（4）鼻唇囊肿：位于上唇底和鼻前庭内，囊肿在骨质的表面，X线片上示骨质无破坏现象，在口腔前庭外侧可扪出囊肿的存在。

【鉴别诊断】 牙源性囊肿：发生于颌骨内，与牙根有关，腭骨不发生。

【治疗】 本病应手术摘除，一般应从口内进行手术，无须口外切口。

七、血外渗性囊肿

【概述】 血外渗性囊肿主要由损伤后骨髓内出血，机化，渗出后而形成，与牙组织本身无关。

【诊断】

1. 本病少见，多发生于青壮年，有明显损伤史。

2. 牙数目正常，无移位现象，囊肿区牙可无活力。

3. 囊肿仅为一层纤维组织，无明显上皮衬里，故 X 线片上边缘常不清楚，无明显白色骨质反应线。

4. 穿刺可能无内容物或为含少量红、白细胞和类组织细胞的白色或草绿色液体。

【鉴别诊断】 血友病假瘤：无损伤史，有血友病病史。

【治疗】 在排除血凝机制障碍后行囊肿摘除手术：手术途径应视囊肿位置大小而定。

第二节　良性肿瘤及瘤样病变

一、色　素　痣

【概述】 色素痣来源于表皮基底层的色素细胞，按组织病理特点可分为皮内痣、交界痣、复合痣三种类型。其临床重要性在于有些可发生恶变，应予识别。

【诊断】

1. 多数后天出现，界线一般清楚，为淡棕色、棕色、黑色，形状呈光滑扁平或略隆起的斑点或斑块状。表面光滑、有毛或无毛，平坦或高于表面。

2. 交界痣一般较小，为扁平、棕黑、蓝黑的色素斑，境界清楚或模糊，表面光滑无毛，一般无自觉症状。交界痣可发生恶变，恶变时常有溃疡、出血，痣周围出现卫星小点或放射性黑线以及黑色素环。

3. 复合痣及皮内痣为高起的颗粒状，表面粗糙不平，可大至数厘米，多数无毛。这类痣很少恶变，如有恶变则可能来自其交界痣部分。

4. 毛痣多属皮内痣，一般较少恶变。

5. 口腔黏膜内的色素痣甚少，且以黑色素斑为多。如为黑色素痣，则以交界痣及复合痣多见。

6. 确诊病变类型需病理检查。

【鉴别诊断】

1. 小肠息肉综合征 口唇部的皮肤黏膜出现散在的棕黑色或黑色雀斑状斑点，但斑点大小可不相等。这种斑点也可发生于口腔内侧黏膜和颜面、手足等处。腹痛，便血明显。

2. 慢性肾上腺皮质功能减退 唇部和口腔内侧黏膜以及肘、腰、臀等部位见弥散的色素斑。

3. 铋毒线 次水杨酸铋过去亦用于治疗扁平癣，注射多次后常在前牙龈乳头与游离龈缘出现连续的蓝黑线条。停止注射与牙周洁治可使铋线消退。

4. 汞铅等中毒 少见，呈灰色或黑色色素沉着，常伴流涎及全身症状。

【治疗】

1. 一般应严密观察，多数不必处理，但有碍美观者或有恶变倾向者，应行手术治疗。

2. 面积较小者应一次全部切除，切口不能直接缝合者应局部滑行组织瓣修复；较大者可分次切除，也可一次切除后用邻近皮瓣修复或植皮。

3. 对疑有恶变者，手术应在痣边界之外的正常组织一次性切除活检。

二、牙 龈 瘤

【概述】 牙龈瘤来源于牙周膜及颌骨牙槽突结缔组织增生,非真性肿瘤,但手术不彻底则易复发。先天性牙龈瘤为牙胚胎发育异常所致。根据病理结构和临床表现,可分为:纤维瘤型牙龈瘤、肉芽肿性牙龈瘤、血管型牙龈瘤、先天性牙龈瘤。

【诊断】

1. 临床表现

(1)纤维瘤型牙龈瘤:不易出血,呈灰白色,较硬,有蒂,表面呈分叶状。

(2)肉芽肿性牙龈瘤:多为牙龈乳头肿块,易出血,有粉红色肉芽组织,有或无蒂,基底宽。

(3)血管型牙龈瘤:极易出血,紫红色,柔软,有或无蒂,妊娠所致者可多发。

(4)先天性牙龈瘤:多见于新生儿,上前牙区好发,表面光滑。

2. 诊断要点

(1)多发生于牙龈乳头部。位于唇颊侧或舌腭侧,最常见于前磨牙区。

(2)牙可松动,移位。局部有刺激因素存在。

(3)牙龈瘤与内分泌有关。女性妊娠期可发生牙龈瘤,分娩后瘤缩小或消失。

(4)X线摄片,可见骨质吸收牙周膜增宽的阴影。

【治疗】

1. 除妊娠性牙龈瘤外,其余均应手术彻底切除,并去除局部刺激因素,对 X 线提示牙周膜增宽者或复发者,应拔除相关牙齿,刮除牙周膜。

2. 妊娠性牙龈瘤只有在分娩后仍不消退时才手术处理。

三、纤 维 瘤

【概述】 纤维瘤系起源于纤维结缔组织的肿瘤。

【诊断】

1. 可发生于面部,也可发生于口腔内。

2. 发生于面部皮下者,质地较硬,大小不等,表面光滑,边缘清楚。

3. 发生于口内者,可见于牙槽突、硬腭、舌以及口底部。肿块较小,呈圆球突起,有蒂或无蒂,边界清楚,表面覆以正常黏膜。发生于牙槽突者可使牙移位。

4. 口腔颌面部纤维瘤如处理不当,极易复发,多次复发,又可以恶变。

【治疗】

1. 手术切除 切除缘宜稍宽,位于牙槽突者应拔除有关牙齿及刮除牙周膜及骨膜。

2. 由于纤维瘤与低度恶性的纤维肉瘤在临床上不易区分,故术中最好能行冷冻切片检查,以排除纤维肉瘤。

四、牙 瘤

【概述】 牙瘤是牙源性上皮和间叶成分发生的错构瘤。根据组织结构的不同,分为混合性牙瘤和组合性牙瘤,其临床表现基本相同。

【诊断】

1. 多见于青年人,生长缓慢,早期无自觉症状。

2. 牙瘤发生部位可有骨质膨胀,压迫神经可发生疼痛、麻木等。

3. X 线片 示颌骨膨胀,有很多大小形状不同,类似发育不全牙齿影像或透射度似牙组织的一团影像,与正常骨组织之间有清晰阴影。

4. 由多数发育已完成牙构成者称为组合性牙瘤;由未成形的各种组织构成者称为混合性牙瘤;牙瘤与囊肿同时存在者,则称为囊性牙瘤。

5. 混合性牙瘤同时伴有造釉细胞瘤存在时，称为造釉细胞牙瘤。多见于儿童，下颌多于上颌；X 线片显示为边界清晰的透光区，间有不透明的牙瘤影像。

【治疗】　本病应手术摘除，一般将肿物表面骨质凿去后，取出牙瘤并将其被膜刮除。

五、牙 骨 质 瘤

【概述】　牙骨质瘤来源于牙胚的牙囊或牙周膜，发生的原因有人认为与内分泌和局部炎症刺激有关。

【诊断】

1. 临床表现

（1）多见于青年人，女性较多见。

（2）常发生于下颌前牙，前磨牙区。

（3）生长缓慢，一般无自觉症状；也可发生神经压迫疼痛症状。

（4）X 线片示根尖区有不透光影，紧贴于牙根部，但早期表现为根尖区阴影，凭借牙髓活力测试阳性可与根尖囊肿、根尖肉芽肿相鉴别。

（5）有家族史的牙骨质瘤可为多发性且呈对称性生长。由于可长得很大，故称为巨大型牙骨质瘤。

2. 辅助检查　影像学检查，牙髓活力测试。

【治疗】

1. 无症状且肿瘤较小时，可不予处理。

2. 出现症状或患牙发生病变者，应连同患牙一并摘除。

3. 巨大性牙骨质瘤可考虑口外进路，甚至行颌骨部分切除术。

六、成釉细胞瘤

【概述】

1. 成釉细胞瘤为颌骨中心性上皮肿瘤，在牙源性肿瘤中最常见。

2. 成釉细胞瘤起源于成釉器及牙板上皮；亦可来源于牙周组织中的上皮剩余或口腔黏膜基底细胞；亦可由始基或含牙囊肿等转变而来。

【诊断】

1. 好发于 20～40 岁的青壮年，男女性别无明显差异。

2. 常见于下颌骨体部，角部及升支部。少数发生在上颌骨。

3. 颌骨呈膨胀性缓慢生长，早期无自觉症状，后期过大者可以造成面部畸形，咬合关系错乱，牙移动松动，患侧下唇麻木感，晚期肿瘤可侵入周围软组织，巨大型甚至可发生病理性骨折。

4. 肿瘤较大骨壁变薄时，触诊可有乒乓球样感。

5. X 线片　显示大小不一的多房性 X 线透光区，分隔彼此交错，牙槽间隔骨吸收等为典型的成釉细胞瘤特征。牙根可呈锯齿状或截根状吸收。

6. 穿刺液检查　一般成釉细胞瘤的囊液呈黄褐色，无脱落的上皮细胞，此点可与含牙囊肿、根尖囊肿或角化囊肿鉴别。

7. 成釉细胞瘤的确诊依靠病理组织检查。

【治疗】

1. 以手术治疗为主，切除缘应在正常组织 0.5 cm 以上。

2. 能保留下颌骨下缘 1.5 cm 以上者可行箱状切除术。肿瘤波及下颌骨无足够边缘者，应作下颌骨部分切除；缺损可行立即植骨术。

七、牙源性黏液瘤

【概述】 发生在颌骨内的黏液瘤中因有少量散在的牙源性上皮条索，或似牙骨质小体的团块钙化物，而称为牙源性黏液瘤。肿瘤虽属良性，但常无包膜，且具局部侵袭性。组织学证明肿瘤可能来自牙胚中的牙乳突或牙周膜，肿瘤常伴有缺牙或牙发育异常。

【诊断】

1. 本病多发生于青壮年，性别无明显差异。下颌磨牙及前磨牙区为好发部位，常伴有未萌出牙或缺失牙。

2. 生长缓慢，呈局部浸润性生长。早期无明显症状，肿瘤逐渐增大，颌骨可呈膨胀、畸形。相应的牙可移位、松动、甚至脱落。侵犯下颌神经管时可表现为下唇麻木，发生于上颌骨者可累及上颌窦出现相应症状。

3. X 线片 示肿瘤界线清楚的透光区，呈单个或蜂房状和泡沫状透光阴影，大小不等，边缘多不齐，有纤细分隔条纹穿越透光区，使透光区呈圆形、长方形或三角形。肿瘤长大可穿破骨皮质。病变部位的牙根呈扇形分离，可有牙根侵蚀吸收，肿瘤内可有埋伏牙存在。

4. 常需借助病理检查才能最后确诊。

【治疗】

1. 主要采取完整手术切除。

2. 由于肿瘤无包膜，呈局部浸润性生长，手术不彻底时易复发，故临床上通常将其归为低度恶性肿瘤，应施行方块切除。

3. 肿瘤较大时，需行半侧下颌骨或上颌骨切除，以防止复发。

八、血管瘤及血管畸形

【概述】 血管瘤起源于胚胎时期，为血管内皮细胞增殖活跃，但具有自然消退趋势的真性良性肿瘤。血管畸形起源于胚胎时期，为血管内皮细胞无增殖现象，不能自然消退的一种血管发育异常畸形病变。

【诊断】

1. 临床表现

（1）血管瘤：主要来源于毛细血管的毛细血管瘤，少数源于静脉或两种混合。大多数发生在出生后 1 个月内，有快速生长期，形成"草莓"状结构，表现为边界相对明显的红色斑块，其中病变中央正常皮肤间隔逐渐增宽，最终红色斑点逐步消失，留下正常皮肤。

（2）血管畸形：根据血管来源分类为：毛细血管畸形，静脉畸形及动静脉畸形（表 10-1）。

表 10-1　血管畸形分类

	毛细血管畸形	静脉畸形	动静脉畸形
好发年龄	婴幼儿	婴幼儿	成人
好发部位	面部皮肤以及唇舌黏膜	唇、舌、颊黏膜及深层组织与下颌骨内	额、颞、颈、颊及下颌骨内
鉴别要点	1. 高出或不高出皮肤与黏膜，皮内与黏膜常全层受侵。 2. 呈鲜红色或紫红色，压之变白，压力去除后又复原。 3. 扪诊有粗糙感或较硬而有弹性。 4. 大片平而色红者称葡萄酒斑型血管瘤，高起似杨梅者称杨梅型血管瘤	1. 一般在皮下与黏膜下。 2. 呈淡蓝色或皮肤、黏膜色泽正常，压之体积缩小，压力去除后立即复原。 3. 扪诊柔软光滑，有时有波动感，或摸到静脉石，体位移动试验阳性，穿刺有血液	1. 多位于皮下，但皮肤有时亦可受侵犯。 2. 皮肤色泽不变或呈红斑；可见皮下血管呈念珠状迂曲，压之一般无改变。 3. 扪诊有明显搏动感，听诊有吹风样杂音或拉锯声

2. 辅助检查

（1）穿刺检查。

（2）瘤腔造影（适用于静脉畸形），动脉造影（适用于动静脉畸形），超声、MRI 或 MRA 可协助诊断。

【治疗】

1. 观察　对婴儿期明确诊断为真性血管瘤者，应严密随访观察。

2. 药物治疗　婴幼儿血管瘤应用类固醇口服或瘤腔注射。静脉血管畸形可选择病变腔内注射治疗，如 5%鱼肝油酸钠。

3. 手术治疗　适用于各型能手术切除者。

4. 冷冻治疗　适用于表浅而局限的血管瘤。

5. 激光治疗　适用于表浅较局限的血管瘤。

对巨大型血管瘤可用以上方法，利用其各自的优点行综合治疗。

九、淋巴管畸形

【概述】　淋巴管畸形被认为系来自淋巴管组织的一种发育性良性病变。

【诊断】

1. 为先天性、生长缓慢的肿块。常有继发感染史。

2. 好发于舌、唇、颊及颈部。表浅肿瘤常呈淡黄色。

3. 按其临床特征及组织结构可分为毛细管型、海绵状型及囊肿型三类。

（1）毛细管型：好发于舌、唇黏膜。软组织肿胀、界线不清，可见黄色透明物突起的小粒，扪诊较硬，有致密感，舌淋巴管瘤常形成巨舌，致前牙开𬌗。

（2）海绵状型：好发于面颊及颈部皮下组织。皮肤多全层波及、扪诊柔软，边界不清，有时有波动感。压之体积无改变。体位移动试验阴性。透光试验可能为阳性。穿刺有时有黄色清亮液体，内含淋巴细胞。

（3）囊肿型：好发于锁骨上，胸锁乳突肌之前后及腮腺、颌下口底区。皮肤正常，为柔软的肿块，扪诊柔软，有明显波动感，压之体积无明显改变。体位移动试验阴性。透光试验阳性，穿刺可得淡黄色清亮液体，镜检有淋巴细胞。

4. 有一型以上淋巴管瘤同时存在，称混合型淋巴管病；淋巴管瘤同时伴血管瘤者，称淋巴血管瘤。

【治疗】

1. 手术治疗　是主要治疗手段。对能全部切除者，宜早期施行根治术；对巨大不能全部切除者，可作部分切除或分期切除，以改善功能及外形。

2. 注射疗法　平阳霉素瘤内注射是毛细血管型和海绵状型的可选治疗手段。也可配合手术治疗或用于不能手术的海绵状型或囊肿型淋巴管瘤。

3. 冷冻或激光治疗　适用于表浅的毛细管型或海绵状型淋巴管瘤，可控制及缩小瘤体。

4. 对巨大的淋巴管瘤可采用上述各法的综合治疗。

十、神 经 鞘 瘤

【概述】　神经鞘瘤是来源于神经鞘膜的良性肿瘤。

【诊断】

1. 好发于颈部及舌部，其他部位比较少见。

2. 肿瘤质中或偏软，周界较清晰，有时也可呈分叶状，质地较硬的圆形或卵圆形肿块。有时可黏液性变则呈囊性，穿刺可得红褐色血样液体。但不凝结是其特点。

3. 肿瘤活动度与神经干方向有关，肿瘤可沿神经轴侧向移动，但不能沿神经长轴活动。

4. 临床表现与神经来源密切相关，来自末梢神经者，主要表现为肿块；来自感觉神经者可有压痛或放射样疼痛。来自颈交感神经者常使颈动脉向外侧移位。触诊可有搏动；来自面神经的神经鞘病，易被诊断为多形性腺瘤。

【治疗】 本病应手术摘除。一般行包膜内剥离术即可。重要神经更应沿纵轴细心分离，如贸然切断神经，可致功能障碍等后遗症，必要时可行神经吻合或移植术。

十一、神经纤维瘤

【概述】 神经纤维瘤是起源于神经纤维组织，由神经鞘细胞及成纤维细胞两种主要成分组成的良性肿瘤。

【诊断】

1. 多见于青少年，儿童期即发病，生长缓慢，可有家族史。

2. 好发于额、颞、头皮部，亦可见于鼻、颈和腮腺区；发生于口腔内者多见于舌部。

3. 神经纤维瘤的特征是皮肤呈大小不一的棕色或灰黑色小点状或片状病损。肿瘤松弛呈悬垂状，扪之柔软，瘤内可有多个结节，如来自感觉神经，则出现明显压痛。并可压迫邻近骨壁，引起畸形。血管丰富，但不能压缩。

4. 多发性神经纤维瘤又称神经纤维瘤病。

【治疗】

1. 较小或局限性肿瘤应尽可能一次切除。

2. 巨大肿瘤应根据具体情况设计手术方案，可作部分切除；也可作较彻底切除，立即整复。原则上应以改善畸形及功能为治疗目的。

3. 神经纤维瘤出血较多，应作充分准备。

十二、嗜酸性粒细胞增生性肉芽肿

【概述】 嗜酸性粒细胞增生性肉芽肿病因尚不清楚，主要为淋巴结肿大，淋巴细胞增生及嗜酸性粒细胞浸润；并可侵犯淋巴结外的软组织，呈肉芽肿病变。

【诊断】

1. 临床表现

（1）多见于成年男性，生长慢，病程长，可有时大时小病史。

（2）好发于腮腺、眶部、颧颊部以及颌下区。多伴有滑车上淋巴结肿大。

（3）肿块界线不清，可扪及多个结节，质软。病损区可伴皮肤增厚及色素沉着；患者常诉说有痒感。

（4）嗜酸性粒细胞计数常明显增高，淋巴细胞也相应增多。嗜酸性粒细胞绝对计数可超过 $300 \times 10^6/L$ 以上。

（5）侵犯骨质者罕见。与骨嗜酸性细胞肉芽肿应有区别，后者应属于朗格汉斯细胞病之一种。

2. 辅助检查 化验检查，特别是嗜酸性粒细胞计数明显增多。

【治疗】

1. 对放疗敏感，应以放疗为首选。

2. 激素治疗亦有明显效果，多发者应以化疗和激素治疗为主。

3. 手术多不易彻底，且渗血较多，只有孤立性病变时可考虑选用。

十三、骨化性纤维瘤

【概述】 骨化性纤维瘤来源于颌骨内成骨性结缔组织。视骨组织与纤维结缔组织所占多少又称骨纤维瘤或纤维骨瘤。

【诊断】

1. 多发生于青年人，女性多于男性。生长缓慢，早期无自觉症状，肿瘤逐渐增大后可造成颌骨膨胀肿大，引起面部畸形及牙移位。

2. 上下颌骨均可发生，肿瘤质硬，大多界线不清楚。

3. X线表现为颌骨局限性膨胀，骨小梁正常结构消失，界线清楚，圆形或卵圆形，密度减低，病变内可见不等量的或不规则钙化阴影。

4. 下颌骨骨化性纤维瘤有时可继发感染伴随骨髓炎而导致漏诊。

5. 临床上很难与骨纤维异常增殖症鉴别，须结合病理检查确诊。

【治疗】

1. 能全部切除而影响功能不大者，宜早期手术切除为宜。

2. 不能全部切除或切除后影响功能较大者，应在青春期后施行部分切除，以改善功能与外形。

3. 如无继发感染，下颌骨切除后一般可立即植骨。对伴有感染者，有条件者可行血管化骨移植修复骨缺损；上颌骨全部切除后，可用赝复体修复。

十四、骨巨细胞瘤

【概述】 骨巨细胞瘤又名破骨细胞瘤，为原发性骨组织肿瘤。

【诊断】

1. 多发生于20～40岁的成年人，男女无显著差别。

2. 肿瘤发生在颌骨中央者，称为中央性骨巨细胞瘤；发生于骨外者，称为周围性骨巨细胞瘤。

3. 颌面骨均可发生，在下颌骨，好发于颏部及前磨牙区；在上颌骨，常波及全上颌骨，中央型的骨膨胀明显时，有羊皮纸样感觉；肿瘤如穿破颌骨可呈暗紫色或棕色。周围性骨巨细胞瘤呈棕褐色，易出血。

4. X线片呈肥皂泡沫或蜂房状囊性阴影，伴骨质膨胀。

5. 病理学上根据巨细胞数及分化程度分为I级（良性）、II级（临界瘤）和III级（恶性）。临床经过亦可呈良性，低度恶性与恶性等不同表现。

【治疗】

1. 主要是手术切除，术中冷冻切片病理检查，排除恶性。病理属I级者，可采用彻底刮除加瘤床烧灼。

2. 病理属II级者，应作颌骨切除术；病理属III级者，应按恶性肿瘤原则处理。

3. 不适应手术治疗的病例，可以考虑放疗。

第三节 恶性肿瘤

一、舌癌

【概述】 舌癌（carcinoma of tongue）是在内在和外界致病因素长时间的作用下，舌鳞状上皮及腺上皮发生异常增生变化所引起的一种疾病。

【诊断】

1. 多见于中老年男性。

2. 以鳞状细胞癌最多见，舌根部多为腺癌，肿瘤表现为溃疡型、浸润型及外生型。

3. 好发于舌侧缘中1/3部位，局部有溃疡或浸润块；常有明显自发痛及触痛，且可反射至耳颞部。

4. 肿瘤相应部位有慢性刺激因素存在，如残根或锐利牙嵴等；也可存在有白斑等癌前病损。

5. 位于舌中、后部的癌肿常早期出现颈淋巴转移，以颈深淋巴结上群、位于下颌角水平二腹肌之下的淋巴结为最多见；亦可呈跳跃式转移或直接（原发灶位于舌尖）至颈深淋巴结中群的肩胛舌骨肌淋巴结。

6. 肿瘤广泛浸润时，可波及舌神经及舌下神经，引起舌感觉麻木与运动障碍，并有恶臭，局部溃疡常有明显自发痛及触痛，且可放射至耳颞部，晚期常有恶病质。

7. 晚期多侵犯口底，与原发于口底、侵犯舌部者不易鉴别。

8. 活组织检查以明确肿瘤病理性质。

9. MRI、CT 明确肿瘤浸润范围。

【鉴别诊断】

1. 创伤性溃疡 痛，伸舌自如，见于舌缘，有机械刺激因素存在，去除刺激因素并用抗菌药可治愈。

2. 结核性溃疡 溃疡浅，肉芽颗粒均匀，表面污秽，质软，无浸润、疼痛。

【治疗】

1. 对溃疡范围局限、表浅、浸润较小之原发灶可用冷冻治疗、放疗或手术切除；浸润较大者可先采用外放射加间质内放疗，如不能控制再行手术治疗，晚期病例或舌根的病灶，则应以手术治疗为主，辅以放疗及化疗。

2. 根据不同情况，颈部淋巴结可予以观察，或行治疗性或选择性清扫术。

3. 对放疗不敏感或其他原因不宜作放疗者，原则上应行"根治性"联合切除术。

4. 舌缺损 1/2 以上者，有条件时应行组织移植舌成形术。

5. 过中线的晚期舌癌，根据不同情况可行双侧颈清，或患侧根治性对侧功能性颈清术。

二、牙 龈 癌

【概述】 牙龈癌（carcinoma of gingiva）为牙龈区被覆上皮发生的恶性肿瘤。由于内在和外界致病因素长期作用，如牙周病、残根、残冠、不良修复体及癌前病变等，使牙龈组织细胞发生异常增生、裂变等引起。

【诊断】

1. 肿瘤位于牙龈部，临床表现为溃疡或乳突状突起。

2. 牙早期松动、移位、甚至脱落。对上颌牙龈癌，应注意是否已与上颌窦相通。

3. 可有白斑或不良修复体同时存在。

4. 注意淋巴结肿大个数，大小及性质。牙龈癌淋巴结转移途径：上牙龈→颌下淋巴结→颈深上淋巴结；下牙龈→颌下或颏下淋巴结→颈深上淋巴结。

5. 早期牙龈癌与慢性炎症混淆，可借 X 线或活组织检查相鉴别。

6. 晚期上颌牙龈癌应与原发性上颌窦癌相鉴别。

7. 活组织检查以确定肿瘤病理性质。

【鉴别诊断】

1. 牙龈炎

（1）病变局限于龈缘及龈乳头顶端。

（2）龈缘水肿变钝，有血红色或紫红色线条，上皮可能糜烂，有假性袋。

（3）机械刺激易流血。

（4）用抗炎药及局部处理症状减轻或痊愈。

2. 上颌窦癌

（1）原发于上颌窦，常先出现鼻部症状，后出现牙槽部症状。

（2）位于下部者可同时出现鼻部及牙槽部症状。

【治疗】

1. 以外科手术为主。早期下颌牙龈癌仅波及牙槽骨时，应将原发灶及下颌骨作方块切除，如癌瘤范围广侵犯颌骨时，则应将原发灶及下颌骨部分或一侧切除，一般应同时行选择性颈淋巴清扫术。

2. 上牙龈癌未侵犯上颌窦时，作上颌骨部分切除术，已波及上颌窦内，应考虑行一侧上颌骨次全或全切除术。上牙龈癌不行同时颈淋巴清扫术者，术后严密观察，待有临床症状时再行颈淋巴清扫术，但如有颈淋巴结肿大时也可行同时原发灶及转移淋巴结根治性切除术。

3. 对颌骨方块切除者，可同期植入带骨内延长器的种植体。

4. 对累及颌骨行全切除术者，可同期行肌骨瓣移植加种植义齿修复。

三、颊 黏 膜 癌

【概述】　颊黏膜癌（carcinoma of buccal mucosa）是发生于颊黏膜区的恶性肿瘤，多为鳞状上皮癌，少数为腺癌。

【诊断】

1. 颊黏膜有糜烂、溃疡或肿块，可同时有白斑或扁平苔藓存在，或相应部位存在有慢性刺激因素，如残根、不良修复体等。

2. 晚期侵犯颊肌、颌骨甚至皮肤，可致张口受限。此时应作 X 线检查。

3. 淋巴结转移途径为：颊→颌下→颈深淋巴结。

4. 溃疡型者应与糜烂性扁平苔藓相鉴别。

5. 活组织检查明确肿瘤病理性质。

【鉴别诊断】　本病应与糜烂性扁平苔藓相鉴别。

1. 多为双颊磨牙区对称发生。

2. 黏膜水肿、充血，浅层糜烂剥脱，糜烂面呈黄色。

3. 糜烂周仍可见白色条纹之各形损害。

4. 疼痛较明显。

【治疗】

1. 小的颊黏膜癌可采用放疗。

2. 对放疗不敏感者或较大肿瘤应行外科手术，术前可先用化疗。

3. 切除和创面大不能拉拢缝合者，可用颊垫、带蒂皮瓣或游离皮瓣整复，以防瘢痕挛缩影响张口。

4. 晚期侵犯颌骨，并有颈淋巴结转移时，应行颊、颌、颈联合根治术。

四、腭 癌

【概述】　腭癌（carcinoma of palate）是发生于腭部的恶性肿瘤。腭癌以腺癌多见，软腭则腺癌、鳞癌均可发生。

【诊断】

1. 硬腭或软腭处有肿块或溃疡，可伴有白斑或烟草性口炎。腺癌主要表现为肿块或在肿块基础上发生溃疡为主，鳞癌则主要表现为外翻的菜花样溃疡。

2. 硬腭癌晚期拍摄 X 线片可见腭骨及上颌骨破坏；侵犯上颌窦时可出现上颌窦癌症状。

3. 软腭癌常先期出现耳部症状：如重听、耳鸣等。且淋巴结转移较多，较早。

4. 淋巴结转移途径为：硬腭 → 颌下淋巴结 → 颈深淋巴结；软腭 → 咽后淋巴结 → 颈深淋巴结。
　　　　　　　　　　　↘ 咽后淋巴结　　　　　　　　　↘ 颌下淋巴结

5. 活组织检查以明确肿瘤性质。

【鉴别诊断】　上颌窦癌：先有窦腔病变，鼻部症状，早期不侵犯硬腭、软腭；而腭癌症状先发生在口腔硬软腭部，晚期可侵犯硬腭骨板进入上颌窦。

【治疗】

1. 硬腭鳞癌细胞分化较好,适宜手术切除或低温治疗,组织缺损用修复体修复。

2. 晚期软腭鳞癌可先采用化疗,再施行手术切除,并立即行软腭再造术。

3. 颈淋巴结已证实有转移者,应同时行颈淋巴结治疗性清扫术。未证实转移者,可严密观察。

五、口 底 癌

【概述】 口底癌(carcinoma of mouth floor)是发生于口底黏膜的癌,病理类型主要为鳞状细胞癌。

【诊断】

1. 多发生于舌系带两侧,有溃疡或浸润块。

2. 早期侵犯牙槽骨而伴有牙松动,应常规拍摄 X 线片。

3. 易向上侵犯舌体,致舌活动受限制。

4. 常常出现双侧颈淋巴结转移。位于前口底者转移顺序常为颏下淋巴结→颌下淋巴结→颈深淋巴结。

5. 活组织检查以明确肿瘤病理性质。

【鉴别诊断】

1. 损伤性溃疡 溃疡周围无浸润块,触痛,无明显舌运动受限表现,去除创伤因素抗炎可治愈,一般颌下、颏下淋巴结不肿大。

2. 复发性口疮 发病急,病损表浅,周界清楚,疼痛明显,有自愈性,且反复复发。

【治疗】

1. 口底癌的治疗原则应行手术扩大切除。

2. 较晚期病例,如肿瘤侵及下颌骨或有颈淋巴结转移时,应施行口底部、下颌骨、颈淋巴结联合根治术。

3. 晚期患者可用放疗或化疗进行姑息性治疗。

4. 双侧颈淋巴结转移患者,可同时或分期行颈淋巴清扫术。

5. 颈部淋巴结临床未证实转移者,原则上亦应考虑选择性肩胛舌骨上或功能性颈淋巴清扫术。

6. 有条件者应同期行整复手术修复口底,以保障舌的活动功能。

六、唇 癌

【概述】 唇癌(carcinoma of lip)指唇红黏膜发生的癌,主要为鳞状细胞癌;发生于唇部皮肤者应归入皮肤癌。

【诊断】

1. 下唇中线与口角连线的中点为好发部位。

2. 临床上以乳头状型或溃疡型为多见,可有白斑同时存在。

3. 淋巴结转移晚,多为双侧性转移,其淋巴引流为:

上唇→颌下淋巴结→颈深淋巴结;下唇→颏下淋巴结→颈深淋巴结。
　　　↘耳前淋巴结　　　　　　　　　↘颌下淋巴结

4. 活组织检查以明确肿瘤病理性质。

【治疗】

1. 早期、范围局限、浸润较小之原发灶(T_1、T_2)采用外科手术、放疗、激光治疗、低温治疗;范围较大者(T_3、T_4)应以手术切除为主。

2. 颈部淋巴结临床未证实转移者,可行选择性肩胛舌骨上淋巴清扫术或严密观察。

3. 晚期病例及有淋巴结转移者则用外科治疗，局部扩大切除+颈淋巴清扫术。

4. 唇缺损过多时应用邻近组织或游离组织瓣一期整复。

5. 术后可辅助放疗、化疗。

七、皮　肤　癌

【概述】　皮肤癌（carcinoma of skin）是发生于颜面部皮肤的恶性肿瘤。

【诊断】

1. 以基底细胞癌最多见，鳞癌次之。

2. 患者多为户外工作者，好发于鼻侧、额、眶下区及颞部。

3. 临床一般分为溃疡型与乳头状型二类，常有癌前病变同时存在。如老年疣、角化，甚至白斑等。

4. 鳞状细胞癌生长较快，常向深层及邻近组织浸润，表面皮肤破溃，形成火山口样溃疡，基底有坏死组织，表面呈菜花样，边缘及基底部较硬，有特殊的癌臭味。

5. 基底细胞癌生长慢，后期病变中央发生潮湿、糜烂、表面结痂或出血。痂皮脱落后形成溃疡，边缘高起外翻，表面凹凸不平，常侵犯并破坏深部的软骨和骨质。

6. 色素性基底细胞癌易与恶性黑色素瘤混淆。

7. 活组织检查以明确肿瘤病理性质。

【鉴别诊断】　恶性黑色素瘤：生长快，常有卫星结节。

【治疗】

1. 手术治疗　切除后可同时行整复手术。

2. 放疗　适用于手术前或手术有困难者。

3. 化疗、免疫及冷冻治疗　适用于小型多发性肿瘤。

4. 热疗加化疗。

八、上　颌　窦　癌

【概述】　上颌窦癌（carcinoma of maxillary sinus）是发生于上颌窦的恶性肿瘤。

【诊断】

1. 以鳞状细胞癌最多，少数为腺癌或肉瘤。

2. 临床除局部表现为恶性肿瘤外，常根据不同原发部位而先后出现不同症状。

（1）内壁：出现鼻阻塞、鼻出血、一侧鼻泪管阻塞、流泪。

（2）上壁：眼球突出、向上移位、复视。

（3）外壁：面部及颊沟肿胀，皮肤溃破，肿瘤外露，眶下神经受累，可发生面颊部麻木或迟钝。

（4）后壁：侵入翼腭窝致张口困难或神经症状，如头痛、面痛、麻木感、异物感等。

（5）下壁：牙松动、疼痛、移位、脱落；颊面肿胀、麻木。

晚期：上颌窦肿瘤可发展到任何部位及筛窦、蝶窦、颧骨、翼板及颅底部。

3. X线摄片可见上颌窦有不规则的骨质破坏。

4. 早期无症状，不易发觉，有怀疑时，借助上颌窦造影，冲洗液涂片，超声波，同位素扫描等。

5. 淋巴结转移一般较晚，转移至颌下淋巴结→颈深上淋巴结、咽后淋巴结。

6. 早期上颌窦癌的诊断比较困难，有怀疑且影像学检查不能确诊时可行吸取组织检查或探查术。

7. 已穿出骨壁，肿瘤暴露者，可行活组织检查以明确肿瘤的病理性质。

【治疗】

1. 以外科手术为主的综合疗法，早期行上颌骨全切术。

2. 肿瘤波及眶板行全切术+眼内容物挖除术，侵及颅底可争取行颅颌面联合根治术。

3. 晚期癌先放疗或化疗，待肿瘤控制后再手术。术后再用放、化疗治疗。

4. 上颌骨缺损一般以赝复体修复之。

5. 有淋巴结转移时，一般与上颌骨切除一起行同期颈淋巴清扫术手术；未证实转移者，可严密观察或行选择性颈淋巴清扫术。

九、中央性颌骨癌

【概述】 中央性颌骨癌（central carcinoma of jaw）来源于成釉器及胚胎残留上皮细胞，可为鳞癌亦可为腺癌。

【诊断】

1. 早期无自觉症状，以后可出现牙痛，局部疼痛，下唇麻木，继之出现肿块。

2. 局部有骨性膨胀，黏膜或皮肤溃疡，牙松动、移位及脱落，甚至伴病理性骨折。

3. 晚期可浸润皮肤，影响咀嚼肌而致张口受限。

4. 中央性颌骨癌转移至下颌下及颈深上淋巴结。

5. X 线片和 CT 检查显示骨质呈中心性不规则破坏吸收。

6. 活组织检查以明确肿瘤病理性质。

【鉴别诊断】

1. 慢性骨髓炎 多有炎症史，X 线片除骨质破坏等外尚有增生修复的表现，骨膜增生。

2. 神经炎 少见，麻木可时轻时重，X 线片无骨质破坏。

【治疗】

1. 手术治疗 下颌骨中央性癌应行下颌骨半侧或视肿瘤侵及部位行对侧颏孔、下颌角部或下颌骨全切除术；并应同时行选择性颈淋巴清扫术；上颌骨中心性癌应行上颌骨次全或全切除术。

2. 有条件者可同期行髂骨肌瓣或腓骨肌瓣修复上、下颌骨缺损。

3. 为了防止远处转移，应配合化疗。

十、软组织肉瘤

【概述】 软组织肉瘤系一组起源于间叶组织的恶性肿瘤。

【分型】

1. 纤维肉瘤。

2. 恶性纤维组织细胞瘤。

3. 脂肪肉瘤。

4. 神经纤维肉瘤，如恶性神经鞘瘤、神经源肉瘤、恶性周围神经鞘瘤。

5. 嗅神经母细胞瘤。

6. 血管肉瘤。

7. 卡波西肉瘤（亦称出血性肉瘤）。

8. 平滑肌肉瘤。

9. 横纹肌肉瘤。

10. 滑膜肉瘤。

11. 腺泡状软组织肉瘤。

颌面部纤维肉瘤最常见，横纹肌肉瘤次之，其他软组织肉瘤较少见。

【诊断】

1. 年龄较小，病程发展较快。

2. 多呈实质性或有分叶的肿块，表皮或黏膜血管扩张充血，晚期出现溃疡，或有溢液、出血，以及各种功能障碍。

3. 一般较少出现淋巴结转移，常发生血行转移。

4. 晚期肿瘤呈巨大肿块，全身恶病质。

5. 除个别情况，如有艾滋病病史及出血性表现而诊断为卡波西肉瘤外，大多数须经病理活检后方能明确其病理类型。

6. 对来自深部的软组织肉瘤，如颞下窝、咽旁及舌根应行 CT 检查并采用吸取活检以明确病理诊断。

7. 软组织肉瘤晚期大多侵犯骨质，引起骨质破坏，X 线、CT、MRI 等均有助于确定肿瘤的侵犯范围；也有助于鉴别是否为骨源性肿瘤。软组织肉瘤的骨病损为周边性损害；而骨源性肿瘤的病损多为中央性向四周扩散性损害。

8. 借助病理检查大多可以明确组织类型，在困难的情况下，免疫组化、特殊染色可协助确诊组织类型。

【鉴别诊断】 骨源性肿瘤：病损多数为中心（央）性向四周扩散性损害；而软组织肉瘤骨病损为周边（围）性损害。

【治疗】

1. 原发肿瘤的处理

（1）绝大多数软组织肉瘤的基本治疗方法为局部根治性广泛切除，即以手术治疗为主。

（2）对于局部复发率较高的肉瘤，术后可辅以放疗及化疗，如横纹肌肉瘤、血管肉瘤、滑膜肉瘤、腺泡状软组织肉瘤等。

（3）对于卡波西肉瘤的治疗则应视类型及病损部位不同而选用不同的治疗方法。原则上仍然是综合治疗。对皮肤病损一般采用放疗，特别是电子束放疗；但对黏膜病损应用放疗则必须小心，因可引起严重的黏膜炎症。对孤立的病灶也可用手术切除的方法。全身化疗以长春新碱为主，对孤立病损还可采用病灶内注射化学药物的方法，在个别病例也可得到控制。

（4）对艾滋病相关型及医源性免疫抑制型卡波西肉瘤，由于其全身免疫能力甚差，多不主张再给予全身性强力化疗，以免导致病灶扩散。

（5）由于手术广泛性切除导致的组织大型缺损原则上应于手术同期行立即整复。

2. 转移病灶的处理

（1）除个别情况外，肉瘤的淋巴结转移率较低，而血液循环的转移率较高。对软组织肉瘤病例一般选用治疗性颈淋巴清扫术，而不用选择性颈淋巴清扫术。

（2）对远处转移病例应视不同情况给予处理：对原发病灶已经控制的单个或可切除的转移灶仍可采用手术治疗；对原发灶未控制，或多个转移灶及不能手术切除的病灶，只能采用姑息治疗，包括全身化疗，以及生物疗法等以期延长患者的生命。

十一、骨源性肉瘤

【概述】 骨源性肉瘤是起源于骨间质的恶性肿瘤。病因不甚清楚，认为与创伤，包括外伤及放射性损伤有关。

【分型】

1. 骨纤维肉瘤。

2. 骨肉瘤。

3. 周围性或近密质骨骨肉瘤。

4. 放射后骨肉瘤。

5. 软骨肉瘤。

6. 间叶软骨肉瘤。

7. 尤因肉瘤。

8. 骨恶性纤维组织细胞瘤。

骨肉瘤最多见，其次为软骨肉瘤及骨恶性纤维组织细胞瘤。

【诊断】

1. 本病多见于青年及儿童，上下颌骨最多见。

2. 病程快，呈进行性颌面骨膨胀性生长，皮肤表面有血管扩张及充血。

3. X 线片示有不同程度、不同性质的骨破坏，呈中央性由内向外发展，后期肿块破溃，伴溢液及出血。

4. 颌骨破坏致牙松动、脱落，巨形肿块致咀嚼、呼吸障碍。

5. 可发生远处转移，骨肉瘤最常见，转移以肺、脑为多。骨恶性纤维组织细胞瘤则发生区域性淋巴结转移；软骨肉瘤转移少。

6. 骨源性肉瘤主要靠影像学检查作为诊断的基本信息，X 线片基本特征为：软组织阴影伴骨破坏，呈不规则透射阴影，有时有骨质反应性增生及钙化斑、块出现，牙在肿瘤中多呈漂浮感。

（1）骨肉瘤

1）成骨型：骨质增殖、密度较高，新生细小骨刺由骨质伸向外围，呈典型的日光放射状排列。

2）溶骨型：骨质呈不规则破坏，由内向外，由于破坏迅速，骨膜反应性新生骨不易产生，X 线片表现为不规则，囊样，并合并病理性骨折。

3）混合型：兼有溶骨和成骨的表现。

4）多见于儿童及青年人，可有损伤或放疗史。

5）可有牙松动，口唇麻木、疼痛。

6）可出现颌骨膨隆肿块，局部皮肤血管怒张，颜色暗红，温度升高。

7）晚期患者碱性磷酸酶升高。

8）骨肉瘤恶性程度高，易发生远处转移，故应常规拍摄胸部 X 线片或 ECT 检查。

（2）软骨肉瘤：X 线表现为透明假囊肿样破坏或棉絮状致密骨化阴影。

（3）骨纤维肉瘤及骨恶性纤维组织细胞瘤：X 线表现无特异性，主要为溶骨性病损，极少因反应性增生而出现致密度变化。

（4）尤因肉瘤：X 线表现为骨密质层的膨胀和破坏而产生的"洋葱皮样"变化，这种变化多见于长骨，罕见于颌骨。

【鉴别诊断】 骨髓炎：通常有炎症病史，有时有病灶存在，X 线片示除破坏、有死骨外，常有骨膜反应性增生，这点应警惕与成骨型骨肉瘤混淆。

【治疗】

1. 本病采用以手术为主的综合治疗，手术需行大块根治性切除，强调切除器官，避免因管道或腔隙传播而致局部复发，辅以化疗有望减少转移率。

2. 切除不彻底者可考虑辅以大剂量放疗，并配合化疗。

3. 已有远处转移者，一般只能行化疗等姑息性治疗。

十二、恶性淋巴瘤

【概述】 恶性淋巴瘤是原发于淋巴结或其他淋巴组织的恶性肿瘤。临床上一般分为霍奇金淋巴瘤与非霍奇金淋巴瘤两大类。

【诊断】

1. 本病可发生于任何年龄，但以儿童与青壮年较多。

2. 霍奇金淋巴瘤 多表现为结内型。结内型恶性淋巴瘤常为多发性。主要的临床表现为早期的淋巴结肿大。初起时多为颈部、腋下、腹股沟等处的淋巴结肿大，在口腔颌面部有时先出现在腮腺内淋巴结。肿大的淋巴结可以移动，表面皮肤正常，质地坚实而有弹性，比较饱满，无压痛，大小不等，以后相互融合成团，失去移动性。一般待肿瘤长大后，才引起患者的注意。又可常被误诊为淋巴结核或慢性淋巴结炎。

3. 非霍奇金淋巴瘤 多为结外型。患者早期常常是单发性病灶，可发生于牙龈、腭部、舌根部、扁桃体、颊部、颌骨、上颌窦、鼻咽部、额部等处。临床表现呈多样性，有炎症、坏死、水肿、肿块等各型。肿瘤生长迅速可引起相应的症状，如局部出血、疼痛、鼻阻塞、咀嚼困难、咽痛、吞咽受阻、气短、面颈肿胀等。晚期肿瘤常有发热、食欲减退、全身消瘦、贫血、乏力、盗汗、肝脾大等。

4. Burkitt 淋巴瘤 主要侵犯颌骨的牙槽突。上颌比下颌更易受侵犯，约为 2：1。后期病损也可侵犯肝脾，但不侵犯表浅淋巴结。Burkitt 淋巴瘤的发病年龄较早，高峰年龄为 7 岁。

5. 恶性淋巴瘤 常沿淋巴管扩张，如侵入血流时，可成为淋巴瘤性白血病，淋巴瘤性白血病白细胞计数升高，骨髓检查或周围血可找到瘤细胞。

6. 原发于颌骨内者，X 线片示骨质不规则浸润性破坏，与其他颌骨恶性肿瘤难以区分。

7. 恶性淋巴瘤早期诊断比较困难，病理报告常为慢性炎症；如临床有怀疑时，应多次反复进行病理检查，并最好能结合细胞学检查。用免疫组织化学检测，可对淋巴瘤标本进行分型，诊断准确率更高。

【治疗】

1. 增加抵抗力、机体免疫力，预防病毒感染。

2. 对放疗及化疗均敏感者，应首先考虑化疗结合放疗。

3. 早期或局限性或区域性病变者，局部应联合放疗。

4. 对孤立性病变手术后始确诊者，应补充化疗；或早期区域性病变，又无放疗条件者，也可用手术治疗后再辅以化疗和生物治疗。

5. 晚期姑息治疗，除全身性病变化疗外，尚可辅以全身放疗和全身支持治疗。

十三、浆细胞肉瘤

【概述】 浆细胞肉瘤为发生于原始骨髓内浆细胞的恶性肿瘤，常为多发性，又称多发性骨髓瘤。

【诊断】

1. 本病多见于中老年男性，肿瘤可为单发性（早期）和多发性（晚期），疼痛明显。

2. 肿瘤好发于胸骨、肋骨、脊椎、颅骨、盆骨与锁骨等处；口腔颌面部可见于下颌部、腭部、口咽等处。

3. 肿瘤侵及全身时，可有贫血及恶病质，红细胞、血红蛋白、白细胞、血小板均下降，血沉增快。

4. 表浅部位的肿瘤可使骨质膨胀，形成肿块，质硬、有压痛，病情发展可穿破密质骨而发生病理性骨折。

5. 影像学检查 X 线片示骨质呈圆形凿孔样溶骨性改变，特别是发生在颅骨者更具有典型的诊断意义。

6. 化验检查

（1）多发性者可出现凝溶蛋白尿（本周蛋白尿）。

（2）多发性者血清钙、磷、尿酸及球蛋白均有增高。

（3）骨髓穿刺检查有肿瘤性浆细胞，可以确诊；单发性者，常在术后始确诊。

【治疗】

1. 以化疗为主的综合治疗 环磷酰胺，长春新碱，肾上腺皮质激素等，最好采用 2～3 种联合化疗。

2. 单发性浆细胞肉瘤恶性程度低或病变局限者 可采用放疗，或手术后辅以放疗及化疗。

十四、中央坏死性肉芽肿

【概述】 中央坏死性肉芽肿属特殊类型恶性淋巴瘤的一种。

【诊断】

1. 本病好发于成年人，以中年人居多，见于鼻腔、腭部中线，也可位于口腔其他部位。

2. 本病临床以炎症溃疡，坏死表现为主，并破坏骨质造成口腔、鼻腔穿孔。

3. 本病常伴发热及特殊臭味。

4. 本病血常规示贫血及嗜酸性粒细胞增多，血沉极快，可有蛋白尿、血尿。

5. 肺部受侵时可出现非特异性炎症浸润。

6. 活组织检查以明确病理性质。

【鉴别诊断】 梅毒性溃疡及梅毒瘤：溃疡边缘较规整突出，涂片检查可见梅毒螺旋体，血清学检查阳性。有家族史及性病史，发病慢，病程长。

【治疗】

1. 对放疗敏感，单发性者应首选放疗，同时配合激素治疗。

2. 系统性、多发性病变者，应以化疗及激素治疗为主。

十五、恶性黑色素瘤

【概述】 恶性黑色素瘤多发生自交界痣或黑色素斑的基础上，可发生于皮肤，亦可发生于黏膜，有损伤、烧灼等病史。可呈黑色素沉着，也可为无色的恶性黑色素瘤。

【诊断】

1. 本病好发于中年人，男女发病无差别，女性预后较好。

2. 痣与色素斑常为前驱病灶，有时有损伤、烧灼等病史，凡发生溃疡、出血或迅速长大时，均应疑为恶变。

3. 本病多见于腭部、牙龈及颊黏膜，少见于皮肤。早期向相应区域淋巴结及血液循环转移。

4. 本病为典型黑色肿块，稍高出表面，质软、生长极快。有时周围内有"卫星"小结节以及溃烂存在，并向四周扩散，浸润至黏膜下及骨组织内，引起牙槽突及颌骨破坏，牙根松动，肿瘤向后发展，可造成吞咽困难及张口受限。

5. 手术同时行冷冻活检。

【鉴别诊断】 色素沉着：病程长、发病慢，无邻近组织的浸润性破坏。

【治疗】

1. 以外科手术为主，手术原则上必须作广泛彻底，切除范围要比其他恶性肿瘤更广泛、更深。

2. 此病早期有区域性淋巴结转移，且转移率较高，因此应施行选择性颈淋巴清扫术。

3. 发生在耳部、下颌及唇颊的肿瘤，应行联合根治切除术。

4. 上颌恶性黑色素瘤应行上颌骨全部或次全切除，颈淋巴清扫术可同时或分期进行。

5. 化疗药物对本病也有一定疗效，可作局部动脉插管注射。也可静脉注射，作为手术前后的综合治疗。

6. 冷冻治疗加化疗。

7. 免疫治疗。

第十一章　颞下颌关节疾病

第一节　颞下颌关节紊乱病

【概述】　颞下颌关节紊乱病是一组疾病的总称。一般认为属肌肉骨骼病性质，累及咀嚼肌群、关节或二者，是口腔科常见病、多发病，流行病调查显示近年发生率在 20%～80%，同义词有颞下颌关节紊乱综合征等。颞下颌关节紊乱病的病因尚未完全阐明，是多因素疾病，一般认为与精神、心理、𬌗关系紊乱、微小创伤、自身免疫等因素参与相关。不包括病因清楚或有局部其他疾病累及咀嚼肌和关节的疾病，如化脓性颞下颌关节炎、急性创伤性关节炎等。也不包括全身性关节疾病在颞下颌关节的反应如类风湿关节炎等。虽然，颞下颌关节紊乱病病期长，常反复发作，但预后好，一般不发生关节强直，但至今无根治和特效的方法。

【分型】　颞下颌关节紊乱病的发展一般有 3 个阶段：功能紊乱，结构紊乱及关节器质性破坏阶段。也可分为早期、中期和后期。各期的症状也不尽相同，也可见到两个阶段的症状同时存在或交替发生。不同的个体，症状的轻重并不一致，各个阶段经治疗后也可相互转换。

【诊断】

1. 临床表现　本病一般多发于青壮年，以 20～30 岁患病率、就诊率最高。

（1）常见症状

1）颞下颌关节区，咀嚼肌区痛；开口痛和咀嚼痛。常常为慢性疼痛过程，一般无自发痛、夜间痛和剧烈痛。严重骨关节病、急性滑膜炎除外。

2）开口度异常，开口受限；开口困难，有时为开口过大，半脱位。

3）张闭口时出现弹响和杂音。

颞下颌关节紊乱病患者可以有一个或数个症状，有时可伴有头痛、耳症、眼症以及关节区不适，沉重感，疲劳感，怕冷等异常感觉。

（2）常见体征

1）关节区压痛。

2）咀嚼肌区压痛或压诊敏感。

3）下颌运动异常，包括开口度过小（但一般无牙关紧闭、开口过度困难），开口度过大，半脱位，以及开口型偏斜，歪曲等。

4）可闻弹响声，破碎音或摩擦音。

颞下颌关节紊乱病患者可以有一个或数个体征，有时伴有关节区轻度水肿，下颌颤抖，夜间磨牙以及紧咬牙等。

2. 诊断要点　各类颞下颌关节紊乱病的诊断要点如下：

（1）咀嚼肌紊乱疾病类

1）翼外肌功能亢进：开口过大，可呈半脱位，开口末常有弹响，开口型偏向健侧；发生在两侧者，开口型不偏斜或偏向翼外肌功能较弱侧。

2）翼外肌痉挛：开口痛、咀嚼痛和开口受限。一般无自发痛，不影响睡眠。检查时开口中度受限，2～2.5 cm，测被动开口度可大于自然开口度。

3）咀嚼肌群痉挛：严重开口困难，几乎无被动开口度。开口痛、咀嚼痛并有多个肌压痛点或"扳机点"，也可出现压诊敏感及放射性痛。常有不自主肌收缩，并有可能触到僵硬隆起的肌块。

4）肌筋膜疼痛功能紊乱综合征：开口痛、咀嚼痛，在相应的肌筋膜处有局限性压痛点或压诊敏感，用普鲁卡因封闭后，疼痛可消失或减轻，轻度开口受限。

（2）关节结构紊乱疾病类

1）可复性关节盘前移位：有开闭口弹响，弹响常发生在开口初，也可发生在开口中或开口末，弹响发生的时间越迟，说明关节盘移位越向前，如发生开口初弹响时，其开口型先偏向患侧，呈"↘"或"↗"，弹响过后下颌又恢复正常开口型。

2）不可复性关节盘前移位：曾有弹响史，继之有间断性关节绞锁史，进而弹响消失，开口受限，一般无被动开口度，开口型偏向患侧，有时有开口痛和咀嚼痛。

3）关节囊扩张伴关节盘附着松弛：开口过大，呈半脱位，开口末弹响。开口型偏向健侧。发生在两侧者，则偏向较轻侧，有时呈歪曲的开口型，有时伴半脱位。

（3）炎性疾病类

1）滑膜炎（急性，慢性）：开口痛，咀嚼痛，开口受限，开口型偏向患侧，髁突后区压痛，急性时可有轻度自发痛，压痛点更明显，咬合时后牙不敢接触。

2）关节囊炎（急性，慢性）：开口痛，咀嚼痛，开口受限，开口型偏向患侧，压痛不仅在髁突后区，同时在关节外侧、髁突颈后区等均有压痛，急性时可有轻度自发痛，关节局部水肿，临床上，上述两种类型有时伴发。

（4）骨关节疾病类

1）关节盘穿孔，破裂：在开口过程中有多声破弹音，开口时常有嵌顿，开口型歪曲，开口咀嚼时不同程度疼痛，一般无开口困难。

2）骨关节病：开口过程中有连续的摩擦音（揉玻璃纸音或捻发音），轻度开口受限，开口型偏向患侧，开口、咀嚼时疼痛，伴滑膜炎时则为骨关节炎。在临床上，患者常常几种类型同时存在。

【治疗】

1. 治疗原则　急则治标，缓则治本。

2. 治疗方案　自我保健心理调整，对症治疗和对因治疗，如用药、止痛、消炎、理疗、按摩等，严重的功能障碍可以考虑手术治疗。

第二节　颞下颌关节脱位

【概述】　颞下颌关节脱位是髁突滑出关节窝以外，超越了关节运动正常限度，以至不能自行复回原位者。按部位可以分为单侧脱位和双侧脱位；按性质可以分为急性脱位、复发性脱位和陈旧性脱位；按髁突脱出的方向、位置，可以分为前方脱位、后方脱位、上方脱位以及侧方脱位，后三者主要见于外力创伤时。临床上以急性和复发性前脱位较常见，陈旧性脱位有时可见到。至于后方脱位、上方脱位和侧方脱位等，常常伴有下颌骨骨折或颅脑损伤症状。

【分型】

1. 急性前脱位　当大张口时，如打哈欠、唱歌、咬大块食物等，下颌髁突过度地超越关节结节，脱位于关节结节的前上方而不能自行复回原位，这是在没有外力创伤时发生的急性前脱位；在张口状态下，颌部受到外力作用或应用开口器，全麻经口腔插管或使用直接喉镜时，也可发生急性前脱位。这是在外力创伤时发生的急性前脱位。

急性前脱位可为单侧，也可为双侧。双侧脱位的临床表现：

（1）下颌运动异常，患者呈开口状，不能闭口，涎液外流，语言不清，咀嚼和吞咽均有困难。

（2）下颌前伸，两颊扁平，脸型相应变长。

（3）耳屏前方触诊髁突处有凹陷，在颧弓下可触及脱位的下颌髁突。

单侧急性前脱位临床表现类同，只是表现在单侧，患者开闭口困难，颏部中线及下前切牙中线偏向健侧，健侧后牙呈反殆。

2. 复发性脱位　颞下颌关节前脱位反复频繁发作，常常发生在急性前脱位未予以适当治疗后或一些瘫痪患者，慢性长期消耗性疾病、肌张力失常、韧带松弛者也可发生复发性脱位。

（1）临床表现同颞下颌关节急性前脱位。

（2）反复频繁地发作，有时几周发作一次，有时一个月发作几次，甚至一天数次，严重者不敢说话，否则即可引起脱位。

3. 陈旧性脱位　无论急性颞下颌关节前脱位或复发性脱位，如数周未复位者为陈旧性脱位，常为双侧陈旧性脱位。

（1）临床表现同急性前脱位。

（2）有一定程度的下颌开闭口运动。

【诊断】

1. 急性前脱位

（1）有大张口史或外力创伤史。

（2）开闭口困难，下颌处于前伸位。

（3）髁突脱出关节窝，耳屏前凹陷，在颧弓下可触及髁突。

（4）X线证实髁突脱位于关节结节前上方。

（5）外力创伤所致的脱位，常伴有下颌骨骨折或颅脑损伤，应鉴别。

2. 复发性脱位　根据临床表现和反复频繁发作史，必要时X线辅助诊断。

3. 陈旧性脱位

（1）脱位数周未复位者。

（2）X线证实髁突脱位于关节结节前上方。

【治疗】

1. 急性前脱位

（1）立即手法复位，同时伴有下颌骨骨折或颅脑损伤者，应行相应处理。

（2）限制下颌运动3周（图11-1，图11-2）。

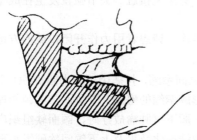 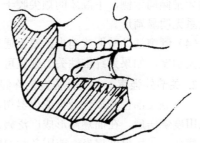

图11-1　颞下颌关节口内手法复位方向1　　　图11-2　颞下颌关节口内手法复位方向2

2. 复发性脱位

（1）立即手法复位。

（2）限制下颌运动。

（3）必要时可作颌间结扎固定下颌运动3周。

（4）在严格选择适应证后也可手术治疗。

（5）先保守治疗，保守治疗失败后，可选手术治疗，但仍不能完全避免复发的可能性。

3. 陈旧性脱位

（1）先选择手法复位。

（2）手法复位失败后，可选择颞下颌关节区和咀嚼肌神经封闭后，手法复位。

（3）1、2 方法失败后，在全麻配合肌肉松弛剂下，手法复位。

（4）1、2、3 方法失败后，行开放性手术复位。

（5）上述方法均未获得成功者，可行髁突高位切除或髁突切除术。

第三节　颞下颌关节强直

【概述】　颞下颌关节强直是因器质性病变导致长期开口严重困难或完全不能开口者。临床上常见的有两类：第一类是关节内发生病变，造成关节内纤维性或骨性粘连（单侧或双侧）称为关节内强直，简称关节强直，亦称真性关节强直；第二类病变是在关节外上下颌间皮肤、黏膜或深层组织造成大量纤维组织或骨化的纤维组织，称为颌间挛缩，也称关节外强直或假性关节强直。第一类和第二类均存在者称混合性关节强直，临床少见。

【分型】

1. 关节内强直　关节内强直，简称关节强直亦称真性关节强直。关节内强直多数发生在儿童。最常由颞下颌关节区或下颌骨创伤后造成，尤其是颏部的对冲性创伤后；其次常见于颞下颌关节化脓性感染，可以由本身引起，也可由邻近器官扩散而来，如化脓性中耳炎，有时，也可是由血源性造成的化脓性关节炎，如婴幼儿时期的肺炎等高热病后引起脓毒血症、败血症等所致的血源性化脓性关节炎。分娩时使用产钳造成关节区的创伤，也常导致婴幼儿关节强直，关节内强直可发生在单侧，也可发生在双侧。

（1）进行性开口困难或完全不能开口，病史一般在几年以上，纤维性关节强直一般有一定程度的开口度，而骨性强直则完全不能开口。

（2）面下部发育障碍畸形：儿童时期发生关节强直者伴有面下部发育畸形，成年人发生关节强直者，面部发育畸形不明显。发生在单侧者表现为面部两侧不对称，患侧丰满，健侧反而扁平狭长，颏部偏向患侧。双侧关节强直患者可有小颌畸形，伴下颌后缩，有的伴发阻塞性睡眠呼吸暂停综合征。

（3）𬌗关系错乱：牙弓变小而狭窄，上下牙拥挤错乱，下颌切牙向唇侧倾斜呈扇形分离，下颌磨牙常倾向舌侧，下颌牙的颊尖咬于上颌牙的舌尖，甚至无接触。关节强直发生在成年人，则𬌗关系无明显畸形。

（4）髁突活动减弱或消失：双手通过外耳道前壁触诊，请患者用力作开闭口或侧方运动时，髁突无动度，如果为纤维性关节强直可有轻微动度。

2. 关节外强直　关节外强直也称假性关节强直或颌间挛缩，按病因可分为四类：①上颌结节部位、下颌支部位开放性骨折或火器伤，在上下颌间形成挛缩的瘢痕；②颜面部各种物理的、化学的Ⅲ度烧伤后，在面颊部形成广泛瘢痕；③鼻咽部、颞下窝肿瘤放疗时，颌面软组织广泛的纤维性病变；④坏疽性口炎，或因各种原因引起的软组织纤维化及累及上下颌间软硬组织形成挛缩的瘢痕。有时在广泛瘢痕组织中逐渐骨化，形成骨性粘连称为骨性颌间挛缩。颌间挛缩，除了放疗后引起的以外，一般只发生一侧。

（1）进行性开口困难：瘢痕范围小者，有一定程度的开口运动；瘢痕范围大者，尤其是已骨化的瘢痕则完全不能开口。

（2）口腔或颌面部瘢痕挛缩或缺损畸形：患侧口腔龈颊沟变浅或消失，并可触到范围不等的索条状瘢痕区坏死性口炎引起者常伴有口颊部软组织缺损畸形，牙列错乱；放疗后及各种物理的或化学Ⅲ度烧伤后引起者，在颜面部可见明显的放射性瘢痕和各种灼伤后瘢痕畸形。

（3）髁突活动减弱：挛缩的瘢痕尚有一定程度伸缩性，所以在作用力开颌运动时可触及髁突有轻微动度，尤其作侧方运动时，活动较为明显；如挛缩的瘢痕已骨化，髁突活动可以消失。

【诊断】

1. 关节内强直

（1）有涉及颞下颌关节的创伤史或化脓性感染史。

（2）长期进行性开口严重困难或完全不能开口。

（3）在作开闭口和侧方运动时，髁突活动极微或无活动。

（4）儿童时期发生双侧关节强直，有典型的下颌后缩畸形，单侧强直者患侧面部丰满，健侧反而呈扁平，误诊为患侧。

（5）影像学检查可得到证实。

2. 关节外强直

（1）有创伤，放疗史，或物理的、化学的Ⅲ度烧伤史以及坏疽性口炎引起颌间瘢痕的病史。

（2）长期进行性开口困难或完全不能开口。

（3）能查到颌间范围不等的挛缩的瘢痕。

（4）髁突有一定动度。

（5）影像学论断证实颌间有瘢痕，骨化灶；而颞下颌关节的髁突，关节窝和关节间隙清楚可见。

【治疗】

1. 关节内强直

（1）无论是纤维性关节强直或骨性关节强直，不能完全开口者，均应手术治疗行颞下颌关节假关节成形术，除了极少数儿童早期的纤维性强直可试行局部理疗配合开口功能训练外，如果严重治疗无效者，也应进行手术治疗。

（2）成年人纤维性关节强直，开口度在 2 cm 以上，长期稳定无进行性加重，并无明显功能障碍，而患者不要求手术者，可以不手术。

（3）手术年龄：儿童时期发生关节强直者，可早期手术，以便尽早恢复咀嚼功能，有利于下颌及面部的生长发育，但复发率高，也可在青春发育期后手术，如果儿童时期发生关节强直并伴有严重阻塞性睡眠呼吸暂停综合征者，则应及时手术。

（4）颞下颌关节成形术截骨的位置，应尽可能在下颌支的高位，以便恢复较好的功能。

（5）双侧关节强直的处理最好一次完成，以便术后能及时进行开口功能训练，如特殊情况必需分两次手术者，相隔时间亦不应超过 2 周，无论是一次手术或两次手术，应先作困难的一侧。

（6）术后开口功能训练：关节强直行假关节成形术，至今尚不能完全防止术后复发。手术后是否复发与手术后开口功能训练有密切关系。术后 10 天即可进行。同时行植骨或下颌前移术者应推迟至 2 周。一般在术后 1～3 个月应日夜作开口功能训练，以后可改为日间训练，训练的方式以自动和被动开口功能训练为佳，开口器应放在磨牙区左右交替训练，训练的时间一般至少在 6 个月以上。

2. 关节外强直

（1）瘢痕范围小，早期的颌间挛缩宜保守治疗，物理治疗配合开口功能训练。

（2）一般的颌间挛缩应手术治疗，原则是切除或切断颌间挛缩的瘢痕；凿开颌间骨化灶，恢复开口度。

（3）切除或切断颌间挛缩瘢痕，恢复开口度以后造成的组织缺损与畸形，可用游离皮片移植，带组织瓣或血管化组织瓣移植修复缺损和畸形。

（4）术后开口功能训练同上述。

（5）对混合性关节强直治疗原则是关节内、外强直手术的综合应用。

第十二章　神经疾病

第一节　三叉神经痛

【概述】　三叉神经痛在临床上一般指原发性三叉神经痛，病因不明，以三叉神经分布区域内出现阵发性、剧烈性及短暂性的疼痛为特点，可间歇发作，以中年人多见，多数为单侧性。发病原因及机制目前仍不明确。

【诊断】

1. 临床表现

（1）三叉神经某分支区域内，骤然发生闪电式的极为剧烈的疼痛，疼痛如电击、针刺、刀割或撕裂样剧痛。

（2）疼痛可自发，也可由轻微的刺激"扳机点"所引起。

（3）发作时常伴有表情肌痉挛抽搐，口角被牵向患侧，痛区潮红，结合膜充血，流泪，出汗，流涎及患侧鼻腔黏液增多。

（4）疼痛呈周期性发作，发作期持续数周或数月，暂时缓解期为数天或数年。白天发作，每次持续数秒或 $1 \sim 2 \ min$ 后骤停。间歇期无任何症状或轻微钝痛。少有自愈。

（5）患区皮肤粗糙，增厚，色素沉着，脱发，脱眉，甚至擦伤，常可因疑为牙痛而有拔牙史。

（6）原发性者无阳性神经系统体征，继发性者则有感觉减退，角膜反射减退，听力降低等。

2. 定分支检查　寻找"扳击点"，采用拂、触、压、揉诊进行。

（1）眼支：眶上孔，上眼睑，眉，前额及颞部。

（2）上颌支：眶下孔，下眼睑，鼻唇沟，鼻翼，上唇，口角区，上颌结节或腭大孔等。

（3）下颌支：颏孔，下唇，口角区，耳屏部，颊黏膜，颌舌沟等。

判断疼痛的分支可用诊断性封闭，由末梢逐步向近中枢端注射。

须排除继发性三叉神经病。

【治疗】　对病因治疗原发性三叉神经痛。

1. 药物治疗　首选卡马西平，服药期间定期查血、尿常规及肝肾功能。还可用苯妥英钠，氯硝西泮，山莨菪碱，七叶莲。

2. 封闭疗法　局麻药物或加入维生素 B_{12}。

3. 注射疗法　无水乙醇或95%乙醇，准确注射于罹患部位的周围神经干或三叉神经半月节。

4. 针刺疗法。

5. 半月神经节射频温控热凝术。

6. 手术疗法　①病变性骨腔清除术；②三叉神经周围支切断撕脱术，主要适用于下牙槽神经和眶下神经。

7. 冷冻、激光等方法。

第二节　面神经麻痹

【概述】　面神经麻痹是以颜面部表情肌群的运动功能障碍为主要特征的一种常见病，亦称面瘫。病毒感染、腮腺区手术、面神经损伤、颅内外肿瘤、脑血管意外或脑血栓等均可引起面瘫。临床上根据受损部位不同，分为中枢性面瘫和周围性面瘫。这里只论述周围性面瘫。

【诊断】

1. 上下眼睑不能闭合　睑裂扩大，闭合不全，露出结膜及贝尔征（用力闭眼时，眼球转向外上方），易患结膜炎。

2. 前额皱纹消失　不能蹙眉。

3. 患侧口角下垂，健侧向上歪斜。

4. 鼻唇沟变浅或消失　鼓腮，吹气等功能障碍。

5. 神经电图、肌电图检查有利于诊断。

6. 需与中枢性面瘫鉴别。

【治疗】

1. 对不同的病因，采取不同的治疗方法。

2. 对贝尔征采用控制炎症水肿，改善局部血液循环，减少神经受压的药物和措施。药物治疗：急性期可用阿司匹林，激素治疗，维生素 B_1、B_{12} 肌内注射，给予血管扩张药物。恢复期加用地巴唑、烟酸、加兰他敏等。

3. 理疗，如超短波，红外照射，局部热敷，按摩。

4. 恢复期可辅以针刺、电按摩等。

5. 注意眼部护理，防止结膜炎。

6. 恢复期积极进行功能训练。

7. 病损部位在神经管者，如 3～4 周后仍无恢复迹象，可请耳鼻喉科或神经外科医师会诊确定是否可行面神经减压术。因损伤或手术引起的茎乳孔外的面神经断裂或缺损应尽早进行面神经吻合或面神经移植术。

8. 肿瘤引起的面瘫，应在肿瘤治愈后，在进行面神经的修复，或在行肿瘤根治术的基础上行神经移植术。

9. 永久性面瘫可采用整形手术治疗，以改善外貌。

10. 颅内病变引起的面瘫，应到神经科就诊。

第十三章　唇、腭裂

第一节　唇　裂

【概述】　唇裂是胚胎期上颌突与球状突未融合或融合不全所致的口腔颌面部常见的先天性畸形。

【诊断】　唇裂患者的上唇裂开，正常解剖标志移位，患者人中嵴消失，鼻小柱偏斜，鼻翼塌陷等。部分患者伴有腭裂及语音障碍、喂养困难等。

1. 根据裂隙部位分类　①单侧裂：（左，右）完全裂，不完全裂。②双侧裂：完全裂，不完全裂，混合裂（一侧完全，一侧不完全）。

2. 根据裂隙程度分类　①Ⅰ度唇裂：限于红唇部的裂开。②Ⅱ度唇裂：上唇部分裂开，但未至鼻底。③Ⅲ度唇裂：上唇至鼻底完全裂开。

3. 隐裂　皮肤黏膜连接而口轮匝肌裂开，临床表现为一稍宽面凹，但皮肤有连接的裂痕及唇峰分离等畸形。

【治疗】

1. 手术治疗　恢复上唇、鼻的正常形态及功能。

2. 遗留鼻部畸形，可行Ⅱ期鼻畸形矫正术。

3. 伴有腭裂者，行唇腭裂序列治疗。

第二节　腭　裂

【概述】　腭裂是指胚胎期腭突未融合或融合不全所致口腔颌面部常见的先天性畸形。

【诊断】　腭部存在不同程度的裂隙，硬腭、鼻中隔不相连，口鼻腔相通无法形成"腭咽闭合"导致多种功能障碍。以裂开部位和程度分两类：

1. 以裂隙部位分类

（1）软腭裂：仅软腭裂开，有时仅限于腭垂，不分左右。

（2）不完全腭裂：软腭及部分硬腭裂开，牙槽突完整，可伴唇裂。

（3）单侧完全性腭裂：自腭垂至切牙孔完全裂开并斜向外侧直抵牙槽嵴，与牙槽裂相连，健侧裂隙缘与鼻中隔相连，一侧鼻腔与口腔相通，常伴发同侧唇裂。

（4）双侧完全性腭裂：裂隙在前颌骨部各向两侧裂开，直达牙槽突；鼻中隔、前颌突及前唇部分孤立于中央，常伴双侧唇裂。

还可以见到少数非典型情况：如一侧完全，一侧不完全，隐裂等。

2. 按裂隙程度分类

（1）Ⅰ度腭裂：只是腭垂裂。

（2）Ⅱ度腭裂：部分腭裂，裂隙未到切牙孔。①浅Ⅱ度：仅限软腭。②深Ⅱ度：包括部分硬腭。

（3）Ⅲ度腭裂：全腭裂开，由腭垂到切牙孔，包括牙槽突裂，常伴唇裂。

【治疗】

1. 治疗原则　①恢复腭部的解剖形态和生理功能。②重建良好的腭咽闭合和获得正常语音。③由于腭裂患者常存在鼻部畸形、牙颌畸形以及听力等多方面问题，因此，应依具体情况设计治疗方案，进行综合治疗。

2. 措施　①在有条件的情况下，采取综合的序列治疗。②采用外科手术，关闭腭部裂隙，重建良好的腭咽闭合。③通过语音治疗，提高腭裂术后语音效果。④成人的颌骨畸形可用正畸及正颌外科手术矫治。